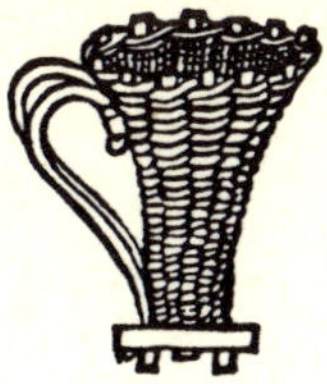

Ärzte im Nationalsozialismus

Ärzte im Nationalsozialismus

von

Fridolf Kudlien

unter Mitarbeit von

G. Baader, M. Gaspar, A. Haug, M. H. Kater,
W. F. Kümmel, G. Lilienthal, K.-H. Roth, R. Winau

Kiepenheuer & Witsch

Umschlag Hannes Jähn, Köln
Satz Compusatz GmbH, München
Druck und Bindearbeiten Clausen & Bosse, Leck
ISBN 3 462 01687 3

Inhalt

Vorwort

Die Konzeption dieses Buches stammt vom Unterzeichneten. Sein Inhalt ist jedoch das Ergebnis enger Zusammenarbeit. Die Beteiligten repräsentieren zusammen einen gewissen Querschnitt der gegenwärtigen Forschungsaktivität ebenso wie der verschiedenen Kategorien von Forschern, die sich jetzt auf diesem Gebiet betätigen: Medizinhistoriker, Zeitgeschichtler, Medizinsoziologen und last but by no means least: Ärzte.

Die Beiträge sind (ausgenommen die des Unterzeichneten) im Inhaltsverzeichnis jeweils mit den Namen der Verfasser gekennzeichnet. Der Unterzeichnete hatte, im Interesse der Geschlossenheit des Buches, für stilistische und formale Vereinheitlichung zu sorgen.

Kiel, im September 1984 — Fridolf Kudlien

Einleitung

Wenn es im Vorwort zu der von G. Baader und U. Schultz herausgegebenen Aufsatzsammlung heißt, hier, 1980, beginne »nach 35jährigem Schweigen eine Diskussion über die Rolle der Medizin und der Ärzteschaft im Nationalsozialismus in einem breiteren Rahmen«, dann bedarf diese im Prinzip richtige Feststellung doch einer modifizierenden Erläuterung.

An sich setzte eine Beschäftigung mit dieser Thematik in unserem Land schon bald nach dem Krieg ein – aber mit zwei wesentlichen Einschränkungen: Zum einen konzentrierte man sich dabei zunächst allein auf die medizinischen NS-Verbrechen (Selektion und Tötung, etwa von Geisteskranken; Menschen-Experimente in KZs) und auf die ärztlichen Täter. Dieses einseitige Interesse war unter anderem wohl die Folge des von den Alliierten im Rahmen des Kriegsverbrecher-Prozesses im Jahre 1947 in Nürnberg durchgeführten Ärzte-Prozesses, der sich ausschließlich mit solchen Verbrechen und den sie Ausführenden oder für sie Verantwortlichen befaßte. Eine Frucht dieses Prozesses ist die erstmals 1949 erschienene Dokumentation von A. Mitscherlich und F. Mielke. Bei dieser und bei nachfolgenden in- und ausländischen Veröffentlichungen über medizinische Verbrechen und ärztliche Täter im Dritten Reich[1] kann von einer Beschäftigung »in breiterem Rahmen« mit dem Thema »Medizin/Ärzte und Nationalsozialismus« nicht die Rede sein. Als eine Art Reaktion auf die solchermaßen eingeengte Sichtweise veröffentlichte G. Bittner 1961 seine Betrachtungen über die »anderen« deutschen Ärzte, die, wie er meinte, die große Mehrheit bildeten – die Nicht-Nationalsozialisten, gar Widerstand Leistenden. Aber auch G. Bittners Sichtweise ist einseitig verengt, läßt die Frage nach den vielfältigen Kontakten zwischen Ärzten und Nationalsozialismus und nach den Gründen für diese Kontakte ganz beiseite. Ähnliches gilt für einen fünf Jahre später ebenfalls in einem führenden Standesblatt erschienenen Beitrag des Gynäkologen August Mayer[2] (der pikanterweise zu den eifrigen ärztlichen Bejahern des Dritten Reiches gehört hatte.).[3] Persönliche Apologetik mischt sich hier mit dem völligen Versagen, auch nur ansatzweise das Thema, das der Obertitel von Mayers kurzem Aufsatz signalisiert, zu bewältigen. Das zweite, worauf man hinweisen muß: Veröffentlichungen wie die genannten stammen von einzelnen, waren nicht repräsentativ für den gesamten deutschen Ärztestand und erzeugten dort vor allem nicht jene »Diskussion«, wie sie sich etwa A. Mitscherlich erhofft hatte.

Anfang der siebziger Jahre begann dann, ebenfalls zunächst vereinzelt, an deutschen Universitäten, in erster Linie im Rahmen des den Medizinischen Fakultäten eingegliederten Faches Medizingeschichte, eine Beschäftigung mit dem Thema »Medizin/Ärzte und Nationalsozialismus«, die durchaus einen »breiteren Rahmen« anvisierte. So entstand eine Reihe von Dissertationen, die etwa Institutionen wie den NS-Ärztebund oder den Reichs-Tuberkulose-Ausschuß, führende ärztliche NS-Funktionäre wie G. Wagner, das Schicksal bestimmter medizinischer Fächer (wie etwa der Psychoanalyse) im Dritten Reich, oder aber generellere Aspekte – beispielsweise das politische Verhalten von Medizinstudenten in der Weimarer Republik und im Dritten Reich, oder die medizinische Ausbildung unter dem Nationalsozialismus – zum Thema haben.[4] Doch obwohl damit insgesamt ein breiteres Spektrum in den Blick genommen ist, erfaßt keine dieser Arbeiten das Thema »Medizin/Ärzte und Nationalsozialismus« als Ganzes, und auch sie alle zusammen bieten keinen geschlossenen Gesamtüberblick. Daneben gab es freilich ungefähr seit 1970 Lehrveranstaltungen, die einen solchen Gesamtüberblick versuchten; aber diese Kollegs oder Seminare wurden nicht in Buchform veröffentlicht, und auch die genannten Dissertationen bleiben als solche in der Regel nur einem begrenzten Leserkreis zugänglich.

Inzwischen war aber eine neue Generation von Studenten und jüngeren Ärzten herangewachsen, aus der der Wunsch nach möglichst breiter Aufarbeitung des Themas kam. So wurden, meist auf studentische Initiative hin, seit circa 1980 an einigen bundesdeutschen Universitäten entsprechende Ringvorlesungen oder Ausstellungen organisiert. Und so gab es auch 1980 in Berlin den ersten

»Gesundheitstag«, dessen Beiträge hauptsächlich dem Thema Medizin/Nationalsozialismus gewidmet waren. Damit war zweifellos eine »Diskussion in einem breiteren Rahmen« erreicht, aber noch keineswegs eine weit ausgreifende Gesamtdarstellung. Im gleichen Jahr erschien das Buch von W. Wuttke-Groneberg – eine höchst wertvolle Dokumentensammlung mit gelegentlichen Kommentaren und der bisher wohl umfassendsten einschlägigen Bibliographie, aber ebenfalls keine Gesamtdarstellung des Themas. Ähnliches wie für die Beiträge des »Gesundheitstages« gilt für die Ergebnisse einer Tagung, welche die Evangelische Akademie Bad Boll 1982 veranstaltete: Eine Sammlung von Einzelaspekten, aber kein geschlossenes Gesamtbild bietet der vom Protokolldienst der Akademie erstellte Band. Auch in diesem Fall ist der Leserkreis begrenzt, da der Band nicht im Buchhandel erhältlich ist. Ähnlich steht es mit dem kürzlich in der DDR erschienenen »Protokoll« eines unserem Thema gewidmeten Symposiums der Akademie für ärztliche Fortbildung.[5] Leider konnte diese Veröffentlichung hier nicht mehr im einzelnen berücksichtigt werden.

Demnach war die Anfrage des Verlages, ob nicht ein Buch »Ärzte im Nationalsozialismus« ein Desiderat im Buchmarkt sei, uneingeschränkt mit Ja zu beantworten. Der Autor und seine Mitarbeiter hatten hier eine Chance, einem breiten Publikum einen ersten Gesamtüberblick vorzulegen – einen Beruf betreffend, dessen Stellenwert und Prestige in der Gesellschaft nach wie vor besonders hoch anzusetzen ist.

Das vorliegende Buch soll weder Anklage noch Apologie sein. Apologetische Tendenzen machten sich nach 1945 vor allem bei offiziellen Standesvertretern bemerkbar. Ihre Argumentation lief etwa darauf hinaus, der Hartmannbund (damals die führende ärztliche Standesvertretung) sei 1933 unschuldiges Opfer der NS-Machtergreifung geworden, oder aber nur ungefähr 350 deutsche Ärzte hätten medizinische Verbrechen begangen, und nur diese seien eigentlich NS-Ärzte gewesen. Alle anderen, das heißt die große Mehrheit der deutschen Ärzteschaft, hätten sich an den Hippokratischen Eid gehalten und seien von nationalsozialistischer Ideologie und Praxis nicht wesentlich infiltriert gewesen. Dies ist, in derart vereinfachender Pauschalität jedenfalls, als unzutreffend abzulehnen. Andererseits bedeutet aber die Tatsache, daß ein beträchtlicher Prozentsatz deutscher Ärzte während des Dritten Reiches der NSDAP beitrat, keinesfalls einen Beweis für die (öfter anzutreffende) Meinung, der Medizin des »Kapitalismus« oder der »Bourgeoisie« sei eine »faschistische« Tendenz eingeboren. Wir möchten dringend davor warnen, Prozentzahlen sozusagen absolut zu nehmen. Erstens ist, unserem Eindruck nach, der Prozentsatz ärztlicher NSDAP-Mitglieder während des Gesamtverlaufs des Dritten Reiches bisher nicht präzis genug ermittelt. Zweitens sagt Parteimitgliedschaft allein noch nichts über die wahre Gesinnung des Betreffenden aus. Während der Beitritt jedenfalls ein »Mitmachen« im allerallgemeinsten Sinne signalisierte – und darin liegt eine Form von Schuld –, konnte sich dahinter ein »Nichts-Sagen« verbergen, das zwar auch in seiner Art nicht frei von Schuld war, aber doch weit eher auf innerlicher Distanz als auf dauerhafter engagierter Hinwendung beruhen mochte. Mit »dauerhaft« ist ein Drittes angesprochen: Es gab unter Parteigenossen im Verlauf des Dritten Reiches ein breites Spektrum an Wandel der Einstellung; ursprünglich Begeisterte konnten zu Enttäuschten werden, und diese Enttäuschung konnte in Resignation, aber auch in heimlicher Hilfe für Verfolgte, ja sogar aktivem Widerstand enden. (Näheres in Teil III.)

Aus solchen Überlegungen ergab sich die Konzeption des vorliegenden Buches. Es soll die möglichen ärztlichen Reaktionen gegenüber dem Nationalsozialismus möglichst breit und differenziert darstellen, und dabei sollen die Motive für die betreffenden Verhaltensweisen möglichst deutlich erfaßt werden.

Wenn so eine erste Gesamtdarstellung versucht wird, dann ist aber sogleich einzuschränken: Diese erschöpft das Thema keineswegs restlos. Zwangsläufig fehlt einiges Wichtige hier, wozu bisher keine Vorarbeiten vorliegen. So werden zwar einige SA- und SS-Ärzte erwähnt; aber die spezifischen Organisationen der SA- und SS-Ärzte mit ihrer Gliederungsstruktur (es gab zum Beispiel einen »Reichsarzt SS«), ihren Funktionen, auch ihren Rivalitätskämpfen, konnten hier nicht abgehandelt werden. Dasselbe gilt für solche Organisationen wie den österreichischen NS-Ärztebund (den es schon lange vor dem »Anschluß« gab). Vielleicht die beklagenswerteste Lücke in der bisherigen Forschung ist mit dem Stichwort

»Alltag« markiert. Während neuerdings der »Alltag im Dritten Reich« in verschiedenen Bereichen mit verschiedenartigen Methoden, und zum Teil mit beeindruckenden Ergebnissen, erforscht wird, fehlt bisher jede Beschäftigung mit der Frage, wie sich eigentlich der deutsche Durchschnittsarzt im Dritten Reich dem Patienten gegenüber verhielt, das heißt, wieweit hier nationalsozialistische Ideologie und Praxis die ärztliche Praxis infiltriert hat. Für solche Forschung ist die Quellenlage problematisch: »oral history«, Befragung von noch lebenden Zeitgenossen, würde dafür wohl nur ein fragmentarisches, womöglich verzerrtes (verklärtes?) Bild bieten können. Ärztliche Privataufzeichnungen über den Praxis-Alltag im Dritten Reich, die ausführlich und aussagekräftig genug wären, wird es wohl kaum geben. Es gibt jedoch, seit 1980 auch im Buchhandel erhältlich, die *Deutschland-Berichte der Sozialdemokratischen Partei Deutschlands (Sopade) 1934-1940*, die, wiewohl außerhalb Deutschlands redigiert, auf detaillierten Berichten von im Land lebenden Gewährsleuten beruhen und auch für den Bereich Medizin/Ärzte manches den Alltag Betreffende enthalten. Ähnliches, wenn auch in weit engeren Grenzen, scheint für den 1944 in London vom Foreign Office and Ministry of Economic Warfare erstellten Bericht *The Nazi system of medicine and public health organization* zu gelten.[6] Die Sopade-Berichte harren jedoch, für unser Thema, noch einer historisch-kritischen Analyse. Und was den britischen Bericht angeht, so ist es bisher (trotz intensiver Bemühungen englischer Kollegen) nicht einmal gelungen, seiner habhaft zu werden. Die soeben von H. Boberach (fast) vollständig edierten „Meldungen aus dem Reich" – es handelt sich bei diesen „geheimen Lageberichten des Sicherheitsdienstes der SS 1938-1945" um eine besonders wichtige Quelle zum Alltag im Dritten Reich – konnten ebenfalls nicht benutzt werden.

Es war der Wunsch des Verlages, insbesondere seiner Lektorin Erika Stegmann, ein Buch über das Thema »Ärzte im Nationalsozialismus« (nicht »Medizin im Nationalsozialismus«) herauszugeben. Gewiß ist nun zwar »die Medizin« als solche eine eigene Sache, mit eigenen Bedingungen und Gesetzmäßigkeiten. Aber sie wird ja von Menschen ausgeübt. Und so schien es, gerade bei diesem Thema, legitim, die Aufmerksamkeit wieder einmal vorwiegend auf die Menschen zu lenken, die als Vertreter der Medizin auf den Nationalsozialismus zu reagieren hatten. Dabei schien es uns nicht notwendig, hier in die (inzwischen fast uferlose) Diskussion über den Begriff »Faschismus« einzutreten. Es geht in diesem Buch ausschließlich um Deutschland; der Begriff »Nationalsozialismus«, als Bezeichnung einer in Deutschland seit 1920 zur politischen »Bewegung« und Partei gewordenen Weltanschauung, signalisiert als solcher deutlich genug, was hier gemeint ist. Es sollte dabei auch nicht vergessen werden, daß man im Dritten Reich selber durchaus zwischen »Nationalsozialismus« und »Faschismus« unterscheiden konnte.[7] Auch auf die Frage, wieweit es in der Bundesrepublik im Hinblick auf unser Thema eine »ungebrochene Tradition« (vgl. den Untertitel der Dokumentation des »Gesundheitstages«) gab oder gibt, wollten und konnten wir hier nicht eingehen. Dies wäre ein eigenes, gründlichster, kritischster und vorsichtigster Analyse bedürfendes Thema.

Teil I:
Vor 1933

1. Ärzte als Anhänger der NS-»Bewegung«

Wenn festzuhalten ist, daß die Hitler-»Bewegung« gleich anfangs nicht ganz wenigen Ärzten interessant, ja attraktiv erschien, so darf die andere Seite der Sache nicht vergessen werden: Auch Hitler und die frühe »Bewegung« hatten ihrerseits Interesse an Ärzten als Anhängern und Helfern.

Da war das persönliche Verhältnis zwischen Arzt und Patient. Die beiden Münchner Ärzte, die zu Beginn der zwanziger Jahre Hitler wegen Stimmband- und Kehlkopfbeschwerden behandelten – Dr. W. Gutberlet und Dr. B. Steininger (Ärztin) –, gehören zu den frühesten NSDAP-Mitgliedern.[1] Gutberlet half der ganz jungen Partei in einer für sie lebenswichtigen, die Propaganda betreffenden Angelegenheit: dem Ankauf des *Völkischen Beobachters*.[2] Beide Ärzte werden nicht nur unter ihren Patienten Parteigenossen gehabt, sondern vermutlich auch Patienten im Gespräch auf die Partei hingewiesen haben. Diese Art Propagandistenrolle von Ärzten war wichtig. Ende der zwanziger Jahre etwa war der »bei der Bevölkerung sehr beliebte« Eutiner Frauenarzt Dr. W. Saalfeldt ein für die lokale NSDAP »sehr wertvoller Neuzugang«.[3]

Für seine erste »Truppe«, die SA, benötigte Hitler sodann einen ärztlich geleiteten Sanitätsdienst. Der erste uns faßbare ärztliche Sanitätsoffizier der SA war der junge Dr. W. Schultze (1894 geb.)[4]; er versorgte Hitler auch bei dessen Verletzung (Schulterausrenkung) anläßlich des Marsches auf die Münchner Feldherrnhalle am 9. Nov. 1923 ärztlich.[5]

Schon damals konnten Ärzte auch in wichtigen NSDAP-Funktionen auftreten, die nicht unmittelbar etwas mit ihrem Beruf zu tun hatten. Unter den frühesten Gauleitern der NSDAP finden sich, als Ärzte/Zahnärzte, W. Ernst (1899 geb., Gauleiter Halle-Merseburg von Herbst 1925 bis Sommer 1926), L. Haase (1898 geb., Gauleiter Hannover-Süd von Anfang 1925 bis Ende 1928), O. Hellmuth (1896 geb., Gauleiter Unterfranken von Ende 1928 bis 1945), und

G. Schmischke (1883 geb., Gauleiter Anhalt von Mitte 1925 bis Mitte 1926, dann Anhalt/Prov. Sachsen-Nord von Herbst 1926 bis Frühjahr 1927).[6]

Hitler selber hatte sofort erkannt, daß gerade Ärzte als Propagandisten wertvoll sein konnten, nicht nur von der Funktion des Arzt-Patient-Verhältnisses her, sondern auch in ganz spezifischer Hinsicht. 1920 vermittelte ihm der bekannte völkische Schriftsteller und Journalist Dietrich Eckart in München die Bekanntschaft mit dem berühmten Chirurgen F. Sauerbruch, und Hitler bat diesen im Gespräch, unter seinen Studenten die Verbreitung des Antisemitismus zu fördern.[7] Als zugkräftige Redner über Rassefragen kamen der NS-»Bewegung« vor allem Ärzte, wie etwa der in dieser Hinsicht langbewährte und bekannte Dr. J. Dingfelder, sehr zupaß.[8] Aber auch in Sachen Massenpsychologie – woran Hitler naturgemäß ungemein interessiert war – schienen diesem Ärzte offenbar besonders geeignete Lehrer und Aufklärer zu sein. Im Sommer 1920 fand in München auf Einladung der NSDAP-Führung ein öffentlicher Abendvortrag von Hofrat Dr. med. J. Decker über *Massensuggestion und Politik* statt.[9] Und allem Anschein nach hat die von dem Münchner Psychiater J. R. Roßbach verfaßte, im Herbst 1919 erschienene Broschüre *Die Massenseele. Psychologische Betrachtungen über die Entstehung von Volks-(Massen-)Bewegungen (Revolutionen)* auf Hitlers Ideen über Beeinflussung und Führung von Massen unmittelbaren Einfluß gehabt.[10]

Um den Anteil von Ärzten an der frühen NS-»Bewegung« zahlenmäßig zu verdeutlichen, wählen wir ein Beispiel: die frühesten Mitgliederlisten der NSDAP, soweit sie im Bundesarchiv in Koblenz zusammengefaßt sind.[11] Sie betreffen die Zeit von Ende 1919 (als die Partei noch DAP hieß) bis Herbst 1922. Es handelt sich dabei um ein – später zusammengestelltes – Gesamtverzeichnis *Adolf Hitlers Mitkämpfer 1919-1921* sowie um einige Ortsgruppenlisten (Landshut, Mannheim, Passau, Rosenheim). Die hierin erfaßte Gesamt-Mitgliederzahl beträgt 3214. Darunter befinden sich 72 Ärzte/Zahnärzte (beziehungsweise Studenten/Kandidaten der Medizin/Zahnmedizin), was 2,24 Prozent der Gesamt-Mitgliederzahl ausmacht.

Diese nackten Zahlen bedürfen jedoch einiger Spezifizierung.

Zunächst beträgt die Zahl von Akademikern insgesamt – soweit diese in den genannten Listen als solche feststellbar sind – in diesem NSDAP-Mitglieder-Ensemble mindestens 322. Davon macht dann die Gruppe der Ärzte 22,5 Prozent aus, und dies bedeutet die größte geschlossene Berufsgruppe innerhalb des Gesamt-Akademikeranteils am in diesen frühesten Listen erfaßten NS-Mitgliederbestand (nach den Ärzten folgen, dichtauf, die akademisch graduierten Ingenieure und die Juristen).[12] Der Anteil an Studenten/Kandidaten am Gesamt-Akademikerkontingent dieses frühen NS-Ensembles beträgt 203, also etwa 63 Prozent. Bei den Medizinern sind es 35 Studenten/Kandidaten, also knapp die Hälfte des Gesamt-Ärzteanteils. Was schließlich Frauen anlangt, so gab es darunter, neben Frau Dr. B. Steininger (damals 45 Jahre alt), nur noch eine Medizinstudentin (»com. med.« Josephine Langenbeck, Nr. 3894, Eintritt: 15. 8. 1921).

Daß in der uns hier interessierenden Berufsgruppe und ihrem soziologischen Umfeld gerade die jungen Leute so deutlich hervortreten, überrascht nicht. Auf die Bedeutung des niedrigen Durchschnittsalters von Ärzten für die Frage der Motivation zum Eintritt in die NS-»Bewegung« werden wir zurückkommen. Daß Frauen derart unterrepräsentiert sind, braucht ebenfalls nicht zu überraschen. Nicht etwa, daß sie unempfänglicher oder aber kritischer gegenüber der Hitler-»Bewegung« gewesen wären als Männer: Auch Frauen waren damals zweifellos in nicht geringer Zahl interessiert an oder fasziniert von Hitler selber und seiner Partei.[13] Aber diese Faszination wirkte sich viel weniger als bei Männern in unmittelbarem politischem Engagement aus. Dazu kommt, daß die »Bewegung« in ihrer Frühzeit spezifisch »männerbündlerisch« war, eine vor allem aus der Freikorps-Herkunft vieler ihrer Mitglieder herrührende, allem Weiblichen ambivalent gegenüberstehende Haltung.[14] Frauen hatten unter diesen Umständen in der frühen NSDAP eigentlich keine Aussicht, attraktive Funktionen zu übernehmen. So erklärte etwa Hitler 1924 der Ärztin Dr. M. v. Kemnitz (Ehefrau Ludendorffs), sie solle nicht Reichstagsmitglied werden, da sie ja eine Frau sei.[15] Daher war auch der Frauenanteil an der NSDAP beispielsweise von Ende 1919 bis Ende 1923 tatsächlich nicht höher als rund 10 Prozent.[16] Andererseits war in jenen Jahren im Deutschen Reich auch der weibliche Anteil am Medizinstudium und Arztberuf deutlich geringer als der männliche. So gab es im Sommersemester 1925 unter den Medizinstudenten nur 15,2 Prozent Studentinnen.[17] Drei Jahre später hatten 19,1 Prozent aller deutschen Studentinnen »ein medizinisches Fach« belegt[18] (hierbei ist Pharmazie mitgezählt). Der Anteil stieg dann zwar ständig, aber recht langsam. Im Wintersemester 1932/33 betrug er 35,8 Prozent, ebenfalls mit Einschluß der Pharmaziestudentinnen.

Damit ist man also auf die Männer zurückverwiesen. Um Näheres über deren Motivation zum Anschluß an die NS-»Bewegung« herauszufinden, ist zunächst nochmals ein Blick auf die Altersstruktur wichtig. Ein Beispiel: Von den 65 Ärzten/Medizinstudenten des *Mitkämpfer*-Verzeichnisses sind 36, also 55 Prozent, zwischen 1890 und 1903 geboren, und davon wieder 24, also zwei Drittel, 1895 und später. Prinzipiell sind diese alle Weltkriegsteilnehmer gewesen, hatten dadurch vier und mehr Jahre verloren und waren als Studenten etwas überaltert (der älteste »cand. med.« des *Mitkämpfer*-Verzeichnisses, die Nr. 2624, war am 18. 12. 1920, dem Tag seines Eintritts in die NSDAP, genau 29 Jahre alt). Gerade diese jüngeren Leute hatten nun (wie das treffend genannt worden ist) eine »Landsknechts«-Mentalität entwickelt. Das erschwerte ihnen die Rückkehr in ein kampflos-unkriegerisches, ins bürgerliche Leben – ja sie haßten dieses, seine typischen Vertreter und deren Denkweise. Wie es einer von jenen jüngeren Ärzten, der Ende 1894 geborene G. Sondermann, ausdrückte: Es war der Bürger, der »sich heute mit unseren Feinden im Westen verständigt« und damit Deutschlands Schmach und Not besiegelte.[19] Das Trauma der Niederlage, zusammen mit dem traumatischen Erlebnis des »Umsturzes«, wirkte bei diesen Jüngeren besonders nachhaltig. So mußten sie sich zu allem, was sich an Gelegenheit zu gegenrevolutionärem »Kampf« und »Putsch« im Nachkriegsdeutschland bot, hingezogen fühlen.

Tatsächlich sind viele der dann zur Hitler-»Bewegung« gestoßenen Ärzte als ehemalige Frontkämpfer am Kapp-Putsch beteiligt und/oder Freikorpskämpfer gewesen. Anderswo[20] haben wir eine ganze Reihe von ihnen erfaßt, die an den Kämpfen im Baltikum, in Oberschlesien, im Ruhrgebiet, gegen die »Spartakisten«, gegen die

Münchner Räterepublik teilgenommen haben. Im Folgenden präsentieren wir wenige beispielhafte Fälle, an denen sich Charakteristika der Motivation und des politischen Werdegangs ablesen lassen.

Der 1900 geborene L. Conti[21] (Welschschweizer mit deutschen Vorfahren) begann nach Kriegsende das Medizinstudium in Berlin. Seine politische Aktivität entzündete sich nicht in der Freikorpsbewegung (an der er nicht teilnahm), sondern in einer rechtsradikalen Studentengruppe, die im Sommer 1920 einen Vortrag des Kardiologen Prof. Nicolai vor dem Verein Pazifistischer Studenten in Berlin massiv störte.[22] Conti nahm den Vorfall so wichtig, daß er ihn 14 Jahre später in einer kurzen Autobiographie eigens erwähnte, als Beteiligung an der »Vertreibung des jüdischen Deserteurs Prof. Nicolai von der Universität Berlin«. Hier tauchen zwei Schlüsselworte auf. Da der Arzt Nicolai bereits im Krieg als Pazifist hervorgetreten war, war er für Conti und dessen Gesinnungsfreunde um so mehr ein »Deserteur«. Aus dem gleichen militanten Geist war 1917 von dem späteren Putschisten Kapp die »(Deutsche) Vaterlandspartei« gegründet worden, die für einen »Siegfrieden«, gegen einen »schändlichen« Verständigungsfrieden kämpfte; ihr standen der schon erwähnte Arzt Dr. Dingfelder sowie der Gründer der Deutschen Arbeiterpartei (Keimzelle der NSDAP) A. Drexler nahe.[23] Das andere: Nicolai war in der Tat Jude; sein »Fall« hat Symbolwert für jene damals weitverbreitete Denkart, die die Begriffe jüdisch, »links«, »liberalistisch«, »Verrätertum« zu einer Einheit verschmolz und den so aufgebauten »Gegner« bekämpfte. Conti trat dann 1923 in Erlangen in die SA, aber erst 1927 in die NSDAP ein. Im Dritten Reich wurde er Nachfolger von G. Wagner als Reichsärzteführer. Dagegen war der acht Jahre ältere Fr. Bartels[24], im Dritten Reich stellvertretender Reichsärzteführer, schon bei der Gründung der NSDAP Ende Februar 1920 dabei und trug die sehr niedrige Alt-Partei-Nr. 1212. Kriegsfreiwilliger und Frontoffizier, war er, nach kurzem Zwischenspiel 1919 in der Frontkämpferorganisation »Eiserne Faust«, zum Freikorps Oberland gekommen, wo er die Kämpfe an der Ruhr und in Oberschlesien mitmachte. Der spätere erste Reichsärzteführer wiederum, der 1888 in Oberschlesien geborene G. Wagner[25], ebenfalls Weltkriegsteilnehmer, dann an allen Kämpfen der Freikorps Epp und Oberland beteiligt, trat erst im Mai 1929 in die NSDAP ein, obwohl er seit 1924 in München lebte und dort zweifellos Kontakte zu NS-Kreisen hatte. Wagners eigene Begründung für sein Zögern: Er habe zunächst einmal wieder nur Arzt sein wollen, da das »politische Leben dornenreich« sei. Das wird auch für andere, politisch gleichgesinnte Ärzte in den beruhigten mittzwanziger Jahren (vor Beginn der Weltwirtschaftskrise) gegolten haben. Tatsächlich trat eine Anzahl von in Kämpfen und Putschen aktiv gewesenen, der »Bewegung« von vornherein gesinnungsverwandten Ärzten erst nach Neugründung der NSDAP (Frühjahr 1925) oder gar erst um 1930 offiziell der Partei bei.

Das soll nun freilich nicht heißen, daß alle Freikorpskämpfer sich der Hitler-»Bewegung« angeschlossen hätten oder alle, die es taten, dort geblieben wären. Unter diesen im Prinzip radikal völkisch-national Gesinnten gab es höchst individualistische, sich schwer irgendwo einpassende Einzelgänger. Der Pädiater R. Degkwitz etwa, im Freikorps Oberland mit Rudolf Heß bekannt geworden, kam durch diesen in Kontakt mit Hitler und nahm, wie viele aus diesem Korps, am Marsch auf die Feldherrnhalle teil. Er ist aber nie in die NSDAP oder SA eingetreten, sondern entfernte sich vom Nationalsozialismus und stand dem Hitler-Regime kritisch gegenüber, zunächst in Einzelheiten, dann generell als Widerstandskämpfer (s. Teil III). Der praktische Arzt G. Sondermann, ebenfalls Oberland-Mitglied und seit Herbst 1923 in der NSDAP, offenbarte in der 1924 veröffentlichten Broschüre *Der Sinn der völkischen Sendung*[26] eine zwar glühend nationalsozialistische, aber auch tief gläubig-christliche Haltung. Nach 1925 gehörte er zum Kreis um den »Nationalbolschewisten« E. Niekisch, welcher einerseits den »konservativen Revolutionären« (unter denen es manche Gesinnungsähnlichkeit mit dem Nationalsozialismus gab) zuzurechnen ist, andererseits aus seiner individuellen Einstellung heraus den Nationalsozialismus früh kritisierte und im Dritten Reich wegen Hochverrats im Zuchthaus saß. G. Sondermann zog sich im Dritten Reich als Militärarzt zurück (ähnlich wie der Arzt-Dichter G. Benn).

Wie paßt nun der Anschluß von Ärzten an die frühe Hitler-»Bewegung« zum traditionell »unpolitischen« Selbstverständnis der deutschen Ärzteschaft? Waren die genannten Ärzte absolute Außenseiter? Unter »unpolitisch« verstand man damals in Wirklichkeit »nicht *partei*politisch«. Der Begriff signalisierte also keineswegs, wie man annehmen könnte, totale politische Abstinenz. Klar wird das etwa in Verlautbarungen des »Verbandes Deutscher Medizinerschaften«, der Mitte 1919 gegründeten Dachorganisation reichsdeutscher Medizinstudenten. In einer Erklärung zu Beginn der zwanziger Jahre heißt es[27]: Einerseits »gehören parteipolitische Fragen nicht in die Medizinerschaft«; andererseits werde diese, »wenn auch nicht politisch orientiert, so doch auf einem streng deutschen Standpunkt stehen«. Zudem begriffen sich sogar viele damalige NSDAP-Mitglieder selbst nicht so sehr als *Partei*-Angehörige, sondern als Mitglieder einer »Bewegung«. So konnte G. Sondermann sagen: »Der greift den Dingen nicht auf den Grund, der glaubt, in der völkischen Bewegung die Sache einer Partei oder die willkürlichen Forderungen politischer Heißsporne sehen zu können.«[28] Davon abgesehen waren damals selbst strikt traditionsbewußte Ärzte gar nicht so parteiabstinent – es mußte nur eine »streng deutsche«, völkisch-nationale Partei sein, denn »national« zu denken, hatte wiederum nach damaligem Selbstverständnis nichts mit »Politik« zu tun. Hier kam nun zunächst vor allem die Deutsch-Nationale Volkspartei in Frage. Ihr konnten auch führende Vertreter des Hartmannbundes – jener ärztlichen Standesorganisation, die die Parole »unpolitisch« besonders groß auf ihr Panier gesetzt hatte – angehören, nicht bloß als Mitglieder, sondern auch als Funktionäre. Ein typisches Beispiel ist der 1889 geborene Arzt und bekannte Standespolitiker K. Haedenkamp (nach dem Zweiten Weltkrieg mit dem Bundesverdienstkreuz ausgezeichnet), der von 1924 bis 1928 Reichstagsabgeordneter der DNVP war und zwischen 1930 und 1933 entscheidend zum Einverständnis zwischen Hartmannbund und Nationalsozialistischem Deutschem Ärztebund beigetragen hat, wie aus seinen damaligen Verlautbarungen in der Standespresse klar hervorgeht. Daß von der DNVP enge Verbindungen zur in wesentlichen Punkten gleichgesonnenen NSDAP bestanden, bezeugen die Fälle mehrerer Ärzte, die in den zwanziger Jahren wechselweise der einen und der anderen Partei angehört haben.[29]

Was erstrebten zumal jüngere Leute in und mit der Hitler-»Bewegung«? Vor allem: Einen »neuen« Staat gründen zu helfen. Negativ gesprochen sollte dieser gegen alles »Linke/Rote«, gegen »Internationalismus«, gegen »Kriegsschuldlüge« und »Schmach von Versailles« stehen. Positiv gesprochen sollte damit ein »Reich« wiederauferstehen, ein »drittes« nach dem Heiligen Römischen Reich und dem Deutschen Kaiserreich, wie es etwa Moeller van den Bruck in seinem 1923 erschienenen Hauptwerk *Das dritte Reich* propagierte. Dieses »Reich« sollte keine »Republik« sein, aber auch nicht bürgerlich oder feudalistisch, es sollte weder parlamentarisch-demokratisch noch »klassen«mäßig strukturiert sein. Vielmehr sollte eine »ständisch« gegliederte »Volksgemeinschaft« wiedererstehen.[30] Dies empfand man als »organisch«[31] – das heißt, in den Worten eines frühen NS-Arztes, als »wuchshaft verbunden mit der Erde«.[32] Und wie wollte man zu einem solchen »Reich« gelangen? Mit Hilfe eines unbeugsamen »Glaubens«. Von Anfang an betonte Hitler dessen ungeheure Bedeutung.[33] Ein Arzt wie D. Amende, Oberland-Kämpfer und NSDAP-Mitglied seit Frühjahr 1925[34], erinnerte im Dritten Reich in einem das Wort »Glaube« im Titel führenden Aufsatz daran, daß »der Führer immer wieder betont hat, daß das ungeheure, scheinbar so aussichtslose Werk der Wiederaufrichtung Deutschlands... nur von Idealisten in Angriff genommen werden konnte«[35]. Diese frühen Hitler-Anhänger besaßen ein »Sendungs«-Bewußtsein, das sich auch in den Titeln ihrer Publikationen niederschlug. Als ein Beispiel sei hier auf die Broschüre von G. Sondermann verwiesen. Ferner gehörte zu einem »Idealismus« dieser Art und Zielrichtung das Streben nach einer »erneuerten« Ethik. Aus den vielen damaligen Entwürfen dazu greifen wir den eines Arztes, des 1887 geborenen F. Lenz, heraus. Der völkische Verleger J. F. Lehmann hatte im Ersten Weltkrieg den gleichgesinnten Arzt gebeten[36], für seine soeben gegründete Zeitschrift *Deutschlands Erneuerung* einen Beitrag zu liefern. Lenz äußerte sich darin »Zur Erneuerung der Ethik«.[37] Die erste Nummer dieser Zeitschrift, die unter anderem auch den Aufsatz von F. Lenz enthielt, wurde in Tausenden von Exemplaren unter Frontsoldaten verteilt. Lenz' Aufsatz war ein Extrakt einer weit umfangreicheren, unveröffentlicht gebliebenen Schrift *Der Wille zum Wert*, die der junge Medizinstudent Lenz verfaßt hatte. Wie sah diese »neue« Ethik aus? Sie ist »völkisch«. Das Volk ist ein »Organismus«.[38]

Dessen Teile sind keineswegs alle gleichwertig (man denke an die »ständische« Gliederung des Volkes/Staates). Die »sozialistische« Idee der Gleichheit aller Menschen ist vielmehr abzulehnen.[39] Sie führt zur Aufpäppelung »wertloser« Menschen – was, da es um das Volk als Ganzes, nicht um das Individuum als solches geht, wiederum strikt abzulehnen ist – und ist daher auch »unnatürlich«.[40] Diese streng »deutsche«, von allen »fremden« Elementen reinzuhaltende Ethik[41] ist nicht, wie alle traditionelle Ethik, auf das Verhalten, das Tun konzentriert, sondern danach *ist* der Mensch von Natur aus »wert«voll, oder er ist es nicht. Es handelt sich um eine »existentielle«, eine auf das »So-Sein« des Menschen ausgerichtete Moral[42], die als solche nicht wissenschaftlich entwickelt, sondern auf einen »Glauben« gegründet ist.[43]

Wurde dermaßen das »Organische«, »Gewachsene«, »Erdverbundene« betont, und richtete sich das Ideal »streng deutsch« nach solchen Kriterien, dann durfte das »Blut«, die »Rasse« nicht fehlen. So bekam denn Lenz' Aufsatz anläßlich des Neudrucks 1933 den zusätzlichen Obertitel *Die Rasse als Wertprinzip*. Der Text selbst war von Anfang an auch auf die Begriffe »Blut« und »Rasse« abgestellt gewesen.[44] Die spezifisch »blut/rasse«mäßige Begründung einer »neuen«, sprich »völkischen« Ethik lag damals geradezu in der Luft. 1895 hatte Lenz' geistiger Mentor, der Arzt Alfr. Ploetz, einen Aufsatz *Ableitung einer Rassenhygiene und ihrer Beziehungen zur Ethik* veröffentlicht.[45] In der gleichen Nummer wie Lenz' Beitrag erschien auch der Aufsatz *Das stilisierte Leben* des Biochemikers und Privatgelehrten F. Haiser[46], der auf dem Boden einer »biologischen Weltanschauung« – die Nationalsozialisten nannten ihre »neue deutsche Heilkunde« auch gern »biologisch« – ebenfalls eine Rasse-Ethik entwirft. In der Folgezeit sind von F. Haiser im J. F. Lehmann Verlag noch weitere Titel erschienen, darunter auch die Broschüre *Die Sklaverei. Ihre biologische Begründung und sittliche Rechtfertigung*.

Mit all dem wurde dann natürlich besonders die »Judenfrage« höchst akut. Aber damit war eigentlich ein neuralgischer Punkt berührt, an dem sich selbst unter streng deutsch-national Gesinnten die Geister scheiden konnten. Gerade bei Ärzten läßt sich das gut beobachten. Lenz vermerkte zwar im Vorwort zu seinem 1933 als

Broschüre wiedergedruckten Aufsatz stolz, daß dieser bereits 1917 alle wesentlichen Züge der nationalsozialistischen Weltanschauung enthalten und somit geradezu deren Vorbereitung mitbetrieben habe. Aber ein wesentliches Ingrediens derselben war bei Lenz 1917 zumindest nicht ausdrücklich angesprochen: eben die Judenfrage. Lenz rechtfertigte sich 1933 damit, er habe damals mit der ausdrücklichen Forderung nach Ausschaltung alles »Fremden« aus der Ethik auch und vor allem die Juden gemeint. Aber warum dann in so verhüllter Form? Warum nicht so direkt wie, wenige Jahre später, der ihm doch sonst im wesentlichen gesinnungsverwandte G. Sondermann?[47]

Die Nationalsozialisten hatten mit ihrer radikal-antijüdischen Haltung zweifellos einen Konfliktpunkt für die deutsche Ärzteschaft geschaffen; dies galt überhaupt für den »blut- und boden«-mäßigen Rassismus. Man gab das in den nationalsozialistischen Kreisen auch ohne weiteres zu und erklärte den Konflikt damit, nicht wenige Ärzte seien eben traditionell »liberalistisch-individualistisch« eingestellt und begriffen sich noch als »Ritter des Internationalen Ordens vom Roten Kreuz«, und daher seien ihnen »die Begriffe einer bluts- und bodenmäßigen Verbundenheit eines Volkes noch völlig fremd«.[48] Noch im Dritten Reich appellierten altnationalsozialistische Ärzte an »gläubige« Menschen, sie sollten im »Antisemitismus« kein Hindernis, sich dem Nationalsozialismus anzuschließen, sehen, denn dabei gehe es ja um nichts Geringeres als den »Selbstschutz des deutschen Volkes«.[49] Daß in der Weimarer Zeit die Judenhetze der Hitler-»Bewegung« Irritation auch in ausgesprochen »rechten« Kreisen erregte, zeigt beispielsweise die Mahnung einer entsprechend eingestellten Zeitung von 1924, »fanatischer Antisemitismus« wie der von der NSDAP geübte sei eine »Belastung« – auch ohne ihn könne man »gut völkisch« sein.[50] Auch Sauerbruch, der »Bewegung« sonst recht nahestehend, war durch ihren Antisemitismus irritiert.[51] Auf diesem Hintergrund erklärt sich wohl Lenz' 1917 geübte Zurückhaltung. Sie entsprach der offiziellen Haltung der ärztlichen Standesvertretung. 1929 wehrte der Hartmannbund einen antisemitischen Artikel einer rechts-nationalistischen Zeitung ab mit dem Hinweis, für den deutschen Ärztestand gäbe es keine Konfessionsunterschiede – auch deutsch-jüdische Ärzte hätten Großes geleistet.[52] Bemerkenswert bei dieser Argumentation ist, daß die Juden nur von der Konfession her als solche gesehen werden. Auch der die Studenten vertretende »Verband deutscher Medizinerschaften« hatte 1920 die »Rassenpolitik« (neben der Parteipolitik) strikt aus seinen Reihen verwiesen und die Klinikerschaft der Königsberger Medizinstudenten durch vorläufigen Ausschluß bestraft, weil diese beschlossen hatte, keine Juden als Mitglieder zu dulden.[53] Ähnlich reagierte der Allgemeine Studenten-Ausschuß Münster auf eine Anfang 1920 beschlossene Satzungsänderung der »Münsterischen Vorklinikerschaft«, wonach Mitglied nur »jeder Studierende der Universität Münster, der germanischer Abkunft ist«, werden konnte: Man schloß die Vorkliniker als Fachschaft aus, mit dem ironischen Kommentar, diese könne sich jetzt »im Höchstfalle als ein Verein arischer Mediziner bezeichnen«.[54]

Bei genauerem Hinsehen stellt man jedoch fest, daß bereits damals auf solche Abwehr antijüdischer Attacken unter deutschen Medizinern kein absoluter Verlaß war, sondern daß vielmehr die Nationalsozialisten hier letzten Endes doch nicht mit ausreichendem korporativem Widerstand zu rechnen hatten, falls sie, einmal an der Macht, bei ihrem »fanatischen Antisemitismus« verharren würden. Die Marburger Medizinerschaft nämlich, die Ende 1919 als erste einen die Juden ausschließenden Satzungsbeschluß gefaßt hatte, begründete ihren Schritt damit, daß, während »viele deutsche Studierende wegen Platzmangel ausgeschlossen sind, in unseren Hörsälen russische Juden mit Ausweisen der Regierung« studierten. Emotional übersteigerte Zustimmung erhielt diese Handlung damals vom Vorstand des »Verbandes deutscher Medizinerschaften«, entgegen den wenig später in dessen Satzung formulierten Prinzipien. Sein Kommentar dazu: »Millionen von Deutschen müssen auswandern, und Hunderttausende von Ostjuden erhalten Erlaubnis, die deutsche Volksseele mit den nihilistischen Ideen asiatischer Fanatiker zu verpesten... die Medizinstudierenden aller Hochschulen werden das Studium von Ostjuden und Ausländern so lange unmöglich machen, als die Hörsäle für die eigenen Studenten nicht ausreichen.«[55] Merkwürdiger Widerspruch: Zunächst eine Beschimpfung, wie sie Nationalsozialisten hätten vorbringen können, dann die relativ gemäßigte Forderung nach *vorübergehendem* Ausschluß der Attackierten von den Hochschulen. Vielleicht hatten hier, und bei der »rassepolitischen« Abstinenz, wie sie der Verband deutscher Medizinerschaften 1920 formulierte, die ärztlichen Standesorganisationen mäßigend eingewirkt. War es von Belang, daß in den beiden eben zitierten Verlautbarungen nur auf *Ost*juden abgehoben ist? Damals lehnten selbst assimilierte Juden nicht selten den weiteren Zustrom von Ostjuden ab. Unter anderem sprachen sich auch Persönlichkeiten wie Stefan Zweig oder Martin Buber dagegen aus. Es gab auch extrem deutsch-nationale Juden, die man in bezug auf Ostjuden geradezu als Antisemiten bezeichnen muß, wie – um wieder einen Mediziner zu nennen – den Berliner Pathologen O. Lubarsch (K. Tucholsky, ebenfalls Jude, hat ihn deshalb 1927 in einem »Sektion« betitelten Gedicht mit Spott überschüttet). Aber die Münsteraner ebenso wie die Königsberger Medizinstudenten hatten bei ihren Ausschluß-Tendenzen ja offenbar die Juden schlechthin im Sinn. Dabei spielte offenbar neben Rassenpolitik auch Parteipolitik eine Rolle. Wenn unter deutschen, assimilierten Juden manche engagierten Pazifisten waren (wie der schon genannte Arzt Nicolai), die ein fanatischer Deutsch-Nationaler als *typische* »Verräter« abstempeln konnte, und wenn führende Funktionäre des Vereins Sozialistischer Ärzte Juden waren, dann kam eben, für viele Konservativ-Nationale, die fatale Verquickung »jüdisch-links« ins Spiel. Bekannt ist, daß J. Moses und G. Löwenstein, führende Mitglieder des Vereins, um 1930 sowohl vom Hartmannbund als auch von den Nationalsozialisten heftig attackiert wurden. Konnte unter diesen Umständen jene Unterscheidung zwischen Ostjuden und deutschen assimilierten Juden den letzteren verläßliche Sicherheit garantieren?

War es weiterhin von Belang, daß man damals oft, wie etwa der Hartmannbund 1929, von den Juden als »Konfessions«angehörigen sprach? Dachte man dabei wirklich nur an die Religion? Demgegenüber war die völkische Verwendung des Begriffs »Rasse« gefährlich suggestiv. Der Arzt F. Lenz, von seinem Fach her eigentlich Experte, war mit Recht kritisiert worden[56], weil er von »Rasse« spräche, wo »Volk« stehen müßte. Aber gerade das ist ja charakteristisch für die »völkische« Rasse-Ideologie, daß sie derart vage-unwissenschaftlich arbeitete. Dies galt besonders für die Nationalsozialisten. So wie Hitler selber nichts an wissenschaftlicher Rassentheorie und -lehre gelegen war[57], sondern allein an der Propagandawirkung des »Rassismus«, so ging es auch den nationalsozialistischen Ärzten nicht um die wissenschaftliche »Rassenlehre, -hygiene, -pflege«; die nationalsozialistische Rassen»lehre« sei einfach »Wahrheit« auf der Grundlage eines »Glaubens«[58] – des Glaubens, daß auf dem Wege der »Ausmerze« die »Reinheit« des »Volkskörpers« wiederherzustellen sei. Und Sondermann räumt zwar ein, daß in der »Rassenfrage«, wissenschaftlich betrachtet, »noch vieles unklar« sei, ist aber gleichwohl fest davon überzeugt, daß deutsche und jüdische »Volkheit« sich absolut »fremdartig« gegenüberstünden, und daß es »widernatürlich« sei, »wenn Zellen der einen Volkheit hinüberwandern in die andere«.[59] Diese Aussagen sind, weil sie von naturwissenschaftlich gebildeten Akademikern stammen, ein um so bemerkenswerteres, spezifisches Zeugnis für jenen politisch so gefährlichen »Anti-Intellektualismus« und Irrationalismus der Weimarer Zeit.[60]

Fragt man auf diesem Hintergrund nochmals, was gerade Ärzten an der »Bewegung« sonst noch attraktiv erscheinen mochte, so ist neben dem völkischen Rassismus, neben der Betonung des »Ständischen« und der damit versprochenen Statusanhebung solcher Berufsstände wie des ärztlichen, noch auf eine besondere Rolle hinzuweisen, die der Nationalsozialismus dem Arzt bot: die des »Volkserziehers«. Wenn Sondermann neben dem »Schulmeister« und »Seelsorger« gerade dem Arzt die Aufgabe der Erziehung zum »deutschen Menschen« zuweist[61], so redet er, selber Arzt, hier nicht nur pro domo. Hitler und seine frühen Anhänger wußten ja, wie wichtig in dieser Beziehung die Funktion des Arzt-Patient-Verhältnisses sein konnte. Und auch im Dritten Reich wurde nach wie vor auf diese Erzieherrolle des Arztes größter Wert gelegt.[62] Und schließlich darf bei der Frage nach der Attraktivität der frühen NS-»Bewegung« Hitler selber nicht vergessen werden. Ohne Geschichte unangemessen personalisieren zu wollen: Wir wären schlecht beraten, wenn wir alles nur mit »Gesetzmäßigkeiten« oder »Kräften« erklären wollten. Der 1904 geborene Journalist und Schriftsteller Joachim Günther mag als Zeuge für eine damals zumal unter

Jüngeren verbreitete Haltung dienen. In den zwanziger Jahren war er[63] von O. Spenglers Wort »Cecil Rhodes *war* Südafrika, Lenin *war* Sowjetrußland, Mussolini *ist* Italien« tief beeindruckt: »Ein junger Mann aus dem Bürgertum ›verstand‹ dergleichen... spontan. Auch ich fühlte stärker mit Menschen und Männern... als mit Ideologien und mit Parteiprogrammen.« Über die NS-»Bewegung« und ihr Programm sagte man 1924: »...mit zwei Worten Adolf Hitler.«[64] So erklärt sich etwa auch die Faszination, die Hitler selber – nicht so sehr seine »Bewegung« – auf Ärzte wie Sauerbruch gehabt hat.[65] So pointiert Spenglers und ähnliche Aussprüche klingen: Das alles paßt zum »Ruf nach dem Führer«, der in der Weimarer Republik so unüberhörbar war.[66]

Wir haben hier psychologischen und weltanschaulichen Motiven einen so breiten Raum gewidmet, weil damit ein anderer Gesichtspunkt in die ihm gebührenden Grenzen verwiesen werden soll, der manchen Nachgeborenen allein maßgebend zu sein scheint: die Frage, wieweit wirtschaftliche Motive gerade auch Ärzte an die Bewegung herangeführt haben. Gewiß verschonte die Inflation Anfang der zwanziger Jahre und dann um 1930 die Weltwirtschaftskrise auch die Ärzte nicht. Aber wenn etwa darauf hingewiesen wird, daß 1926 in Leipzig infolge der Inflation zwei Drittel der praktizierenden Ärzte wirtschaftlich schmal bis bedenklich schlecht gestellt gewesen seien[67], so darf die Glaubwürdigkeit der zeitgenössischen Quelle bezweifelt werden. Eindeutig unglaubwürdig ist auf jeden Fall die vom Hartmannbund 1932 aufgestellte Behauptung, infolge der Wirtschaftskrise und der Sozialpolitik der Reichsregierung verdienten 72 Prozent (!) der deutschen Ärzte nicht »das Existenzminimum«. Hier wird einfach standespolitische Emotionalisierung betrieben und mit höchst fragwürdigen Zahlen manipuliert.[68]

Tatsächlich gab es innerhalb der Ärzteschaft eine Gruppe, die in den zwanziger Jahren ökonomisch in einer prekären Lage war: die Jungärzte. Die höchst problematische Kassen-Zulassungspolitik – numerus clausus – der Kassenverbände und der diese unterstützenden Reichsregierung verursachte im wesentlichen (übrigens nicht ohne Schuld der wirtschaftlich bereits im Sattel sitzenden Ärzte) diese Misere.[69] So bildete sich aus der schnell wachsenden Zahl nicht zu den Kassen zugelassener Ärzte – darunter viele Kriegsteilnehmer, was die Erbitterung noch steigerte – im Spätherbst 1926 eine »Reichsnotgemeinschaft Deutscher Ärzte«[70] unter Führung des damaligen Privatdozenten Dr. med. F. Lejeune. Dieser Mann, selber ein früher Anhänger des Nationalsozialismus, steuerte seine Kollegen, gegen »kommunistischen Einfluß« und »linksradikale Strömungen« in den eigenen Reihen[71], in Richtung NSDAP. Hitler und seine »Bewegung« erkannten die Bedeutung dieses speziellen Anhänger-Potentials: Als die NSDAP nach ihrem ersten großen Wahlerfolg im Herbst 1930 Reichstagsabgeordnete stellen konnte, vergaß sie die Interessen der Ärzte nicht. Die Leitung der »Reichsnotgemeinschaft« konnte also (nicht ganz zu Unrecht) ihren Mitgliedern suggerieren, daß, während die anderen Parteien eine Verminderung der Zahl der Kassenärzte befürworteten, die NSDAP die einzige »arztfreundliche Partei im Reichstag« sei. Dagegen betreibe die KPD, mit ihrem scheinbar ähnlichen Engagement, nur Moskau-Propaganda.[72]

Im Zusammenhang mit diesem Problem muß auch noch einmal auf die »Judenfrage« eingegangen werden. Hier ist wieder vor Verallgemeinerungen zu warnen. Neuerdings wird vorgebracht, daß für die anti-jüdische Haltung deutscher Ärzte in der Weimarer Zeit »eine materielle Erklärung naheliegt: Sie hatten es mit besonders vielen jüdischen Berufskollegen zu tun und rechneten sich aus, daß es ihnen ohne diese Konkurrenten bessergehen würde. Die allgemeine Antipathie gegenüber Juden erlaubte es ihnen, den eigentlichen, den egoistischen Beweggrund ihrer Judenfeindschaft zu verdrängen«.[73] Wieder ist dabei zu ausschließlich und zu pauschal auf die wirtschaftliche Motivation abgehoben. Erstens war Judenfeindschaft als Gebot bei den deutschen Ärzten insgesamt, wie wir gezeigt haben, eher ein Reiz- und Konfliktpunkt, und zwar auch noch während des Dritten Reiches. Zweitens wurden antijüdisch eingestellte deutsche Ärzte in den zwanziger Jahren nachweislich eher von außer-ökonomischen Motiven in dieser ihrer Haltung bestimmt, wie wir ebenfalls sahen. Drittens war der Eindruck, den damals deutsch-jüdische Ärzte von der Haltung ihrer nichtjüdischen Kollegen ihnen gegenüber hatten, durchaus nicht einhellig negativ, sondern nicht selten positiv, wie etwa S. Ostrowski zeigt.[74]

Schließlich: Zwar wurde damals besonders unter Medizinstudenten viel von »Verjudung« oder »Überfüllung« des deutschen Ärztestandes durch Juden geredet, und dies oft auf emotional überzogene Art, wie schon 1919 im »Verband Deutscher Medizinerschaften«.[75] Aber erst die Nationalsozialisten spielten das »Verjudungs«-Argument ganz allgemein hoch und benutzten es 1933, um die ersten anti-jüdischen Maßnahmen sowohl Deutschland wie dem Ausland gegenüber zu rechtfertigen. Um ein für uns besonders relevantes Beispiel zu nennen: Der NS-»Chefideologe« Alfred Rosenberg behauptete im Sommer 1933, »daß von allen Anwälten der Reichshauptstadt 74 Prozent Juden waren«, und daß »die Krankenanstalten zu 80 bis 90 Prozent jüdische Ärzte hatten«.[76] Eine damals jüdischerseits zur Aufklärung in nichtdeutschen Ländern vorgenommene, mit nachprüfbaren Zahlen sorgfältig argumentierende Darstellung der »Bevölkerungs- und Berufsgliederung der deutschen Juden«[77] zeigt, wie fragwürdig solche Behauptungen waren. Daß der Anteil der Juden unter deutschen Studenten und freien akademischen Berufen nicht absolut, sondern relativ – bezogen auf den Anteil der Juden an der Gesamtbevölkerung des Deutschen Reiches – hoch war, war schon im 19. Jahrhundert der Fall gewesen. Die Gründe dafür sind in der Sozialgeschichte der Juden in Deutschland zu suchen.[78] Diese »Überrepräsentierung« war also in der Weimarer Republik nichts Neues.[79] Aber moderne Autoren haben ebenso wie das jüdische »Schwarzbuch« von 1933/34 mit Recht darauf verwiesen, daß von der zweiten Hälfte des 19. Jahrhunderts an, bis 1933, der Gesamtanteil der Juden an der deutschen Bevölkerung ständig gesunken war. Unter diesen Umständen kann füglich keine Rede sein davon, daß die deutsche Ärzteschaft *insgesamt* »mit besonders vielen jüdischen Berufskollegen« konfrontiert war. Falls sich um 1930 deutsche Jungärzte »ausrechneten«, es werde ihnen bei Ausschaltung bestimmter Ärzte »bessergehen«, dann mußte diese Ausschaltung, objektiv betrachtet, nicht nur die Juden, sondern vor allem auch jene »linken« Ärzte, die etwa im Gesundheitsdienst beschäftigt waren, anvisieren.

Im Herbst 1929 wurde, als dritter Berufsverband der Partei nach dem NS-Lehrerbund und dem NS-Juristenbund, der »Nationalsozialistische Deutsche Ärztebund« gegründet.[80] (Dieser wird eingehend in Teil II Abschn. 3 a behandelt.) Zu dieser Zeit war in der NSDAP die spannungsreiche Frage »Bewegung oder Partei?« endgültig zugunsten »Partei« entschieden, und man hatte den »langen Weg durch die Institutionen« angetreten. NSDAP-Mitglieder, darunter Ärzte, kamen als Abgeordnete in die Länderparlamente oder den Reichstag. Nach den Wahlen im Sommer 1932 erhielten 4 NS-Ärzte ein Reichstagsmandat.[81] Was die Länderparlamente anlangt, so war etwa der Hygieniker Prof. H. Reiter 1932 für die NSDAP mecklenburgischer Landtagsabgeordneter[82], und der Psychiater und Alt-Parteigenosse Prof. W. Holzmann gehörte dem Hamburger Parlament seit 1931 an.[83] Oder aber wichtige Verwaltungsfunktionen waren von Ärzten, die der NS-Partei angehörten oder ihr nahestanden, besetzt; ein Beispiel ist A. Schlegel, seit 1930 preußischer Justizbeamter im Strafvollzug in Berlin.[84] Und unter den Unterzeichnern eines Wahlaufrufs »Deutsche Hochschullehrer für Adolf Hitler« befanden sich, wenige Monate vor Hitlers Ernennung zum Reichskanzler, ein Dutzend Professoren und Dozenten der Medizin.[85]

Auf dem außerordentlichen Ärztetag in Leipzig im Spätherbst 1931 erklärte einer der führenden Funktionäre des NS-Ärztebundes, Dr. Deuschl, daß »wir zur gegebenen Zeit die Führung der deutschen Ärzteschaft übernehmen werden, und zwar an dem Tage, an dem das Hakenkreuzbanner vom Brandenburger Tor weht«.[86] Das wurde damals von nicht ganz wenigen anwesenden Ärzten mit Gelächter und Zurufen wie »da können wir aber lange warten« abschätzig kommentiert. Aber kaum eineinhalb Jahre danach hatte sich Deuschls Prophezeiung erfüllt.

2. Ärzte als Kritiker der NS-»Bewegung«

In der Diskussion um die Rolle und Stellung der organisierten Ärzteschaft und der einzelnen Mediziner während des Dritten Reiches ist die Frage nach dem Widerstand deutscher Ärzte oder seinem Fehlen von zentraler Bedeutung. Deshalb beschäftigt sich der letzte Teil des vorliegenden Bandes eingehend mit dieser Frage.

Grundlage der folgenden Betrachtungen ist demgegenüber die *frühe* ärztliche Kritik am Nationalsozialismus – vor 1933 –, die keineswegs nur von politischen Antipoden der »Bewegung«, also von »Linken«, geübt worden ist. Zwar liegt der Schwerpunkt der Gegnerschaft zum Nationalsozialismus tatsächlich wohl auf seiten der Sozialdemokraten, Sozialisten und Kommunisten. Doch zumal in der deutschen Ärzteschaft gab es auch Vertreter, deren Biographie und Naturell, unabhängig von ideologischen Beweggründen, zur Kritik, zur bewußten Abwendung prädestiniert waren. Dabei ist es hier nicht möglich, das gesamte Spektrum der Kritik und ihrer Vertreter darzustellen, sondern nur, exemplarische Beispiele zu nennen.

Eine farbige Persönlichkeit der wilhelminischen und frühen Weimarer Zeit (schon im vorigen Abschnitt kurz erwähnt) beschreibt W. Zuelzer:[1] Den heute nahezu vergessenen Mediziner, Philosophen und späteren Soziologen Georg Friedrich Nicolai. Am 6. Februar 1878 in Berlin als G. F. Lewinstein geboren, zeigt er bereits als Kind ein so unbeugsames Temperament, daß seine aufgeklärten und toleranten Eltern ihn auf ein Internat schicken. Als junger Medizinstudent in Königsberg wird er Mitglied einer studentischen Verbindung mit bildungsbürgerlicher Programmatik; diese »Freie wissenschaftliche Vereinigung« wählt ihn bereits sechs Monate nach seinem Eintritt zum Präsidenten. In der Auseinandersetzung mit dem 1880 gegründeten »Verein Deutscher Studenten«, einer Gruppierung, die sich zum Ziel gesetzt hatte, die Juden aus den Universitäten zu vertreiben, stellt sich der Name »Lewinstein« als Belastung dar. Keinesweg aus reinem Opportunismus also nahm der junge Georg Friedrich auf Vorschlag seiner Mutter den Namen ihres Großonkels, des Komponisten der »Lustigen Weiber von Windsor«, an. Nach dem Staatsexamen in Heidelberg, der Promotion in Leipzig, Assistenzjahren in Halle, Berlin und Petersburg wird Nicolai 1907 in Berlin habilitiert und schließlich zum Professor ernannt. Innerhalb weniger Jahre entwickelt er sich zu einer international renommierten Kapazität auf dem Gebiet der Elektrokardiographie.

Zum Insurgenten und Märtyrer macht ihn der *Aufruf an die Kulturwelt*, das Hohelied des deutschen Militarismus, in dem 93 bedeutende Künstler und Wissenschaftler die deutsche Besetzung Belgiens aus moralischen Gründen rechtfertigten. Gemeinsam mit Albert Einstein und dem Astronomen Wilhelm Förster, einem inzwischen bekehrten Unterzeichner des »Aufrufs der Dreiundneunzig«, formuliert Nicolai sein Gegenmanifest, den *Aufruf an die Europäer*, in dem sie den Krieg als verhängnisvolle Spaltung der europäischen Kultur verurteilen. Publiziert wird das Manifest erst 1917 als Einleitung zu Nicolais folgenreicher Schrift *Biologie des Krieges*. Das Buch – vom Kaiser verboten – wird in der Schweiz verlegt und findet ein so positives Echo außerhalb Deutschlands, daß Nicolai sich, wenngleich vergeblich, Hoffnungen auf den Nobelpreis macht.

Die politischen Schwierigkeiten des einflußreichen Pazifisten vergrößern sich. 1916 hatte er den Fahneneid verweigert und war als Militärkrankenwärter eingezogen worden. Nach zwei Verurteilungen in Kriegsgerichtsprozessen wegen Beleidigung von Vorgesetzten und Verstoß gegen das Pressegesetz flieht er im Jahre 1918 aus Deutschland nach Skandinavien.

»Die Männer, die aus dem Felde zurückkehren, haben Waffen und sind an Gewalt gewöhnt; sie wissen, daß sie Herren der Lage sind. Bald werden die anderen fliehen müssen, wie wir fliehen mußten«[2], prophezeite Nicolai am 1. November 1918 in Stockholm. Wenige Tage später kehrt er, von den deutschen Behörden unbeachtet, nach Berlin zurück. Der Pazifist und Internationalist bekommt zunehmend Schwierigkeiten mit national und völkisch gesinnten Studenten. Der »Deserteur-Professor« wird beim Betreten des Hörsaals als »Schweinehund, Lump, Verräter, elender Feigling«[3] beschimpft, und den neuen Antisemiten gilt er als dreifach

Gebrandmarkter: Jude, Deserteur und Verräter. Jedoch, »er behauptete das Katheder und versuchte, den Höllenlärm mit den Worten der Vernunft zu übertönen. Es war eine seltsame Szene: Mit seinem Monokel, seinen Schmissen und seiner straffen Körperhaltung sah Nicolai nicht wie ein elender Feigling aus, sondern eher wie das Ideal seiner jungen Gegner«[4]. Die national gesinnten Studenten erwirken ein Disziplinarverfahren gegen den verhaßten Pazifisten. Der »Fall Nicolai« nimmt seinen Lauf. Eduard Meyer, Rektor der Berliner Universität, berühmter Althistoriker, Konservativer und Unterzeichner des »Aufrufs der Dreiundneunzig«, gelingt es, den angeklagten Professor zu bewegen, den anstehenden Senatsspruch von vornherein zu akzeptieren. Nicolai unterschreibt – der akademische Senat entzieht ihm einstimmig die venia legendi.

Trotz kurzfristiger Unterstützung durch den sozialdemokratischen Kultusminister Konrad Haenisch, der schließlich durch die Ereignisse des Kapp-Putsches selbst in Schwierigkeiten gerät, und der liberalen Presse des In- und Auslandes bricht die Berliner Universität endgültig die Verbindung mit dem unbequemen Pazifisten ab. Seine zahlreichen Bemühungen um Rehabilitierung bleiben erfolglos – die Rechtspresse vereint sich gegen den »Sozialdemokratischen Deserteur und Hochverräter«. Noch gibt sich der Arzt und Gelehrte nicht geschlagen. In der »Weltbühne« wettert er gegen »Reaktion und Universität«, brandmarkt erneut das »Manifest der Dreiundneunzig«.[5] Auch auf Versammlungen von Pazifisten tritt Nicolai häufig als Redner auf. Nachdem die berüchtigten Brüder Silvio (Jura-Student) und Leonardo Conti (Medizin-Student, früher SA-Mann, dann im Dritten Reich »Reichsgesundheitsführer«) als Anführer der nationalistischen Studenten eine Versammlung mit ihm gesprengt hatten, betritt der leidenschaftliche Bourgeois gar mit dem Proletarier Georg Ledebour das Podium und sichert sich dadurch die »Schlagkraft« sozialdemokratischer Genossen. Gegen lautstarken Protest, Trillerpfeifen und Stinkbomben wird eine Resolution verabschiedet, die Nicolais Wiedereinsetzung als Professor fordert, eine Geste, die jedoch nur Symbolgehalt behält.[6] K. Tucholsky kommentiert den Fall in der »Weltbühne« (a.a.O.S. 122 »Frage- und Antwortspiel«) mit den

Versen »Oh holder Knabe, sag an! sag an! Was hat man mit Nicolai getan? Der brave deutsche Studiker lärmt, weil ihn des Professors Gesinnung härmt.«

1922 wandert Nicolai nach Argentinien aus. Ein Jahr später – nunmehr Professor für Physiologie in Córdoba – kehrt er für kurze Zeit nach Wien zurück. »Wie in Deutschland waren auch hier die Vorläufer des Nationalsozialismus am Werk. Nicolai sprach über das heikle Thema Deutsche Nation und Deutsche Kultur. Deutschland, sagte er, sei eine einigende kulturelle Idee, nicht eine politische, daher könne Österreich auch ohne Anschluß deutsch sein. Er benutzte die Gelegenheit, um sich über die Doktrin der Rassenreinheit lustig zu machen. Die Theorie vom arischen Blute sei offenbar Unsinn, unhaltbar vom wissenschaftlichen wie vom historischen Standpunkt aus und als Ideologie den Werten einer gemeinsamen Kultur nicht vergleichbar. Das war zuviel für die Nazi-Rowdys, die mit Gummiknüppeln und Schlagringen gekommen waren, um die Versammlung nach bewährtem Muster zu sprengen. Sie stürmten das Podium und hätten Nicolai schwer mißhandelt, vielleicht sogar getötet, wenn sich nicht ein junges Mädchen mit ausgestreckten Armen vor ihn gestellt und erklärt hätte, sie müßten erst sie töten, ehe sie dem großen Mann auch nur ein Haar krümmten.«[7]

1920/21, in den Jahren von Nicolais Auseinandersetzung mit dem Senat der Berliner Universität, ist eine aktive Sozialistin, die Ärztin Käte Frankenthal, Mitglied der Gesundheitsdeputation derselben Stadt. Beide in dieser Zeit prominenten Mediziner müssen sich mindestens oberflächlich gekannt haben, obgleich in der vorliegenden Literatur entsprechende Hinweise fehlen.

Die 1889 in Kiel als Tochter einer wohlhabenden jüdischen Familie geborene Käte Frankenthal macht gegen den Widerstand der Eltern Abitur – »emanzipiertes Frauenzimmer!«[8] – und studiert Medizin – »in zehn Semestern auf sechs Universitäten«.[9] 1911 besteht sie das Examen. Bereits während der Studienzeit verkehrt die engagierte Medizinerin in sozialistischen Kreisen, trifft in München u.a. Erich Mühsam. Zur aktiven Sozialistin wird sie durch ein Erlebnis während ihrer Ausbildung: »In einem Falle in meiner Studienzeit wurde die soziale Frage von einem Professor in einer Weise behandelt, die besonders darum großen Eindruck auf mich machte, weil niemand, mit dem ich darüber sprach, etwas Ungewöhnliches darin gefunden hatte. In der Klinik wurde ein tuberkulöses Kind vorgestellt. Der Vater brachte das Kind und folgte mit sichtlicher Spannung der Erörterung. Nach der Untersuchung fragte der Professor einen Studenten, wie er die Prognose stellen würde. ›Ziemlich gut‹, sagte der Student. ›Absolut schlecht‹, sagte der Professor. ›Sie müssen die soziale Seite beachten. Wäre es ein Kind, das man monatelang in ein gutes Sanatorium schicken könnte und das jahrelang beste Pflege haben könnte, dann würde die Tuberkulose wahrscheinlich ausheilen. Wie Sie sehen, ist es aber ein klinischer Fall, arme Leute. Besondere Pflege wird das Kind nicht haben und darum wird auch die Krankheit nicht ausheilen.‹ ... Die Studenten hatten vielleicht etwas Wichtiges in diesen zwei Minuten gelernt, nämlich daran zu denken, daß sie mit Menschen zu tun haben. Nach diesem Erlebnis beschloß ich, aktive Sozialistin zu werden!«[10]

Für die SPD ist Käte Frankenthal Abgeordnete im Berliner Stadtrat, später auch im Preußischen Landtag. 1928 wird sie Stadtärztin in Berlin-Neukölln. Ihre Berliner Jahre bis zur Emigration 1933 sind geprägt durch Auseinandersetzungen mit Kommunisten und Nationalsozialisten.

1929 zieht mit 12 Abgeordneten die erste Nazi-Fraktion in das Berliner Rathaus ein. Politische Auseinandersetzungen werden jedoch zunächst in erster Linie zwischen Sozialdemokraten und Kommunisten geführt – erst als die Nazis 1930 106 Reichstagssitze erhalten, hat nach Ansicht Frankenthals die SPD entdeckt, daß sie sich auch noch mit einem anderen Gegner als der KPD werde beschäftigen müssen. Ein Jahr später verläßt die Ärztin, inzwischen Mitglied des Preußischen Landtags, die SPD und wird Mitglied der SAP, der Sozialistischen Deutschen Arbeiterpartei. Im Zentralorgan der SAP heißt es in der Heiligabend-Ausgabe des Jahres 1931, die Genossin Frankenthal habe ihren Austritt aus der SPD mit der von dieser seit dem September 1930 betriebenen Politik begründet, für die sie die Verantwortung nicht mehr tragen könne. Sie halte es für ihre Pflicht, diejenige Partei zu unterstützen, die ernsthaft den Kampf gegen Faschismus und Massenausbeutung zu führen bereit sei. In der Ausgabe vom nächsten Tag kritisiert »Dr. K. F.« in derselben Zeitung erneut die Politik der Sozialdemokraten, die, als Politik der Aufopferung, zum Niedergang der Arbeiterbewegung führen müsse und damit dem Faschismus den Weg geradezu freimache.[11]

Als SAP-Mitglied hält Dr. Frankenthal 1932 fast jedes Wochenende Versammlungen ab, zumeist vor KPD- und SPD-Anhängern. Über eine Veranstaltung in Thüringen berichtet sie: »Von den Anschlagsäulen grinst mir ein Gesicht entgegen, das zum Glück keinerlei Ähnlichkeit mit meinem hatte. Offenbar hatten sie in dem Ort nie ein Bild von mir gesehen. Unter dem Bild stand: Dr. K.... F... spricht: Arbeiter, wehrt Euch gegen die braune Pest!«[12]

Einer ihrer letzten öffentlichen Auftritte in Deutschland findet im Juni 1932 statt. Käte Frankenthal spricht auf einer Veranstaltung des Vereins Sozialistischer Ärzte über die nationalsozialistische Bevölkerungspolitik, die sie einer vernichtenden Kritik unterzieht. Der *Vorwärts* berichtet, die Referentin habe erklärt, daß es für Hitler ein Glück gewesen sei, daß er seine Jugend nicht im »Dritten Reich« verbringen mußte, sonst wäre er bei seinem selbst zugegebenen, sehr schwachen Gesundheitszustand ein Opfer seiner jetzt von ihm verfolgten Bevölkerungspolitik geworden – zu einem »Herrenmenschen« hätte es bei ihm bestimmt nicht gelangt.

Die destruktive Systematik und Perfidie, derer sich die Nazis in ihrer Auseinandersetzung mit Juden und politisch Andersdenkenden, aus einer Tradition schöpfend, bedienen konnten, wird eindrucksvoll dokumentiert in dem *Lexikon der Juden, Genossen und Gegner aller Zeiten und Zonen, insbesondere Deutschlands – der Lehren, Gebräuche, Kunstgriffe und Statistiken der Juden sowie ihrer Gaunersprache, Tyrannen, Geheimbünde* usw. In diesem 1931 erschienenen Werk steht unter dem Stichwort »Neukölln« vermerkt, Dr. Frankenthal sei nur gegen den Widerstand »der anderen Ärzte« im Bezirksamt angestellt worden.[13]

Am 18. März 1933 wird Käte Frankenthal ihres Amtes enthoben – am letzten Märztag des Jahres 1933 verläßt sie Deutschland, acht Tage nach Inkrafttreten des Ermächtigungsgesetzes.

Wenig ergiebig für unser Thema ist leider das Material über Rudolf Schollenbruch, den legendären Altkommunisten und Münchner Armenarzt.[14] Seine eigenen Aufzeichnungen enden

1919; eine nachweisbare Kritik am Nationalsozialismus oder eigene Stellungnahmen fehlen. In einem Bericht der Kommunistischen Jugend Bayerns heißt es allerdings für das Jahr 1931, daß der »rüstige 75jährige Greis« bei jeder Demonstration mitmarschiere, und obwohl fast alle diese Demonstrationen mit Zusammenstößen mit der brutalen Münchner Polizei endeten, lasse es sich Schollenbruch nicht nehmen, mit der Jugend gegen Faschismus und Polizeiterror, für die Forderung des revolutionären Proletariats zu demonstrieren.

Anfang 1933 wurde er von der Gestapo verhaftet, soll jedoch weiter bis zu seinem Tod im November 1938 an illegaler politischer Arbeit mitgewirkt haben.[15]

Breit ist das Spektrum der Nachkriegs-Diskussion um Ferdinand Sauerbruchs Verhältnis zum Nationalsozialismus – es spannt sich vom Bild des Widerstandskämpfers bis zu dem des glühenden Verehrers. F. Kudlien und Ch. Andree[16] weisen auf die Ambivalenz in der Haltung des berühmten Chirurgen hin: Er war gleichsam fasziniert und irritiert; keinesfalls stand er jedoch der völkischen Ideologie kritiklos gegenüber.

Antisemitische Äußerungen sind von Sauerbruch nicht bekannt, wohl aber, daß diese Ideologie abstoßend auf ihn gewirkt hat, ebenso wie das rüde, rücksichtslose Auftreten der Nazis. Wie viele Bürgerlich-Konservative der Zeit lehnte er den Radikalismus der Hitler-Bewegung ab. Auch war er kein Gegner des Internationalismus, er fühlte sich diesem eher verbunden. Insofern hat Sauerbruchs Äußerung von Ende 1923, er habe Hitler und dessen Bewegung »politisch immer bekämpft«, wenigstens eine gewisse Berechtigung.

Gegenüber seinem Mitarbeiter R. Nissen (Jude) äußerte sich Sauerbruch 1923 über Hitler als Persönlichkeit: dieser sei ein typischer Halbgebildeter; später bezeichnete er ihn als Psychopathen, dessen »große Eigenschaften« er, Sauerbruch, aber anerkenne.

Offensichtlich hatte der Chirurg, zumal in den Tagen des November-Putsches 1923, sehr engen, täglichen Kontakt mit Hitler. Persönlich gekannt hat er ihn seit 1920. Bereits damals sei er, wie er nach 1945 sagte, von diesem um antisemitische Propaganda vor Studenten gebeten worden. Daß Sauerbruch diesem Wunsch nachkam, ist nicht anzunehmen; sein freundschaftliches Verhältnis zu Juden ist, wie gesagt, überliefert, und zwar mehrfach.

Von ähnlicher politischer Couleur war der Hygieniker Max Ritter von Gruber.

Dieser radikal völkisch-konservativ gesinnte Mann stand Hitler, dessen früher nationalsozialistischer Bewegung und deren ideologischen Grundlagen gleichwohl nicht nur kritisch, sondern sogar ablehnend gegenüber. Bemerkenswert ist dieses Phänomen insbesondere dadurch, daß gerade der 1853 in Wien geborene von Gruber, Mitbegründer der modernen Hygiene und Nachfolger Pettenkofers auf dem Münchner Lehrstuhl, etwa mit seinen wertenden Kategorien der »hochstehenden« und »tiefstehenden« Rassen entscheidenden geistigen Grundlagen des Nationalsozialismus entsprach. Auch seine Mitherausgeberschaft der Zeitschrift *Deutschlands Erneuerung. Monatsschrift für das deutsche Volk*, verlegt von dem späteren Hitler-Förderer J. F. Lehmann in München, läßt eher eine uneingeschränkt pro-nationalsozialistische und hitlerfreundliche Einstellung erwarten.

Daß dieses eben doch nicht der Fall gewesen ist, mögen die folgenden Beispiele illustrieren.[17]

Einem nach von Grubers Tod (16. September 1927 in Berchtesgaden) vom Oktober 1927 bis März 1928 tagenden Ausschuß zur Untersuchung der Vorgänge vom 1. Mai 1923 und der gegen Reichs- und bayerische Landesverfassung gerichteten Bestrebungen vom 26. September bis 9. November 1923 hat eine Erklärung von Grubers vorgelegen[18], in der dieser seiner »steigenden Besorgnis« wegen Hitlers wachsendem »Einfluß auf die Studenten und weite Bürgerkreise« Ausdruck verliehen hat. Wie er behauptet, habe er wiederholt noch vor dem Putsch empfohlen, »daß man Hitler unbedingt rasch mit Waffengewalt unschädlich machen müsse, wenn er nicht pariere«. Daß es sich bei dieser Aussage nicht um eine Interpretation post eventum, einen Meinungsumschwung von Grubers unter dem Eindruck des Putsches gehandelt hat, macht Kudlien[19] unter Berücksichtigung der folgenden Gesamteinschätzung von Grubers wahrscheinlich: »Man sah in den bürgerlichen Kreisen nur mit Freude, daß Hitler zustandebringe, was uns versagt ist, in den Kreisen der kleinen Leute Anhang zu finden, der Sozialdemokratie das Wasser abzugraben, übersah dabei aber die Gefahren des Erfolges seiner eigenen Demagogie. Man trieb den Teufel mit dem Beelzebub aus.« Das war, in den zwanziger Jahren, eine ungewöhnlich treffende, geradezu prophetische Einschätzung.

Verfolgt man von Grubers Zeugenaussagen vom 7. März 1924 im Hitler-Prozeß vor dem Münchner Volksgericht, wird deutlich, worauf seine mokante Allegorie auf Hitler und die Sozialdemokratie fußte[20]: Der adlige Mediziner war zwar völkisch gesinnt, jedoch dabei intransigenter Monarchist. Als solcher sah er gerade in Ludendorff einen Repräsentanten des monarchistischen Deutschlands, seines Ideals. »Die nationale Monarchie ist der sicherste Hort völkischen Gedeihens.«[21] Hitler als Führer der »Massen«, die von Gruber im Grunde zutiefst verachtete, war für ihn an der Spitze eines in seinem Sinne »erneuerten« Deutschlands undenkbar.

Auch seine Aussagen über die Person Adolf Hitler sind zumindest sehr ambivalent. Einerseits äußerte er sich anerkennend über dessen rhetorische Fähigkeiten[22], überliefert sind jedoch ebenfalls extrem negative Einschätzungen seiner Persönlichkeit. Im Juni 1932 zitierte Käte Frankenthal auf einer politischen Versammlung, »was der konservative Rassehygieniker Prof. von Gruber schrieb, als er Hitler zum erstenmal gesehen hatte: ›Gesicht und Kopf: schlechte Rasse. Mischling... Gesichtsausdruck nicht eines in voller Selbstbeherrschung Gebietenden, sondern der eines wahnwitzig Erregten... Am Schluß Ausdruck beglückten Selbstgefühls.‹«[23] Die gleiche Äußerung dokumentieren der Historiker K. A. von Müller[24] sowie der Journalist und frühe Hitler-Biograph K. Heiden[25], in dessen Buch sich die Komplettierung des Frankenthal-Zitats findet: »Niedere, fliehende Stirn, unschöne Nase, breite Backenknochen, kleine Augen, dunkles Haar.«

Mag diese Charakteristik auch ein Indiz dafür sein, daß von Gruber Rassenmischung an sich für minderwertig hielt (so von Müllers Interpretation), so gibt es doch auch eine Passage in seinem Beitrag *Volk und Rasse*, in dem es heißt: »Dagegen geht das Vorurteil gegen jede Rassenkreuzung irr, wonach Mischlinge stets mehr oder weniger, namentlich der Charakteranlage nach, mißraten«.[26] Eine im Hinblick auf von Müllers Deutung zumindest widersprüchliche Aussage, die schließlich ergänzt werden soll durch ein letztes Zeugnis, einen am 28. Januar 1926 auf Einladung der Münchner Gesellschaft für Rassenhygiene gehaltenen Vortag von Grubers über *Das rassenhygienische Ideal.* Über dieses Referat berichtete der *Völkische Beobachter* unter der Schlagzeile *Geheimrat von Gruber gegen die Deutsche Rasse. Unglaubliche Entgleisung des Präsidenten der bayer. Akademie der Wissenschaften.* In diesem Vortrag hatte der Hygieniker laut damaliger Presseveröffentlichung erklärt, daß »das Ziel« der Rassenhygiene »nicht Wiedervernordung heißen dürfe«, und daß »die nordische Bewegung dadurch, daß sie für rein deutsches Blut eintrete, einen Riß durch die ganze Nation ziehe«.[27]

Ohne hier in extenso auf die rassenkundliche Diskussion nach dem Ersten Weltkrieg einzugehen, darf nicht unerwähnt bleiben, daß neben der politisch-ideologischen Auseinandersetzung auf diesem Gebiet auch eine qualifizierte Diskussion geführt worden ist. Einer der kompetentesten Kritiker der völkisch-nationalsozialistischen Rassenlehre war der Anthropologe Karl Saller, der sich 1926 in Kiel mit der Schrift *Die Entstehung der »nordischen« Rasse* habilitiert hatte und sich besonders kritisch mit einem »wissenschaftlich sein sollenden Werk wie der *Menschlichen Erblehre und Rassenhygiene* von H. Bauer, E. Fischer und F. Lenz«[28] auseinandergesetzt hatte.[29] Er sei stellvertretend genannt für diejenigen, die sich aus primär wissenschaftlichen Erwägungen gegen die nationalsozialistische Ideologie gewandt hatten.

1935 entzogen die Nationalsozialisten Saller die Lehrbefugnis, der Preis für einen Wissenschaftler, der die damalige Rassenauffassung als »Scheinwissenschaft« entlarvt hatte, »die in Wirklichkeit eine Sündenbocktheorie rechtfertigen sollte, wie sie aus dem Unbewußten und seinen verdrängten Komplexen bei den nationalsozialistischen Führern kam...«.[30]

Obwohl der Name von Gruber in Sallers Werk nicht auftaucht, darf vermutet werden, daß zumindest Teile seiner Kritik Sallers Zustimmung gefunden hätten.

Bei aller Widersprüchlichkeit und Ungereimtheit in von Grubers überlieferten Äußerungen und Werk kann als Fazit gezogen werden, daß dieser radikal und fanatisch völkische Wissenschaftler weder ein ebenso fanatischer Eugeniker noch ein fanatischer Rassist gewesen sein dürfte. Ähnlich wie der aus kleinbürgerlichen Verhältnissen stammende Sauerbruch vertrat zwar auch der Sohn einer großbürgerlichen Intellektuellenfamilie eine »völkische« Ideologie – ähnlich wie sein über zwanzig Jahre jüngerer Chirurgen-Kollege stand aber auch Max von Gruber nicht eo ipso kritiklos den Nationalsozialisten und der Person Hitlers gegenüber, war sogar noch weit kritischer in dieser Hinsicht als Sauerbruch.

Neben den Reaktionen einzelner Mediziner auf den Nationalsozialismus verdient besonders die damalige Haltung ärztlicher Standesorganisationen unser Interesse. Exemplarisch werden hier genannt der Hartmannbund sowie der Verein Sozialistischer Ärzte (VSÄ).

Der Verband der Ärzte Deutschlands, der Hartmannbund, eine berufsständische Institution, die sich als »Selbsthilfegruppe« gegen die »Versklavung der deutschen Ärzte als Kassenärzte in der Sozialversicherung« verstanden hat, gab als berufspolitisches Publikationsorgan seit der Wende des Säkulums die *Ärztlichen Mitteilungen* heraus. In dieser Wochenschrift wurde die Arbeit des Verbandes – ausschließlich wirtschaftliche und standespolitische Probleme – dokumentiert[31]; traditionell verstand sich der Hartmannbund als eine unpolitische Organisation, unbeeinflußt von parteipolitischen Strömungen, denn »daß eine parteipolitische Richtung von Schritt zu Schritt den Untergang des wahren Arzttums zu beschleunigen versucht, ist eine Tatsache...«[32], oder aber, gegen die Gesundheitspolitik sozialistischer Ärzte gewandt: »solche Auswüchse erblicken wir darin, daß Ärzte..., gezwungen werden können, einseitige parteipolitische Bestrebungen durch aktive Teilnahme an Demonstrationen oder durch finanzielle Zuwendungen zu unterstützen«.[33]

In der deutschen Ärzteschaft dominierte eine konservative Grundhaltung; man fürchtete sich vor *Sozialisierung* und dem Vorwurf der *Vaterlandslosigkeit*. Relativ selten sind ausgleichende moderate Stimmen wie diese Replik auf einen »völkischen« Arzt: »Es ist ein Irrtum, daß für den Sozialisten Eigenart, Vaterland nicht ebenso Realitäten sind, denen er Achtung und Liebe entgegenbringt, wie für den ehrlichen Nationalsozialisten.«[34]

Das scheinbar unpolitische Selbstbild weiter Kreise deutscher Ärzte – »für das Gros der Ärzte galt es lange Zeit als vornehm, unpolitisch zu sein«[35] – war ein Grund dafür, daß sie geneigt waren, die Nationalsozialisten mit ihrer plakativen parteipolitischen Präsenz abzulehnen. Eine Partei, die sich selbst und die Politik in den Mittelpunkt stellte, dürfte selbst »völkisch« gesinnten Medizinern »unärztlich« vorgekommen sein. Dazu kam die menschenverachtende Dogmatik des aggressiven Antisemitismus, die, zunächst zumindest, die Mehrzahl der Ärzte abstieß.

1930 reagierten die *Ärztlichen Mitteilungen* auf antisemitische Äußerungen gegen Standesgenossen: »Der deutsche Ärztestand umfaßt als völlig gleichberechtigt Berufsgenossen aller Bekenntnisse. Die Geschichte der Medizin weist viele Namen jüdischer Ärzte auf, die Großes für die medizinische Erkenntnis und damit für die Menschheit geleistet haben«[36] (zu dieser Haltung s. schon Abschnitt 1). Die Politisierung der Ärzte namentlich von rechts war jedoch nicht aufzuhalten. Im gleichen Jahr, 1930, wurde in den *Ärztlichen Mitteilungen* zum erstenmal der ein Jahr vorher gegründete »Nationalsozialistische Deutsche Ärztebund« (NSDÄB) erwähnt, gegen den zunächst noch ironisch reagiert werden konnte: »der neuerdings entstandene Verband nationalsozialistischer Ärzte möge gütigst verzeihen, daß es wieder ein Fremdrassiger ist, mit dem man sich in unserem Spitzenorganisationsblatt beschäftigt«[37], heißt es in einer Replik auf eine Diskussion zwischen dem Schriftleiter Haedenkamp und dem sozialistisch-jüdischen Arzt Georg Löwenstein. Weiter wird betont, daß der Arzt schließlich als »Träger einer ewigen Idee«, der des Helfers in körperlicher und geistiger Not, »über jede Partei gestellt« sei, habe er doch jeden Menschen »mit derselben Sorgfalt und Verantwortung (zu) behandeln«.[38]

Einig waren sich jedoch der Hartmannbund und der NSDÄB (deren Mitglieder übrigens vielfach zugleich dem Hartmannbund angehört haben) in ihrem Wunsch nach einer Reform des Krankenkassenwesens, die »die Befreiung der gesamten Ärzteschaft von den Fesseln des Kassenarztrechtes« bedeutete.[39]

Das vom Hartmannbund mit dem Reichsarbeitsministerium geschlossene »Vergütungsabkommen vom 31. Juli 1931«[40] stieß hingegen in den Reihen des NSDÄB auf scharfe Kritik: »Wir bezweifeln, liebe Kollegen, die Ihr den Lebensunterhalt für Euch und Eure Familien nicht durch einen Ehrensold, sondern in unermüdlicher Arbeit... verdienen müßt, daß Ihr diese neuen Lasten willig auf

Euch zu nehmen bereit seid... Nichts lesen wir davon, daß gegen die bürokratische Schleuderwirtschaft der Krankenkassenverwaltung vorgegangen würde, nichts davon, daß eingeschritten würde gegen die Luxusbauten so vieler Krankenkassen.«[41] Auf dem außerordentlichen Ärztetag in Leipzig am 1. November 1931 wurde das Abkommen schließlich nach heftigen Debatten angenommen. Als Diskussionsredner des NSDÄB fand sein derzeitiger Reichsgeschäftsführer Deuschl keineswegs uneingeschränkte Zustimmung bei den anwesenden Ärzten. Das Sitzungsprotokoll dokumentiert seine Rede mit den entsprechenden Reaktionen des Plenums: »... Hierzu erkläre ich Ihnen ganz offen: Wir nationalsozialistischen Ärzte haben zur Zeit gar kein gesteigertes Interesse daran, die Leitung des Hartmannbundes zu stürzen. Ich erkläre Ihnen aber ebenso offen, daß wir zur gegebenen Zeit die Führung der deutschen Ärzteschaft übernehmen werden (Heiterkeit. Lebhafter Beifall), und zwar an dem Tage, an dem das Hakenkreuz-Banner vom Brandenburger Tor weht. Und dann können wir es. (Zuruf: Da können wir aber lange warten!)«[42]

Die Politik des NSDÄB, der durch das rasche Anwachsen der NSDAP zunehmend an Macht gewonnen hatte, fand also keineswegs nur Zustimmung, sondern wurde teilweise sogar verlacht. Auf Agitationsversuche des NSDÄB: »Wenn Ihr eine Änderung Eurer Lage erstrebt, müßt Ihr mithelfen und mitstreiten, das heutige politische System niederkämpfen, damit auch unser Beruf wieder seine Freiheit erringt!!!«[43] reagierte Haedenkamp, der Schriftleiter der *Ärztlichen Mitteilungen*. Unter der Überschrift »Parteipolitische Angriffe auf den Hartmannbund« schrieb er unter anderem: »Neuerdings ist es der NSDÄB, der sich in seiner aufreizenden und scharf-aggressiven Weise gegen die Ärzteverbände und ihren Vorsitzenden wendet. Es würde sich erübrigen, auf diese Dinge einzugehen,wenn nicht zahlreiche Mitglieder des nationalsozialistischen Ärztebundes auch Mitglieder des Hartmannbundes wären... Wir nehmen den gleichen Standpunkt ein, den wir auch ähnlichen Versuchen von anderer Seite gegenüber vertreten haben...: Parteipolitik darf die Berufspolitik nicht zerstören... sollen solche Angriffsmethoden Sitte werden, so wird sich die Ärzteschaft bald vergeblich nach Männern umsehen, die für den Stand zu wirken bereit sind.«[44]

Dieser Erwiderung Haedenkamps folgte nur kurze Zeit später in den *Ärztlichen Mitteilungen* eine offizielle Erklärung der ärztlichen Spitzenverbände: »...Es erscheint unverständlich, daß sich ein Arzt im politischen Kampf auf ein so niedriges Niveau begeben konnte.«[45]

Es ging bei dieser Kritik also eher um Fragen des Stils, auch etwaige weitergehende Kritik von seiten des Hartmannbundes blieb punktuell und wurde niemals zur Kritik an der nationalsozialistischen Ideologie schlechthin; schließlich gab es ja einen gemeinsamen Gegner, den Sozialismus, den es zu bekämpfen galt. Da nun gerade bei den »Linken« überproportional viele jüdische Ärzte organisiert waren, dürften diese plötzlich von zwei Seiten attackiert worden sein: Von den »Rechten« möglicherweise, weil sie als Juden links und daher zu bekämpfen waren. Für manche »Linken« dürften sie zumeist Kapitalisten und daher ebenfalls Gegner gewesen sein.

Der 1924 gegründete »Verein sozialistischer Ärzte« (VSÄ) repräsentierte sich ab 1925 in der Öffentlichkeit durch ein Korrespondenzblatt, das *Mitteilungsblatt des Vereins Sozialistischer Ärzte*, das sich schließlich als Vierteljahresschrift *Der sozialistische Arzt* fortsetzte.[46]

In den ersten fünf Jahren des Erscheinens der Zeitschrift findet sich keine nennenswerte Auseinandersetzung mit nationalsozialistem Gedankengut. Die Themen beschränken sich zunächst im wesentlichen auf die Diskussion sozialistischer gesundheitspolitischer und sozialhygienischer Vorstellungen – zumal zu Fragen der Schwangerschaftsunterbrechung und der Alkoholproblematik – sowie Buch- und Zeitschriftenrezensionen.

In ihrem Aufsatz *Ärzteschaft und Faschismus*[47] datiert Käte Frankenthal den Zeitpunkt, zu dem man in Deutschland entdeckt habe, daß es eine Gefahr gibt, die bekämpft werden muß, auf das Jahr 1930. Der Hauptrepräsentant des Faschismus in Deutschland, wenn auch durchaus nicht der einzige, sei die Nationalsozialistische Partei.

Richtunggebend für den Faschismus seien viel weniger nationalistische als reaktionäre Gedankengänge. Der Wahlerfolg der Nazis im September 1930 sei der Auftakt zu der ganzen unglücklichen

Politik gewesen, die seither ausschließlich im Zeichen der sogenannten Bekämpfung der faschistischen Gefahr gestanden habe. Da Fragen der Volksgesundheit politische Fragen seien, sei es notwendig, Aufklärung darüber zu bringen, wie die Nazis als Partei zu diesen Fragen stünden. Dazu zitiert K.F. den Schriftsteller Ernst Mann in seinem Buch *Die Moral der Kraft*: Überall versuchend, zu helfen und zu heilen, selbst dort, wo nichts mehr zu heilen ist, verloren die Ärzte das hohe Gefühl für die Bedeutung ihres Berufes. Er meint, Verdoppelung der Volkszahl der Gesunden ist binnen fünfundzwanzig Jahren unter der Voraussetzung möglich, daß der gesunde Volkskern von den kranken, belastenden Elementen befreit wird. Der Vernichtung der Ballastexistenzen stehen heute keinerlei technische Schwierigkeiten mehr im Wege, aber immer noch moralische... Solche chirurgischen Eingriffe in das Volksganze sind dringende Forderungen der Zeit. Wir dürfen die Vernichtung lebensunwerten Lebens nicht der nächsten Generation zuschieben.

Das seien »wahrlich angenehme Kunden« am Krankenbett, kommentiert Dr. Frankenthal, deren diagnostische Frage ironisch lautet: Bist du Ballastexistenz oder Edeling? Die Therapie: Muß ich dich umbringen oder heilen?

Die faschistischen Tendenzen in der Ärzteschaft gingen, laut K.F., weit über den Rahmen des nationalsozialistischen Ärztebundes hinaus – der Kampf gegen die Sozialversicherung und die Fürsorge sei allgemein ein politischer Kampf. Den Massen gelte es klarzumachen, was der Faschismus bedeutet: Untergang der Volksgesundheit, Tod und Verderben für die breiten Massen.

Ab 1931 ist dann im VSÄ eine geradezu logarithmische Zunahme von Themen, die sich mit den Nationalsozialisten beschäftigen, zu verzeichnen.

Berichtet wird im August 1931[48] über von Nazis provozierte und vom Rektorat geduldete Krawalle und Übergriffe gegen »sozialistische und jüdisch aussehende Studenten« an der Universität Berlin. In Zukunft, so heißt es, müßte es Aufgabe »aller sozialistischen Studentengruppen ohne Unterschied der Parteirichtung sein«, diesen unpolitischen Deckmantel zu zerreißen. Sie müßten sich zum gemeinsamen Abwehrkampf zusammenfinden und die treibenden

Kräfte aufzeigen, die die Hochschulen zu »Hochburgen des Faschismus« machten.

Kritik an Polemiken gegen Juden war bereits früher erfolgt, jedoch nicht explizit an die Adresse der Nationalsozialisten gerichtet: »Die Verjudung der Hochschulen wird wieder einmal von der *Deutschen Wochenschau* (Berlin) ins Treffen geführt. Mit Prozenten sucht man die Einführung des Numerus clausus zu begründen. Weil der jüdische Prozentsatz im deutschen Volk nicht ganz 2 % beträgt, sei es unerhört, daß 42 % der Professoren der Medizinischen Fakultät der Universität Juden sind. Hierbei waren die Preußen so vorsichtig, ›nur die als Juden geborenen und im mosaischen Glauben aufgewachsenen Vollblutjuden‹ zu zählen... Wie wäre es mit der Einführung eines Numerus clausus der Gedankenlosen?«[49]

Neben der Berichterstattung über Terroraktionen oder anti-jüdische Propaganda findet zunehmend eine inhaltliche Auseinandersetzung mit nationalsozialistischem Gedankengut statt, auch verbunden mit Kritik am Hartmannbund. So wird, unter Betonung »des Ansehens der Ärzte«, eine »ganzseitige Erklärung« in den *Ärztlichen Mitteilungen* verurteilt, in der »die Berliner Elektrizitäts-Gesellschaft Sanitas, ...›nationalistische Phrasen‹ verbreitet: ›Die weitere inzwischen erfolgte Zuspitzung der wirtschaftlichen und politischen Situation und die unerhört feindselige Haltung, die Frankreich Deutschland gegenüber eingenommen hat, machen es uns jetzt noch vollends unmöglich, unsere schon damals nur mit Widerwillen gegebenen Zusage zur Beteiligung an der Ausstellung aufrecht zu erhalten. In dieser Stunde nach Paris zu gehen, wo Frankreich das militärisch, politisch und wirtschaftlich wehrlose Deutschland mit Füßen tritt, halten wir als deutsche Industriefirma mit unseren Gefühlen für unvereinbar‹. Die Sanitas-Gesellschaft scheint in Zukunft nur auf die Kundschaft von nationalistischen Gesinnungsfreunden Wert zu legen.«[50]

Weiter wird ausgeführt, interessant für alle fortschrittlichen Ärzte sei das Erscheinen dieses Inserats in dem offiziellen Organ des Hartmannbundes, dem aus wirtschaftlichen Gründen die große Mehrzahl der Ärzte angehören müßte. Die maßgebende Persönlichkeit des Blattes, der frühere deutschnationale Reichstagsabgeordnete Dr. Haedenkamp, kontrolliere scharf, ob durch ein ärztliches Inserat nicht vielleicht die Standesehre verletzt werde. Mit dem nationalistischen Inhalt der Sanitas-Erklärung sei er natürlich einverstanden .

Trotz zeitweiliger Übereinstimmung in puncto Kritik am Hartmannbund zwischen NSDÄB und VSÄ lehnen die Sozialisten die Art der Auseinandersetzung, wie sie von den Nationalsozialisten geführt wird, ab: »Es liegt uns fern, den nationalistischen ABC-Schützen-Politikern mit Gegenargumenten zu dienen. Es muß aber ausgesprochen werden, daß wir die Kampfart der nationalsozialistischen Ärzte gegen den Hartmannbund ablehnen. Wir sozialistischen Ärzte sind entschiedene Gegner der Hartmannbund-Leitung... Persönliche Unterstellungen und antisemitische Anfeindungen der Nazi-Ärzte aber sind nicht wirksame Kampfmittel gegen die Nichtachtung der Mitglieder und ihre gewaltsame Verelendung durch die Hartmannbund-Leitung; solche Methoden müßten alle anständig Gesinnten gegen ihre Initiatoren auf den Plan rufen.«[51]

Scharf werden nationalsozialistische Rassenexperimente verurteilt: »Welches Maß irrer Überstiegenheit, blindwütigen Rassenhasses und in letzter Linie gewalttätiger Knechtung unter ein seelenloses Schema eine derartige ›Aufnordung‹ in sich birgt, dazu bedarf es wohl keines weiteren Wortes! Wenn man außerdem weiß, daß die Rassenkunde wie die Vererbungswissenschaft vorderhand noch jeder sichtbaren Grundlage hinsichtlich der seelischen Rassenmerkmale, wie der Vererbungsgesetzmäßigkeit entbehrt – abgesehen vom Nachweis bestimmter krankhafter Konstitutions- und Blutveränderungen –, dann wird dieses Spiel mit Individuum und Volk zu einem ebenso frevelhaften wie das stierhafte Anrennen gegen Selbstbestimmung und Menschentum.«[52]

Kritik wird nun nicht mehr nur intern geäußert, nicht nur im Mitteilungsblatt des VSÄ formuliert, sondern auch öffentlich laut. So findet am 26. Juli 1932 in Berlin eine Kundgebung zu dem Thema »Nationalsozialismus – der Feind der Volksgesundheit« statt.

Dr. Käte Frankenthal, eine der Hauptrednerinnen, berichtet im *Sozialistischen Arzt*, es habe während der Versammlung eine »prächtige Kampfesstimmung« geherrscht. Die Nazis, die zur Diskussion herausgefordert worden wären, seien ferngeblieben und hätten statt dessen ein Flugblatt voller Schmähungen gegen die sozialistischen Ärzte und die Gewerkschaften verbreitet, in dem sie diesen das Recht abgesprochen hätten, über die »deutsche Volksgesundheit« zu referieren. Das könnten nur »Ärzte der Schutzstaffeln und Pgs. reinrassigen Teutschtums«. Für alle Redner seien in einer Vorbesprechung bindende Richtlinien festgelegt worden: »Es darf nur eine gemeinsame Front gegen den Todfeind der ganzen Arbeiterklasse geben. Beschimpfungen sowie unsachliche Angriffe gegen eine sozialistische Partei müssen unter allen Umständen unterbleiben.« Eine besondere Note habe die Veranstaltung auch schon äußerlich durch die in Berlin gänzlich ungewohnte Tatsache gehabt, daß alle proletarischen Selbstschutzorganisationen – Reichsbanner, Kampf- und Schutzbund – in voller Uniform zum gemeinsamen Schutz der Versammlung aufmarschiert seien. Dadurch sei die Wirkung der Kundgebung besonders groß gewesen.[53]

Auch aus Chemnitz wird über eine gemeinsame Tagung des Vereins sozialistischer Ärzte und der Gewerkschaften im Juli 1932 berichtet, die veranstaltet worden sei, »um dem Treiben der nationalsozialistischen Ärzte entgegen zu wirken«. Die nationalsozialistische Ärzteschaft treibe zur Zeit eine starke Propaganda unter der Bevölkerung, »mit dem Ziele, die Praxis andersgesinnter Ärzte zu untergraben und die Schuld, die gerade die nationalsozialistische Bewegung an der fortgesetzten Verschlechterung der Sozialversicherung hat, auf andere abzuwälzen«.[54]

Der Schriftleiter des *Sozialistischen Arztes* und häufige Korreferent zu Käte Frankenthal auf öffentlichen Versammlungen (so auch auf der Berliner am 2. Juli 1932), Dr. E. Simmel, formuliert in einem umfangreichen Artikel zum Thema *Nationalsozialismus und Volksgesundheit* eine allgemeine umfassende Kritik am aufkommenden Nationalsozialismus, in deren Resümee es heißt: »Der Nationalsozialismus ist also letzten Endes selbst nichts anderes als ein Rauschmittel für die, die sich aus Mangel an Erkenntnis dem Ansturm ihrer eigenen unbewußten Antriebe wehrlos ausgeliefert fühlen. – Und die von ihnen rufen: Deutschland erwache! sind selber selbstvergessene Schlafwandler. – Wir aber rufen dem Volk zu: Wach auf aus diesem Traum, der dich der Wirklichkeit entfremdet und dem Abgrunde zuführt! – Wach endlich auf, denn es tagt!

Das Licht, das du am Himmel siehst, das von den Kampfscharen Hitlers stammt, es ist nichts anderes als die Feuersbrunst des zusammenstürzenden Kapitalismus. Kämpfe, daß daraus die Morgenröte einer neuen Welt, die Welt des Sozialismus werde!«[55]

Teil II:
Das Dritte Reich
und seine ärztlichen Helfer

1. Die Ausschaltung rassisch und politisch mißliebiger Ärzte

Am 23. März 1933 erschien im *Völkischen Beobachter* ein Aufruf des Nationalsozialistischen Deutschen Ärztebundes, in dem es unter anderem heißt:

»Es gibt wohl keinen Beruf, der für Größe und Zukunft der Nation so bedeutungsvoll ist wie der ärztliche... Aber keiner ist auch so verjudet wie er und so hoffnungslos in volksfremdes Denken hineingezogen worden.

Jüdische Dozenten beherrschen die Lehrstühle der Medizin, entseelen die Heilkunst und haben Generation um Generation der jungen Ärzte mit mechanistischem Geist durchtränkt. Jüdische ›Kollegen‹ setzten sich an die Spitze der Standesvereine und der Ärztekammern; sie verfälschten den ärztlichen Ehrbegriff und untergruben arteigene Ethik und Moral... Ihnen verdanken wir, daß händlerischer Geist und unwürdige geschäftliche Einstellung sich immer mehr in unseren Reihen breitmachen. Und das Ende dieser grauenhaften Entwicklung ist die wirtschaftliche Verelendung, das Absinken unseres Ansehens im Volk und der immer geringer werdende Einfluß bei Staat und Behörden...

Sie haben sich allen Wünschen der deutschen Ärzteschaft jahrelang widersetzt, aber vor den geistesverwandten Krankenkassenbonzen gekuscht... Sie haben sich gegen jede deutsche Regung in unseren Reihen gewehrt, aber gegen jeden marxistischen Wunsch und jede jüdische Anmaßung waren sie gefügig... Deshalb rufen wir heute die gesamte deutsche Ärzteschaft auf: Säubert die Führung unserer Organisationen, fegt alle hinweg, die die Zeichen der Zeit nicht verstehen wollen, macht unseren Stand in Leitung und Geist wieder deutsch, so wie es Reich und Volk in diesen Wochen geworden sind.«[1]

Mit diesen militanten Tönen machte sich der Ärztebund für seinen Bereich zwei Hauptziele der NSDAP zu eigen: die Eliminierung der Juden und die Entfernung der »Marxisten«, wobei die

Nationalsozialisten zwischen Sozialdemokraten und Kommunisten nicht unterschieden. Die »Marxisten« waren ihnen vor allem deshalb ein Dorn im Auge, weil die selbstverwalteten gesetzlichen Krankenkassen traditionell in sozialdemokratisch-gewerkschaftlicher Hand waren und Sozialdemokraten wie Kommunisten eine Sozialisierung des Gesundheitswesens verfochten. Während diese Gegnerschaft im wesentlichen auf der Unvereinbarkeit der politischen Überzeugungen beruhte, verweisen die den Juden geltenden Vorwürfe, Ängste und Forderungen des Ärztebundes auf einen außerordentlich komplexen historischen Hintergrund. Es ist daher unerläßlich, einleitend die Geschichte der jüdischen Ärzte in Deutschland etwas ausführlicher zu skizzieren, insbesondere im Zusammenhang mit dem Eintritt der Juden in die akademischen Berufe, ihrer bürgerlichen Emanzipation und der Entstehung des rassisch begründeten Antisemitismus.

I.

Seit dem Mittelalter genossen jüdische Ärzte trotz aller kirchlichen Verbote, sie zu konsultieren, trotz der traditionellen, religiös begründeten Judenfeindschaft und nicht selten heftiger Polemik von seiten christlicher Kollegen, hohes Ansehen auch außerhalb ihrer Gemeinden bei den Christen, zum Beispiel als Stadtwundärzte oder als Leibärzte hochgestellter Persönlichkeiten. 1678 wurden in Frankfurt an der Oder Juden zum ersten Mal an einer deutschen Universität zum Medizinstudium, 1721 auch zur Promotion zugelassen; andere Universitäten folgten diesem Beispiel nach und nach. Daraufhin verachtfachte sich im 18. Jahrhundert die Zahl jüdischer Medizinstudenten in Deutschland und stieg im 19. Jahrhundert stetig weiter an.[2] Entscheidend befördert wurde die von den Medizinern angeführte Akademisierung der Juden dadurch, daß die Aufklärung mit ihren Idealen der religiösen Toleranz und der Gleichheit aller Menschen den Boden für die bürgerliche Emanzipation der Juden bereitete, daß im revolutionären Frankreich die Gleichberechtigung der Juden 1791 Gesetzeskraft erlangte und daß sich einzelne deutsche Staaten nach 1800 dem französischen Vorbild in unterschiedlichem Maße anschlossen. Trotz erheblicher Rückschläge unter der Restauration nach 1815 und wieder nach 1848 hielt der Zustrom von Juden in die akademischen Berufe unvermindert an. Allerdings waren sie fast ausschließlich freiberuflich tätig, da der Staat selbst noch im Deutschen Reich von 1871, das den Juden endgültig die volle rechtliche Gleichstellung gewährte, bis zum Ersten Weltkrieg stillschweigend an dem alten konfessionellen Einwand festhielt und Juden, von Ausnahmen abgesehen, weder Beamte noch Offiziere werden ließ. Das Bewußtsein, doch nur Bürger zweiter Klasse zu sein, die schon mit der Aufklärung einsetzende Auflösung der Einheit von jüdischer Religion und Lebensform sowie das Streben nach gesellschaftlicher und kultureller Integration bewogen seit Beginn des Emanzipationsprozesses viele Juden, zum Christentum überzutreten.[3]

Der wirtschaftlich-soziale Aufstieg und die Assimilation der Juden übertrafen im 19. Jahrhundert alle Erwartungen, bei latent fortbestehender Judengegnerschaft. In freier Praxis konnten sich jüdische Ärzte nahezu ungehindert entfalten und eine geachtete berufliche und soziale Stellung erringen. Jüdische Mediziner wurden an den Universitäten auch zur Habilitation zugelassen, aber ohne christliches Bekenntnis nur selten auf ordentliche Professuren berufen.[4] Von der zweiten Hälfte des Jahrhunderts an stellten sie, wie in den Wissenschaften und Künsten insgesamt, so auch in der Medizin eine auffallend große Zahl hervorragender Begabungen.[5] Gegen Ende des Jahrhunderts gehörten im Deutschen Reich etwa 16 Prozent aller Ärzte der jüdischen Konfession an, während der jüdische Bevölkerungsanteil 1871 1,2 Prozent betrug; in Berlin war bei einem jüdischen Bevölkerungsanteil von fünf Prozent ein Drittel aller Ärzte jüdisch.[6] Dieses Zahlenverhältnis wurde den jüdischen Ärzten in wachsendem Maße zum Vorwurf gemacht[7], als sich im letzten Viertel des Jahrhunderts unter veränderten Rahmenbedingungen alte Vorbehalte gegen die Juden mit dem neuen Argument der »Rasse« verbanden und damit an die Stelle der traditionellen, gegen die Konfession gerichteten Judenfeindschaft mehr und mehr der »Antisemitismus« trat, der auf die jüdische »Rasse« zielte und ihr einen unerbittlichen Kampf ansagte. Sie galt im Vergleich zur »arischen« Rasse als biologisch, geistig und moralisch minderwertig, gerade deswegen aber auch als sehr gefährlich. Für diesen neuen, rassisch-völkischen Antisemitismus schloß die Unabänderlichkeit des biologischen Merkmals der Rasse, anders als die Konfession, jede Assimilation aus. Von Überfremdungsängsten einerseits, einem übersteigerten »arischen« Sendungsbewußtsein andererseits erfüllt, verfielen seine Verfechter in eine ebenso primitive wie fanatische Agitation. Willkommene Nahrung boten ihr unter anderem die hauptsächlich vor den Pogromen in Rußland nach Deutschland flüchtenden Ostjuden, deren fremdartige Erscheinung und Lebensform alte Vorurteile bestätigten und auch das Mißbehagen der eingesessenen, assimilierten Juden weckten.[8] So sehr dieser Antisemitismus auf den ersten Blick als Reaktion auf das Vordringen der Juden in vielen Bereichen seit der Emanzipation erscheinen mag, so war er doch mehr als nur dies. Er war auch Ausdruck des sich gegen Ende des 19. Jahrhunderts verschärfenden Nationalismus, mit dessen Vereinheitlichungsdrang nach innen das Verständnis für das Eigenrecht von Minderheiten verlorenging. Darüber hinaus war aber der Antisemitismus vor allem eine Reaktion auf die starken Veränderungskräfte, die sich im Gefolge der schnell voranschreitenden Industrialisierung in Wirtschaft und Technik, in Politik und Gesellschaftsstruktur ebenso wie in Naturwissenschaft und Medizin immer deutlicher bemerkbar machten. Sie weckten einen nahezu unbegrenzten Glauben an den Fortschritt. Damit verbunden war aber auch eine unbestimmte Furcht vor einer allgemeinen Auflösung der vertrauten Lebensverhältnisse, vor politischen und sozialen Umwälzungen, vor den Gefahren der modernen Naturwissenschaft und Zivilisation, vor einem »Niedergang« schlechthin. Da der rasante Aufstieg der Juden mit diesem umfassenden Wandel parallel lief, ja selbst ein Teil davon war und Juden in einigen Bereichen geradezu als seine Hauptrepräsentanten erschienen, rückte die erfolgreiche, nicht mehr so devot wie früher auftretende Minderheit der Juden aus konservativ-nationalistischer Sicht in die Rolle eines Hauptschuldigen. Hinzu kam, daß die Juden, wie 1899 ein jüdischer Arzt über seine Glaubens- und Berufsgenossen bemerkt, in der Hoffnung auf weitere Fortschritte in der tatsächlichen rechtlichen Gleichstellung »fast durchweg liberalen politischen Anschauungen« huldigten und die antisemitische

Agitation es »selbst dem loyalsten Juden unmöglich« machte, »in der heutigen Zeit konservative Gesinnungen zu hegen«.[9]

Der »antimodernistische« Grundzug im Antisemitismus des ausgehenden 19. Jahrhunderts ist auch an den Vorwürfen gegen die jüdischen Ärzte abzulesen. Man hielt ihnen unter anderem ihre Beteiligung an der mit bakteriologischen und Tierexperimenten arbeitenden »modernen medizinischen Forschung« vor, und aus der Behauptung, daß der Talmud den Juden wissenschaftliche Versuche an nichtjüdischen Kranken erlaube, werden dunkle Vermutungen abgeleitet und dabei nicht zufällig die Gefahr eines Mißbrauchs der damals noch neuen Hypnose an die Wand gemalt.[10] Besonders heftige Kritik gilt wenig später der als »ausschließlich jüdisches Werk« bezeichneten »schamlosen Entschleierung des Geschlechtslebens«[11] – eine ebenso angst- wie lustvolle Abwehr der vor allem von jüdischen Forschern begründeten modernen Sexualwissenschaft und Psychoanalyse. Schon vor 1900 wird grundsätzlich davor gewarnt, sich von jüdischen Ärzten behandeln zu lassen, und gefordert, daß Juden angesichts der »in ihrer orientalischen Abkunft begründeten Erregbarkeit« nicht als Kassenärzte für weibliche Patienten zugelassen würden oder daß sogar »die Krankenkassenärzte dort, wo keine jüdischen Krankenkassenmitglieder sind, sämtlich christlich sind«.[12]

Trotz beharrlicher Agitation und einzelner bedenklicher antisemitischer Vorkommnisse[13] blieb der Antisemitismus bis zum Ersten Weltkrieg in seinen verschiedenen Spielarten eine Randerscheinung mit einer seit dem Jahrhundertbeginn sogar deutlich rückläufigen Tendenz. Von 1916 an und erst recht nach Kriegsende flammte er um so kräftiger wieder auf.[14] Zwar hatten die Juden entgegen anderslautender Propaganda ihre nationale Zuverlässigkeit an der Front bewiesen, mußten nun aber als erfolgreiche, mißtrauisch wie mißgünstig betrachtete Minderheit als »Blitzableiter für alles Unrecht« herhalten.[15] Die Juden in Deutschland und das mit ihnen verbündete »internationale Judentum« sollten schuld sein an der deutschen Niederlage, die als tiefe Verletzung des Nationalstolzes empfunden wurde. Verantwortlich machte man sie auch für das als ungerecht verurteilte »Diktat« des Versailler Friedensvertrages, für die aus Niederlage und Revolution hervorgegangene Republik, mit der sich viele nicht abfinden konnten, für die Inflation, die den Bürgern ihre Ersparnisse wegnahm usw. Es gab jüdische Ärzte, die nun unverkennbar einen »gewissen Boykott« seitens der christlichen Patienten und Kollegen feststellten[16]; andere wollten davon vor 1933 nur wenig bemerkt haben, zumindest keine »offenen groben Äußerungen von Animosität«.[17] Auf die Dauer erzeugten die ständig wiederholten Vorwürfe gegen die Juden (und die jüdischen Ärzte), die in Theodor Fritschs *Handbuch der Judenfrage*, dem einflußreichsten antisemitischen Propagandabuch, zu einem festen Repertoire zusammengefaßt waren[18], eine untergründig feindselige Stimmung, die sich die Nationalsozialisten zunutze machten, zumal sich Ende der 20er Jahre mit den zunehmenden wirtschaftlich-finanziellen Schwierigkeiten des Reiches und der schnell ansteigenden Arbeitslosigkeit eine umfassende Krise abzeichnete (vgl. zu all dem auch Teil I Abschn. 1).

In ihrer Stellungnahme zur Notverordnung der Regierung Brüning vom 26. Juli 1930 erklärte die NSDAP, »daß nur ein beruflich freier und ethisch hochstehender deutscher Ärztestand – frei von jüdischem Einfluß in seinen eigenen Reihen – den Aufgaben gerecht werden kann, die der Dienst am deutschen Volke im kommenden dritten Reich vom einzelnen Arzt und der Gesamtheit der Ärzte verlangen wird«.

Zu den Sorgen vieler junger Ärzte wegen verminderter Aussichten, zu den gesetzlichen Krankenkassen zugelassen zu werden, bemerkte die Partei:

»Die Nöte des deutschstämmigen ärztlichen Nachwuchses... werden sofort behoben sein, wenn im kommenden dritten Reich deutsche Volksgenossen sich nur von deutschstämmigen Ärzten behandeln lassen und für die Zulassung fremdrassiger Elemente – schon zum Universitätsstudium – vom Staate entsprechende Bestimmungen erlassen werden.«[19]

Daß mit der Absicht, den angeblich so unheilvollen jüdischen Einfluß in der Medizin zu beseitigen, handfeste wirtschaftliche Interessen verbunden waren, geht auch aus der (zweiten) Satzung des Nationalsozialistischen Deutschen Ärztebundes von 1932 hervor, in der dieser sich nicht nur zum Ziel setzte, »die deutsche Ärzteschaft und das gesamte Heil- und Gesundheitswesen mit einer

Berufsauffassung im Sinne nationalsozialistischer Weltanschauung zu durchdringen«, sondern auch »den nationalsozialistischen Nachwuchs unterzubringen«.[20] Angesichts des wachsenden Medizinerüberschusses konnte nicht zweifelhaft sein, was damit gemeint war, auch wenn die Satzung es nicht ausdrücklich formulierte. »Zuerst«, so erläuterte im November 1931 der Vertreter des Ärztebundes auf einer Tagung des Hartmannbundes, »muß jeder deutsche Volksgenosse seinen Arbeitsplatz innehaben, ehe wir daran denken können, auch anderen Brot und Arbeit zu garantieren.«[21]

Da der alte Vorwurf der Überrepräsentation der Juden in der Medizin und bevölkerungsstatistische Argumente generell eine entscheidende Rolle in der nationalsozialistischen Judenpolitik spielten, soll die Situation vor Beginn des Dritten Reiches durch einige Zahlen gekennzeichnet werden. Es ist erstaunlich, daß damals nicht bezweifelt wurde, ob solche statistische Argumentation angemessen sei, ganz abgesehen davon, daß die Zahlen zeigen, wie grundlos die Furcht vor einer stetig zunehmenden jüdischen Überfremdung war. Der jüdische Bevölkerungsanteil im Deutschen Reich sank nämlich zwischen 1871 und 1925, konfessionell gesehen, von 1,2 Prozent auf 0,9 Prozent. In Preußen betrug 1925 der Anteil der jüdischen Ärzte an der Gesamtzahl der Ärzte bei einem jüdischen Bevölkerungsanteil von 1,09 Prozent für die selbständigen Ärzte 15,51 Prozent, für die beamteten und angestellten Ärzte 15,71 Prozent, für die selbständigen Zahnärzte 14,79 Prozent, für die angestellten sieben Prozent.[22] Um aus diesen Angaben, die auf der Konfessionszugehörigkeit basieren, Zahlen für die anzunehmende »nichtarische« Rassenzugehörigkeit zu gewinnen, die vor 1933 keine offizielle Statistik erfaßte, muß als Pauschale für die aus dem Judentum Ausgetretenen etwa noch ein knappes Drittel hinzugerechnet werden.[23] Der nicht genau zu beziffernde Anteil »nichtarischer« Ärzte an der Gesamtzahl der Ärzte im Deutschen Reich lag niedriger als in Preußen und dürfte Anfang 1933 zwischen 15 Prozent und 17 Prozent (zwischen 8000 und 9000 von 52500) gelegen haben.[24] Er war also wie der jüdische Bevölkerungsanteil um ein Viertel zurückgegangen, da der für das ausgehende 19. Jahrhundert genannte Anteil von 16 Prozent sich nur auf die jüdische Konfessionszugehörigkeit bezogen hatte.

Die deutschen Ärzte waren in ihrer Mehrheit traditionell konservativ orientiert, doch gab es neben Liberalen auch Sozialdemokraten und Kommunisten. Von diesen auf der linken Seite des politischen Spektrums angesiedelten Ärzten waren, historisch verständlich, viele Juden, so daß die doppelte Absicht der Nationalsozialisten, die Juden und die »Marxisten« auszuschalten, nicht selten ein und dieselbe Person traf. Der 1913 gegründete »Sozialdemokratische Ärzteverein« erweiterte zu Beginn der Weimarer Zeit seine politische Basis nach links und schloß nun auch Kommunisten ein. 1924 gründete die Mehrzahl der alten Mitglieder den »Verein sozialistischer Ärzte«, der eine eigene Zeitschrift *Der sozialistische Arzt* herausgab und im Deutschen Reich etwa 1500 sozialdemokratische wie kommunistische Mitglieder zählte, darunter Alfred Döblin, Friedrich Wolf und Otto Fenichel. Der »Sozialdemokratische Ärzteverein« verlor seitdem an Bedeutung; er vereinigte sich 1926 mit dem »Sozialdemokratischen Ärztebund« zu der von der SPD einzig anerkannten »Arbeitsgemeinschaft sozialdemokratischer Ärzte«, die eine reine Parteiorganisation ohne größere Anziehungskraft blieb.[25] Wie viele Ärzte in Deutschland zu Anfang des Jahres 1933 wegen ihrer politischen Überzeugung ins Visier der Nationalsozialisten gerieten, läßt sich nicht in Zahlen angeben. Nur für Berlin kann man schätzen, daß es dort etwa 400 bis 500 »staatsfeindliche« Ärzte gegeben haben dürfte.[26]

II.

Nachdem die Nationalsozialisten an die Macht gekommen waren, nahmen sie sogleich die »Ausschaltung« der rassisch und politisch mißliebigen Bürger in Angriff. Hinsichtlich der Juden gab es lange Zeit keine klaren Vorstellungen, wie man sich ihrer entledigen sollte: Auswanderung war zunächst durchaus erwünscht, spätere, teilweise phantastische Umsiedlungspläne blieben unausgeführt, während der Entschluß zur »Endlösung« vermutlich erst nach Beginn des Rußlandfeldzuges fiel. Zunächst einmal entstand aus dem Widerstreit und dem uneinheitlichen Vorgehen von Parteiinstanzen, Ministerien, Behörden und anderen Körperschaften ein undurchdringliches Gestrüpp von Teilregelungen (einschließlich grotesker Mehrfachbestimmungen), die alle der Absicht dienten, die »Ausschaltung« Schritt für Schritt zu verschärfen und zu perfektionieren.[27] Drei verschiedene Zielrichtungen lassen sich dabei erkennen: (1) die Zahl der Juden in allen Bereichen, in denen sie über den jüdischen Bevölkerungsanteil hinaus vertreten waren, entsprechend zu vermindern; (2) die jüdische Bevölkerung von der nichtjüdischen möglichst weitgehend zu trennen; (3) die Juden unter eine »Fremdengesetzgebung« mit eingeschränkten Rechten zu stellen, sie finanziell auszubeuten und offen zu diskriminieren. In den ersten Jahren lief die nationalsozialistische Judenpolitik darauf hinaus, die seit der Zeit der Französischen Revolution in Gang gekommene Emanzipation und Integration der Juden wieder vollständig rückgängig zu machen. Sie mündete aber schließlich ein in den größten organisierten Mord der Geschichte.

Noch bevor die Reichsregierung im April 1933 erste gesetzgeberische Ausschaltungsmaßnahmen gegen die Ärzte einleitete[28], hatten ungeduldige lokale Funktionäre der NSDAP ihre neuen Ämter dazu benutzt, um in ihrem Machtbereich Ziele der Partei auf eigene Faust in die Tat umzusetzen. So wurden bereits in den letzten Märztagen jüdische und »marxistische« Ärzte, die an städtischen Krankenhäusern in Berlin und Breslau tätig waren, kurzerhand entlassen.[29] Ebenso erging es den jüdischen Schulärzten in Bayern und den jüdischen Wohlfahrtsärzten in Berlin.[30] Die Verhandlungen zwischen dem Nationalsozialistischen Deutschen Ärztebund und den ärztlichen Spitzenverbänden, bei denen am 24. März die »Gleichschaltung« der deutschen Ärzteschaft beschlossen wurde, führten bereits zu einer ersten Ausschaltungsmaßnahme, die das ganze Reich betraf. Die ärztlichen Spitzenverbände forderten ihre Untergliederungen auf, »beschleunigt dafür Sorge zu tragen, daß aus Vorständen und Ausschüssen die jüdischen Mitglieder ausscheiden und Kollegen, die sich innerlich der Neuordnung nicht anschließen können, ersetzt werden«. Ferner sollten die Kassenärztlichen Vereinigungen gegenüber den Krankenkassen und Versicherungsbehörden darauf dringen, »daß jüdische und marxistische Vertrauensärzte beschleunigt ersetzt werden«.[31] Bereits auf der Sitzung der ärztlichen Spitzenverbände und des Nationalsozialistischen Deutschen Ärztebundes am 2. April berichtete dessen Vorsitzender G. Wagner, seit dem 24. März zugleich Kommissar der beiden Verbände, »die Entfernung von Juden und Marxisten aus den Vorständen und Ausschüssen habe sich ohne Schwierigkeiten erreichen lassen und sei im allgemeinen durchgeführt«.[32]

Der als kommissarischer Vorsitzender des ärztlichen Bezirksvereins und des kassenärztlichen Vereins Fürth eingesetzte Dr. Dr. Streck tat noch weit mehr, als der Beschluß vom 24. März verlangte. Er untersagte den deutschen Kollegen seines Bezirks, »sich in ihrer Kassenpraxis von jüdischen Ärzten vertreten zu lassen«, ferner sollten nur noch deutsche Ärzte den Sonntags- und Theaterdienst versehen, und da nicht geduldet werden dürfe, »daß fürderhin noch jüdische Ärzte über keimendes deutsches Leben zu Gericht sitzen«, hatte Streck für die Begutachtung von Anträgen auf Schwangerschaftsunterbrechung bei deutschen Frauen eine Kommission ernannt, die nur aus »deutschen« Mitgliedern bestand.[33] Alle diese Maßnahmen des eigenmächtigen Fürther Parteifunktionärs sollten später in reichseinheitlichen Regelungen wiederkehren.[34]

Der Vorgriff durch »direkte Aktion« und die nachträgliche Legalisierung waren typische Merkmale des nationalsozialistischen Herrschaftssystems und insbesondere seiner Judenpolitik.[35]

Die erwähnten Entlassungen und mehr oder weniger freiwilligen Rücktritte fielen zusammen mit der Vorbereitung eines allgemeinen Judenboykotts, zu dem die NSDAP am 29. März 1933 für den 1. April in allen Zeitungen aufgerufen hatte, um die Bevölkerung gegen die Juden zu mobilisieren. Der Boykott, so lautete die Begründung, sei notwendig, um die »jüdische Greuelpropaganda« im Ausland gegen das nationalsozialistische Deutschland abzuwehren.[36] Auf zahllosen öffentlichen Kundgebungen forderte die Partei die »Einführung einer relativen Zahl für die Beschäftigung der Juden in allen Berufen entsprechend ihrer Beteiligung an der deutschen Volkszahl«. »Um die Stoßkraft der Aktion zu erhöhen«, beschränkte sie dieses Verlangen aber zunächst auf drei Gebiete: auf den Besuch deutscher Mittel- und Hochschulen, den Beruf der Ärzte und den Beruf der Rechtsanwälte.[37] Am 1. April 1933 standen überall vor den jüdischen Geschäften, den Praxen jüdischer Ärzte und den Büros jüdischer Rechtsanwälte SA- oder SS-Männer, um das Publikum vor dem Betreten zu »warnen«. Auf den Plakaten, die sie trugen und die auch an Litfaßsäulen hingen und an Lastwagen durch die Straßen gefahren wurden, stand unter anderem: »Meidet jüdische Ärzte«, »Achtung Juden, Besuch verboten«, »Die Juden sind unser Unglück«.[38] Lokalzeitungen hatten am Vortag neben den Namen jüdischer Geschäfte auch die jüdischer Ärzte und Rechtsanwälte bekanntgegeben, verbunden mit Merksprüchen wie: »Eine deutsche Frau, ein deutsches Mädchen geht nicht zum jüdischen Arzt!«[39]

Auf den Boykott folgten weitere, regional begrenzte Maßnahmen. So durften zum Beispiel die jüdischen Ärzte an Münchner Krankenhäusern nur noch jüdische Patienten behandeln und nur noch jüdische Leichen sezieren.[40] Der Reichskommissar für das Land Baden verfügte am 5. April 1933, daß alle im badischen Staatsdienst und bei anderen öffentlichen Körperschaften beschäftigten Angehörigen der jüdischen Rasse sofort zu beurlauben seien.[41] Noch am gleichen Tag übermittelte daraufhin die Medizinische Fakultät der Universität Heidelberg unter ihrem Dekan, dem Internisten R. Siebeck, dem badischen Unterrichtsministerium eine Stellungnahme, in der es unter anderem heißt: »Auch die Universität ist vor die Judenfrage gestellt. Wir erkennen die Notwendigkeit und die innere Verpflichtung, daß das deutsche Volkstum in ernster Einsicht und im Bewußtsein vieler Versäumnisse sich auf sich selbst besinnt und daß jeder akademische Lehrer deutscher Art und deutschen Wesens ist; wir sehen die großen Gefahren, die durch das Überhandnehmen nur zersetzender Geistesrichtungen entstanden sind, aber wir können nicht übersehen, daß das deutsche Judentum teil hat an Leistungen der Wissenschaft, und daß aus ihm große ärztliche Persönlichkeiten hervorgegangen sind. Gerade als Ärzte fühlen wir uns verpflichtet, innerhalb aller Erfordernisse von Volk und Staat den Standpunkt wahrer Menschlichkeit zu vertreten und unsere Bedenken geltend zu machen, wo die Gefahr droht, daß verantwortungsbewußte Gesinnung durch rein gefühlsmäßige oder triebhafte Gewalten verdrängt werde und dadurch die große deutsche Aufgabe Schaden leide. Wir müssen darauf hinweisen, wie dringend es ist, daß das Rechtsbewußtsein erhalten bleibe und die Stellung des Beamtentums geschützt werde.«[42]

Bezeichnend für das Votum ist, daß es die Absicht, den jüdischen Anteil an der deutschen Wissenschaft anzuerkennen und vor Gewalt und schwindendem Rechtsbewußtsein zu warnen, verknüpft mit ausdrücklicher Zustimmung zu nationalsozialistischen Gedanken; ob dieses Einverständnis die vorherrschende Meinung in der Fakultät widerspiegelte oder aus taktischen Überlegungen vorgespiegelt wurde, muß dahingestellt bleiben – beide Deutungen charakterisieren die Situation auf ihre Weise.

Schon die Ereignisse der nächsten Tage gingen über diesen Appell hinweg, denn am 7. April 1933 beschloß die Reichsregierung das »Gesetz zur Wiederherstellung des Berufsbeamtentums«, wonach Beamte »nichtarischer Abstammung« in den Ruhestand zu versetzen waren.[43] Als »nichtarisch« galt schon, wer nur einen nichtarischen Eltern- oder sogar Großelternteil hatte. Auf Drängen des Reichspräsidenten von Hindenburg wurden allerdings diejenigen ausgenommen, die bereits am 1. August 1914 Beamte gewesen waren, im Ersten Weltkrieg an der Front für das Deutsche Reich oder seine Verbündeten gekämpft hatten oder deren Väter beziehungsweise Söhne im Weltkrieg gefallen waren. Doch ging es den Nationalsozialisten nicht nur um die »Ausschaltung« der nichtarischen Beamten und nicht allein um die Beamten im engeren Sinne. Vielmehr bestimmte das Gesetz, daß auch Beamte, »die nach ihrer bisherigen politischen Betätigung nicht die Gewähr bieten, daß sie jederzeit rückhaltlos für den nationalen Staat eintreten«, in den Ruhestand versetzt werden konnten. (Für sie galten die oben erwähnten Ausnahmeregelungen nicht.) Wenig später wurde das Gesetz – rechtlich besonders fragwürdig – auch auf nichtbeamtete Personen, zum Beispiel an den Universitäten vom Honorarprofessor bis zum Privatdozenten, ausgedehnt.[44] Bezeichnend für das nationalsozialistische Rechtsverständnis ist der einleitende Satz des Gesetzes, wonach die Entlassungen auch dann vorzunehmen waren, »wenn die nach dem geltenden Recht hierfür erforderlichen Voraussetzungen nicht vorliegen«.

Das Gesetz hatte zur Folge, daß – überwiegend auf Grund des »Arierparagraphen« – eine unbekannte Zahl von Ärzten, die an staatlichen und städtischen Krankenhäusern, an Universitätskliniken, Gesundheitsämtern und ähnlichen öffentlichen Institutionen tätig waren, in den Ruhestand versetzt wurden.[45] Da ein Ruhegehalt jedoch nur bei mindestens zehnjähriger Dienstzeit gewährt wurde, war ein erheblicher Teil der Entlassenen mittellos. An der Universität Heidelberg zum Beispiel mußten von insgesamt 214 Dozenten bis Ende August 1933 23 durch ministerielle Anordnung oder »freiwillig« aus dem Lehrkörper ausscheiden (18 aus rassischen, fünf aus politischen Gründen); neun von ihnen gehörten der Medizinischen Fakultät an.[46] Die Zahl der aus Deutschland vertriebenen Hochschullehrer der Fächer Medizin und Biologie betrug im Spätsommer 1933 bereits 235.[47]

Die doppelte, auf Abstammung und politische Gesinnung zielende Stoßrichtung des Berufsbeamtengesetzes bestimmte auch das anschließende Vorgehen gegen die niedergelassenen Ärzte, das naturgemäß bei ihrer Tätigkeit für die gesetzlichen Krankenkassen ansetzte. Zwar war der Anteil der »Nichtarier« an der Gesamtzahl der Kassenärzte nicht, wie immer behauptet, im *Reichsdurchschnitt*[48], wohl aber in den *Großstädten* deutlich höher als der Anteil der »Nichtarier« an der Gesamtzahl der deutschen Ärzte (15 bis 17 Prozent)[49] und betrug im Frühjahr 1934, also nach der ersten großen Ausschlußwelle, noch durchschnittlich 26 Prozent, in Berlin sogar 43 Prozent.[50] Bereits am 30. März 1933 hatte der Staatskommissar für die Badische Ärztekammer verfügt, »daß in ganz Baden die jüdischen Ärzte von ihrer Tätigkeit bei den Krankenkassen und Fürsorgeverbänden mit sofortiger Wirkung ausgeschlossen werden und nur noch zu dem Prozentsatz zugelassen sind, den die jüdische Bevölkerung an der Gesamtbevölkerung ausmacht«.[51]

Die Verordnung des Reichsarbeitsministeriums vom 22. April 1933 erklärte dann für das ganze Reich »die Tätigkeit von Kassenärzten nichtarischer Abstammung sowie von Kassenärzten, die sich im kommunistischen Sinne betätigt haben«, für beendet und schloß eine Neuzulassung solcher Ärzte aus. Sie enthielt aber anders als der damit hinfällig gewordene badische Erlaß keine bevölkerungsstatistische Forderung. In der Definition der »nichtarischen Abstammung« und den Ausnahmebestimmungen (Niederlassung vor dem 1. August 1914, Frontkämpfer im Ersten Weltkrieg, Vater oder Sohn gefallen) folgte die Verordnung dem Berufsbeamtengesetz, erkannte jedoch neben dem Frontdienst mit der Waffe auch ärztliche Tätigkeit an der Front oder in einem Seuchenlazarett an.[52] Die Ausnahmebestimmungen galten allerdings wiederum nur für die »Nichtarier«, aber nicht für die »kommunistischer Betätigung« verdächtigten Ärzte. Gegenüber der vagen Formulierung im Berufsbeamtengesetz war in der Verordnung vom 22. April 1933 der politische Ausschlußgrund mit »kommunistischer Betätigung« nun genauer definiert. Aber für Beamte wurden die Grenzen wenig später erheblich schärfer gezogen: Nach dem Gesetz zur Ergänzung des Berufsbeamtengesetzes vom 20. Juli 1933 sollten nicht nur Beamte, »die der kommunistischen Partei oder kommunistischen Hilfs- oder Ersatzorganisationen angehört oder sich sonst im kommunistischen Sinne betätigt haben«, entlassen werden, sondern auch diejenigen, »die sich in Zukunft im marxistischen (kommunistischen oder sozialdemokratischen) Sinne betätigen«.[53]

Der Vollzug der Verordnung über die Kassenzulassung vom 22. April 1933, die am 2. Juni 1933 fast gleichlautend auch für die Zahnärzte und Dentisten erlassen wurde[54], lag zunächst in den Händen der Kassenärztlichen Vereinigungen, die bei der Aufstellung der Listen für die Ausschlüsse unterschiedlich scharf, zum Teil aber überaus leichtfertig und rücksichtslos verfuhren, vor allem in Berlin.[55] Wie vielen Ärzten, Zahnärzten und Dentisten sie die Zulassung zu den gesetzlichen Kassen entzogen, läßt sich nicht genau angeben. Bekannt ist nur, daß der Ausschluß in 77 Prozent der Fälle mit nichtarischer Abstammung, in 22,8 Prozent mit kommunistischer Betätigung begründet wurde und daß rund 1700 Ärzte Einspruch erhoben. Das war gut die Hälfte aller Ausgeschlossenen;[56] nimmt man die Gruppe der wegen ihrer Abstammung ausgeschlossenen Ärzte für sich, so legten 53,3 Prozent Widerspruch ein.[57] Setzt man denselben Anteil bei den Ärzten, Zahnärzten und Dentisten insgesamt voraus, so dürften die Kassenärztlichen Vereinigungen rund 2600 Ärzten, 460 Zahnärzten und 180 Dentisten die Kassenpraxis entzogen, die Ausschlüsse demnach mindestens bei 3250 gelegen haben.[58]

Die Einsprüche gegen den Ausschluß waren erstaunlich oft erfolgreich. Der Verband der Ärzte Deutschlands als Zwischeninstanz erkannte allein schon 23,2 Prozent an, das Reichsarbeitsministerium als letzte Instanz sogar mehr als ein Drittel (37,2 Prozent).

Den Ministerialbeamten, die sich bemühten, die Vorschriften nicht zuungunsten der Betroffenen auszulegen, war die teilweise bedenkenlose Ausschlußpraxis der Kassenärztlichen Vereinigungen zu weit gegangen. So stellte man im Ministerium zum Beispiel bei den Ausschlüssen der Kassenärztlichen Vereinigung Berlin eine »nicht zu überbietende Leichtfertigkeit« und als Folge davon »eine Unsumme von Ungerechtigkeit und materiellen Schädigungen« fest.[59] Eine genauere Analyse der Einsprüche zeigt, daß die Kassenärztlichen Vereinigungen vor allem mit dem Vorwurf der kommunistischen Betätigung schnell bei der Hand gewesen waren, und dies um so lieber, als dafür keine Ausnahmeregelungen bestanden. Während das Reichsarbeitsministerium 71 Prozent der Ausschlüsse wegen nichtarischer Abstammung zustimmte, war es nur bei 31 Prozent der Ausschlüsse auf Grund kommunistischer Betätigung einverstanden und hob in immerhin zwei Dritteln der Fälle die Entscheidung der Kassenärztlichen Vereinigungen mit der Begründung auf, »daß kommunistische Betätigung nicht erwiesen« sei.[60] Allerdings hatten die Kassenärztlichen Vereinigungen – abweichend von der Auffassung des Reichsarbeitsministeriums[61] – unter kommunistischer Betätigung nicht selten auch die Mitgliedschaft oder Mitwirkung in sozialdemokratischen Organisationen verstanden (wie es das erwähnte Berufsbeamtenergänzungsgesetz für Beamte ausdrücklich vorsah). Darüber hinaus hatte eine Kassenärztliche Vereinigung in Süddeutschland die Mitgliedschaft in einer jüdischen Freimaurerloge als Beweis für kommunistische Betätigung angesehen, und in Dessau waren kurzerhand sämtliche Ärzte, die dem Kreis der Freunde des Bauhauses angehörten, als Kommunisten eingestuft worden.[62]

Nachdem die Einspruchsverfahren entschieden waren, belief sich die Zahl der Ärzte, die bis Frühjahr 1934 endgültig von der Kassenpraxis ausgeschlossen worden waren (angenommene Zahl der ursprünglichen Ausschlüsse, vermindert um die Zahl der anerkannten Einsprüche), auf mindestens 2600: über 2000 Ärzte,[63] rund 400 Zahnärzte[64] und etwa 140 Dentisten[65]. Dadurch sank der Anteil der *nichtarischen* Ärzte an der Gesamtzahl der Kassenärzte von 16,5 auf 11,4 Prozent. Die entsprechenden Zahlen für Zahnärzte und Dentisten fehlen.[66] Die freigewordenen Kassenarztstellen erhielten bevorzugt parteitreue Jungärzte.[67] Wie viele Ärzte, Zahnärzte und Dentisten aus *politischen* Gründen (Berufsbeamtengesetz, Kassenzulassungsverordnung) aus dem Beruf verdrängt wurden, ist nicht bekannt.

Der Verlust der Zulassung zu den gesetzlichen Krankenkassen war für die Mehrzahl der praktischen Ärzte ein entscheidender Schlag, der sie nach kurzer Zeit zur Aufgabe der Praxis zwang; nur Fachärzte in Großstädten mit einer größeren Zahl von Privatpatienten waren davon weniger betroffen. Die Lage verschärfte sich aber bald noch weiter dadurch, daß sich die meisten Ersatzkassen und privaten Versicherungen dem Vorgehen der Kassenärztlichen Vereinigungen anschlossen. Zum 1. September 1933 trat ein Abkommen zwischen dem Verband der Ärzte Deutschlands und dem Verband privater Krankenversicherungen in Kraft, wonach jüdische Ärzte auch bei den privaten Versicherungen ausgeschlossen werden sollten, sofern sie nicht unter die für die gesetzlichen Kassen geltenden Ausnahmebestimmungen fielen oder es sich um jüdische Patienten handelte. Die privaten Versicherungen verschickten und veröffentlichten daraufhin Listen mit den Namen derjenigen jüdischen oder »staatsfeindlichen« Ärzte, deren Rechnungen sie nicht mehr zu erstatten bereit waren.[68] Die freie Arztwahl, so hieß es nun, ohne daß die Ärzte als Freiberufler daran Anstoß genommen hätten, finde ihre »natürliche Grenze einerseits an den zur geordneten Krankenversicherung nötigen Maßnahmen, andererseits an dem politischen Gebot des deutschen Staates«.[69]

Noch vor dem Ausschluß von den privaten Kassen hatte der Kommissar für die ärztlichen Spitzenverbände, G. Wagner, am 10. August 1933 den jüdischen Ärzten ein weiteres Betätigungsfeld verschlossen: Er ordnete an, daß sich arische Ärzte nur durch arische Ärzte vertreten lassen, nur an arische Ärzte überweisen, keine Praxisgemeinschaft mit jüdischen Ärzten haben, keine nichtarischen Ärzte konsiliarisch hinzuziehen und nur im Notfall Überweisungen von nichtarischen Ärzten annehmen durften.[70] Zu diesen allgemeinen Regelungen, die zusammengenommen die Praxis vieler jüdischer Ärzte bereits bis an die Grenze der Existenzfähigkeit einengten, traten zahlreiche weitere, lokal begrenzte Beschränkungen.[71] Wie weit die rassische Trennung schon am Ende des ersten

Jahres nationalsozialistischer Herrschaft getrieben wurde, ist daraus ersichtlich, daß die Kraftfahrer-Vereinigung Deutscher Ärzte im Dezember 1933 Juden ausschloß.[72]

Konsequenterweise richtete sich die nationalsozialistische Ausschaltungspolitik nicht nur gegen die bereits im Beruf stehenden jüdischen Ärzte, sondern auch gegen den jüdischen Medizinernachwuchs. Schon am 7. April 1933, gleichzeitig mit der Verkündung des Berufsbeamtengesetzes, setzte der kommissarische bayerische Innenminister Höchstzahlen für die Aufnahme von Medizinstudenten an bayerischen Universitäten fest, da der Bedarf an Ärzten auf neun Jahre gedeckt sei. Er erklärte es dabei für »selbstverständlich«, »daß Angehörige der jüdischen Rasse überhaupt von der Neu-Inskription für das Studium der Medizin ausgeschlossen sind«.[73] In der Tat schien die Lage für junge Akademiker prekär, auch in der Medizin. Vom Sommer 1925 bis zum Sommer 1932 war die Zahl der Studienanfänger der Medizin von 1350 auf 4500 gestiegen,[74] mehr als verdreifacht. Das am 25. April 1933 von der Reichsregierung beschlossene »Gesetz gegen die Überfüllung deutscher Schulen und Hochschulen« ging dann allerdings nicht ganz so weit wie der bayerische Erlaß. Künftig sollte die Zahl der Nichtarier an Schulen und Universitäten den Anteil der Nichtarier an der Gesamtbevölkerung nicht überschreiten; Juden sollten an einzelnen Schulen höchstens bis zu fünf Prozent vertreten sein und insgesamt nicht mehr als 1,5 Prozent aller Schüler und Studenten stellen.[75] Diese Vorschrift wirkte aber um so einschneidender, als die jüdische Bevölkerung räumlich sehr ungleich verteilt war und sich hauptsächlich auf größere Städte konzentrierte.[76] Ein Großteil der jüdischen Medizinstudenten mußte bereits im Sommer 1933 das Studium aufgeben. Die Begleitumstände charakterisieren die Situation: Anfang Mai 1933 kam es an der Medizinischen Fakultät der Universität Frankfurt (einer jüdischen Stiftung aus dem Jahre 1914!) »anläßlich der Eröffnung des Sommersemesters zu Eingriffen der SA. Die jüdischen Studenten, die auf dem Gelände der Universitätskliniken erschienen waren, wurden von uniformierten Kollegen aufgefordert, ihren Ausweis abzuliefern. Über die Abgabe wurde ihnen eine Quittung ausgestellt, und außerdem die Weisung gegeben, das Gelände bis auf weiteres nicht zu betreten«.[77]

Medizin zu studieren wurde für Juden alsbald auch insofern fragwürdig, als ein preußischer Erlaß vom 20. Oktober 1933 verfügte, daß nichtarische Studenten der Medizin und Zahnmedizin nicht mehr approbiert werden und das Doktordiplom nur noch erhalten könnten, wenn sie auf ihre deutsche Reichsangehörigkeit verzichteten.[78] Im Wintersemester 1934/35 gab es daher im Deutschen Reich nur noch 263 jüdische Medizinstudenten[79]; das waren, dem jüdischen Bevölkerungsanteil genau entsprechend, 0,9 Prozent aller Medizinstudenten. Ihnen wurde der Weg zum ärztlichen Beruf endgültig versperrt durch die Änderung der Prüfungsordnung für Ärzte und Zahnärzte vom 5. Februar 1935, die die Zulassung zu ärztlichen, zahnärztlichen und tierärztlichen Prüfungen sowie die Approbation vom Nachweis der arischen Abstammung abhängig machte.[80] Zuvor hatte man auch schon dafür gesorgt, daß politisch unerwünschte Kandidaten nicht mehr Arzt werden konnten: Nach der Verordnung über die Änderung der Prüfungsordnungen für Ärzte, für Zahnärzte und für Apotheker vom 5. April 1934 waren die Zulassung zu den Prüfungen und zum Praktischen Jahr sowie die Erteilung der Approbation abzulehnen, »wenn berechtigte Zweifel an der nationalen oder moralischen Zuverlässigkeit des Antragstellers« bestanden.[81]

Die Tendenz zu schrittweiser Verschärfung der Judenpolitik schloß auch die Aufhebung zunächst gewährter Ausnahmen ein. Nur ein Jahr nach der Verordnung über die Zulassung zu den gesetzlichen Krankenkassen vom 22. April 1933 legte eine neue Verordnung des Reichsarbeitsministeriums vom 17. Mai 1934 fest, daß nicht mehr nur nichtarische Ärzte, sondern auch Ärzte mit nichtarischen Ehegatten keine Kassenzulassung erhalten durften, und daß die Zulassung entzogen werden sollte, wenn ein Kassenarzt einen nichtarischen Ehepartner heiratete oder nach dem 1. Juli 1933 geheiratet hatte. Außerdem wurde die Verordnung vom April 1933 außer Kraft gesetzt, wodurch die Ausnahmebestimmungen für Frontkämpfer des Ersten Weltkrieges usw. stillschweigend wegfielen.[82] Damit war schon nach einem Jahr die vom Reichspräsidenten durchgesetzte Regelung noch vor dessen Tode wieder rückgängig gemacht worden. Gegen die politisch Mißliebigen richtete sich die Vorschrift, daß »Ärzte, die nicht die Gewähr bieten, daß sie jederzeit rückhaltlos für den nationalsozialistischen Staat eintreten«, zu den gesetzlichen Kassen nicht zugelassen werden dürften.[83] Gegenüber dieser Gruppe folgten von da an, anders als gegenüber den Nichtariern, keine weiteren Ausschaltungsbestimmungen mehr – vermutlich deshalb, weil man die vorhandenen für ausreichend hielt.

Die neue Reichsärzteordnung vom 13. Dezember 1935 berührte den Status der bereits approbierten Ärzte vorerst nicht, verwehrte aber Juden definitiv die ärztliche Approbation, da sie eine Bestallung derjenigen ausschloß, die wegen ihrer oder des Ehegatten Abstammung nicht Beamte werden konnten.[84] Die Bindung schon der Erteilung der Approbation an die Vorschriften des Berufsbeamtengesetzes traf den Arztberuf als freien Beruf an der Wurzel, ohne daß dies in der Ärzteschaft so empfunden worden wäre oder sich gar Widerspruch geregt hätte. Obwohl allein aufgrund dieser Bestimmung kein Jude mehr approbiert werden konnte, verfügte die Reichsärzteordnung zu allem Überfluß, daß die Bestallung eines Juden als Arzt nicht möglich war, wenn zur Zeit der Bewerbung der Anteil der nichtarischen Ärzte an der Gesamtzahl der Ärzte im Deutschen Reich den nichtarischen Bevölkerungsanteil überstieg. Diese Bedingung traf auch nach den bisherigen Ausschaltungsmaßnahmen und der Auswanderung vieler noch zu.

In welchem Maß die Berufsausübung der noch praktizierenden jüdischen Ärzte durch immer neue Schikanen zunehmend eingeengt und erschwert wurde, zeigen folgende Beispiele: Das zu den »Nürnberger Gesetzen« gehörende »Gesetz zum Schutze des deutschen Blutes und der deutschen Ehre« vom 15. September 1935, das Juden untersagte, weibliche Angestellte deutschen oder artverwandten Blutes unter 45 Jahren in ihrem Hause zu beschäftigen[85], bedeutete, daß jüdische Ärzte vielfach bewährte Angestellte entlassen mußten, »für die zuverlässiger Ersatz höchstens noch aus der aufgelösten Praxis eines Kollegen zu erhalten war«.[86] Dieses Verbot war eine besonders herabwürdigende Folgerung aus dem alten antisemitischen Topos von der sexuellen Triebhaftigkeit und moralischen Unzuverlässigkeit der Juden.[87] Dasselbe Vorurteil steht auch hinter den Anordnungen, daß Ärzte, die aufgrund des Gesetzes zur Verhütung erbkranken Nachwuchses ein Gutachten über Schwangerschaftsunterbrechungen zu erstatten hatten, arischer Abstammung sein mußten[88], und daß von Fall zu Fall zu prüfen war, ob jüdische Medizinstudenten gynäkologische Untersuchungen an deutschen Frauen vornehmen durften.[89] Nach dem Erlaß des Reichsinnenministers vom 9. Oktober 1936 wurden den im öffentlichen Dienst Beschäftigten keine Beihilfen und Unterstützungen mehr gezahlt für Kosten, die durch Inanspruchnahme jüdischer Ärzte, Zahnärzte, Apotheker, Kranken- und Heilanstalten, Entbindungsheime und so weiter entstanden, und Zeugnisse jüdischer Ärzte zum Nachweis dauernder oder vorübergehender Dienstunfähigkeit galten als nicht ausreichend.[90]

Am 14. Juni 1937 schlug der Reichsärzteführer G. Wagner Hitler vor, die noch praktizierenden jüdischen Ärzte ganz »auszuschalten«.[91] Maßgebliche nationalsozialistische Ärzte-Funktionäre waren mit den Ergebnissen der Judenpolitik seit langem unzufrieden; einer von ihnen klagte, daß noch 1938 in Berlin ein Drittel der Kassenärzte Juden seien.[92] Bevor man sich jedoch zur radikalen Lösung entschloß, setzte man die schrittweise »Ausschaltung« weiter fort. Die Kassenärztliche Vereinigung Deutschlands entzog den jüdischen Ärzten unabhängig davon, ob sie noch zu den gesetzlichen Kassen zugelassen waren oder nicht, zum 1. Januar 1938 die Zulassung zu den Ersatzkassen.[93] Von dieser Maßnahme waren im ganzen Reich etwa 3000 Ärzte betroffen.[94] Im Mai desselben Jahres schloß die Kassenärztliche Vereinigung die jüdischen Ärzte von der gesamten Behandlung in der Fürsorge aus.[95] Im Juli folgte der entscheidende Schlag der Regierung: Die »Vierte Verordnung zum Reichsbürgergesetz« vom 25. Juli 1938 erklärte zum 30. September 1938 die Bestallungen aller jüdischen Ärzte für erloschen. Von den damals im »Altreich« noch tätigen 3152 jüdischen Ärzten[96] durften fortan – entsprechend dem verbliebenen jüdischen Bevölkerungsanteil – nur noch 709 mit widerruflicher Genehmigung als »Krankenbehandler«, nicht mehr als »Arzt«, weiterarbeiten. Ihnen war nur noch gestattet, Juden sowie ihre eigenen Frauen und Kinder zu behandeln.[97] Die auf Widerruf erteilte Erlaubnis zu dieser eingeschränkten Berufsausübung schloß das Verbot ein, »Krankheitserreger zu züchten, Impfstoffe und Sera herzustellen und syphilisdiagnostische Blutuntersuchungen vorzunehmen«,[98] und entsprach damit einem besonders grotesken Vorwurf der antisemitischen Propaganda seit der Jahrhundertwende.[99] Die jüdischen »Krankenbehandler« sahen sich einer außerordentlich schwierigen Aufgabe gegenüber: regional sehr ungleich verteilt,[100] hatten sie unter schlechten äußeren Voraussetzungen, die sich schnell weiter verschlechterten, eine wachsende Zahl von Patienten zu versorgen, da die den Juden seit dem ersten Kriegswinter zunehmend auferlegten Ernährungsbeschränkungen[101] und die Zwangsarbeit vielfältige Krankheiten zur Folge hatten.[102] Einigen »Krankenbehandlern« gelang es noch, in letzter Stunde auszuwandern; die meisten aber wurden wie ihre Patienten deportiert. Unter den zeitweise 65 000 älteren Menschen, die im KZ Theresienstadt zusammengepfercht waren, befanden sich auch über 1 000 Ärzte.[103] Nur wenige von ihnen haben überlebt.

III.

Versucht man das Ergebnis der nationalsozialistischen Ausschaltungspolitik gegenüber den jüdischen Ärzten in Zahlen zu fassen, ergibt sich folgendes Bild: Von den 8 000 bis 9 000 jüdischen Ärzten, die am 1. April 1933 im Deutschen Reich tätig waren, hatten im gleichen Jahr 422, im Jahre 1934 1 307 Ärzte das Land verlassen;[104] 500 hatten den Beruf gewechselt.[105] Von den jüdischen Ärzten, die weiterhin ihren Beruf ausübten, waren 1934 trotz der Ausschlüsse noch 4 000 Kassenärzte. Bis Anfang 1935 war die Zahl der jüdischen Ärzte auf 6000 (davon 3600 mit Kassenzulassung) zurückgegangen, bis Anfang 1936 auf 5000 (2800 mit Kassenzulassung).[106] Sie betrug bei Erscheinen des »Reichsmedizinalkalenders« von 1937, in dem die nach den »Nürnberger Gesetzen« als Juden geltenden Ärzte erstmals eigens gekennzeichnet waren, noch 4220 (davon 3748 niedergelassene Ärzte, d. h. etwa zehn Prozent aller niedergelassenen Ärzte).[107] Bis Sommer 1938 sank die Zahl auf 3152, von denen, wie erwähnt, nach der Entziehung der Bestallung zum 30. September 1938 nur mehr 709 als »Krankenbehandler« zugelassen wurden. Damit waren innerhalb von fünf Jahren mehr als neun Zehntel der jüdischen Ärzte in Deutschland »ausgeschaltet« worden.[108] Die im

Herbst 1936 in London gedruckte Liste deutscher Wissenschaftler, die seit 1933 aus Deutschland vertrieben worden waren, verzeichnet für die medizinischen Fächer rund 500 Namen, vom Klinik- und Institutsdirektor bis zum Privatdozenten und Assistenten.[109] Welchen Verlust die Medizin ebenso wie alle anderen Wissenschaften und die Künste in Deutschland durch diesen Exodus auf Jahrzehnte erlitten, liegt auf der Hand. Unter denen, die entlassen wurden oder dem Nationalsozialismus in Deutschland und Österreich freiwillig den Rücken kehrten, waren der Chirurg Rudolf Nissen, der Internist Hermann Zondek, die Gynäkologen Selmar Aschheim und Bernhard Zondek, der Biophysiker Friedrich Dessauer (der kein Jude war), die Biochemiker Otto Meyerhof (Nobelpreis 1922), Carl Neuberg, Ernst Chain (Nobelpreis 1945) und Hans A. Krebs (Nobelpreis 1953), der Pharmakologe Otto Loewi (Nobelpreis 1936) und Sigmund Freud. Ebenso aufschlußreich sind aber auch Verhältniszahlen: Die Medizinische Fakultät der Universität Heidelberg verlor ab 1933 ein Viertel ihres Lehrpersonals[110], und aus der Berliner Charité mußten von 277 Ärzten 86, das heißt 31 Prozent, ausscheiden.[111]

Die Schicksale der von der nationalsozialistischen Ausschaltungspolitik betroffenen Ärzte waren, wie aus Erlebnisberichten hervorgeht, höchst unterschiedlich.[112] Die aus wissenschaftlichen Institutionen stammenden Mediziner hatten es, im ganzen gesehen, noch relativ leicht – vor allem, wenn sie schon einen Namen in ihrem Fach hatten und nicht zu alt waren. Hilfskomitees in Holland und England, aber auch die Hochschulabteilung der Zentrale für Jüdische Wirtschaftshilfe in Berlin bemühten sich mit einigem Erfolg, den Verdrängten zunächst durch Forschungsaufträge und finanzielle Unterstützung zu helfen, um sie dann an geeignete wissenschaftliche Stellen im Ausland zu vermitteln.[113] Die erwähnte Liste vertriebener deutscher Wissenschaftler aus dem Jahre 1936, die natürlich nur einen vorübergehenden Stand wiedergibt, läßt gleichwohl erkennen, daß auch bei dieser Personengruppe die beruflichen Schwierigkeiten nicht gering waren. Von den rund 500 Medizinern hatten bei Erscheinen der Liste 135 wieder eine dauernde und 96 eine befristete Anstellung gefunden, über die Hälfte aber war noch ohne neue Beschäftigung. Ungleich größeren Schwierigkeiten sahen sich jedoch die viel zahlreicheren Ärzte gegenüber, die nicht an wissenschaftlichen Institutionen, sondern in freier Praxis oder an Krankenhäusern, in Gesundheitsämtern und so weiter tätig gewesen waren. Etwa 500 von ihnen versuchten es in Deutschland in einem anderen Beruf, gingen in die chemische oder pharmazeutische Industrie oder wechselten in arztähnliche Berufe und wurden Krankenpfleger, Masseur und so weiter, die Frauen auch Krankenschwester und Hebamme.[114] Ein kleiner Teil der jüdischen Ärzte kam in neu geschaffenen Arztstellen an jüdischen Einrichtungen unter. Andere warteten ab und lebten, solange es ging, von ihren Ersparnissen. Viele wußten aber bald nicht mehr, wovon sie leben sollten. Die Wirtschaftshilfe der jüdischen Gemeinde in Berlin, die schon im ersten halben Jahr der nationalsozialistischen Herrschaft rund 3500 Ärzte, 400 Zahnärzte und 100 Apotheker beratend und vermittelnd, aber auch durch Geldzuwendungen und Lebensmittelpakete unterstützte, stellte für 1933 fest, daß sich 2000 jüdische Ärzte in einer ernsten wirtschaftlichen Notlage befanden.[115] Ein Teil der nach 1933 aus dem Beruf gedrängten Ärzte nahm sich das Leben, nach vorsichtiger Schätzung vielleicht fünf Prozent. Die Mehrzahl entschloß sich jedoch zur Emigration – vor allem die Jüngeren, für die weder die mit dem Jahre 1914 und dem Ersten Weltkrieg verbundenen Ausnahmebestimmungen noch irgendwelche Pensionszahlungen in Frage kamen, und die außerdem aufgrund ihrer Jugend beweglicher waren. 1933 und 1934 verließen über 1700 Ärzte und Ärztinnen Deutschland, in den Jahren 1936 sowie 1938 und 1939 folgten weitere Auswanderungswellen. Ziele waren anfangs hauptsächlich Palästina, Frankreich, England und andere europäische, vorwiegend westeuropäische Länder, erst später in zunehmendem Maß die USA und andere Länder in Übersee.[116] Von den im Jahre 1932 in Stuttgart tätigen 84 jüdischen Ärzten, deren Lebenswege sich allerdings nachträglich nicht in allen Fällen rekonstruieren ließen, wanderten 52 aus (davon allein 32 in die USA), zehn kamen im KZ oder auf dem Wege dorthin um, vier setzten ihrem Leben ein Ende. Nur zwei kehrten nach dem Krieg wieder nach Stuttgart zurück.[117] Wie viele Ärzte insgesamt aus Deutschland auswanderten, läßt sich nur grob schätzen: Von den jüdischen Ärzten müssen es mindestens zwischen 50 Prozent und

60 Prozent gewesen sein, das heißt je nachdem, ob man für Anfang 1933 von 9000 oder 8000 jüdischen Ärzten ausgeht, müssen zwischen 4500 und 5000 emigriert sein, wozu noch die nichtjüdischen politischen Emigranten hinzuzurechnen sind. Die Gesamtzahl der aus dem »Altreich« ausgewanderten Ärzte dürfte daher zwischen 5000 und 6000 liegen.[118] Allein in die USA wanderten von 1933 bis 1942 etwa 3600 bis 4000 deutsche (und österreichische) Ärzte ein.[119]

Je größer der Zustrom von Emigranten in den Gastländern wurde, desto mehr drängten die dortigen Ärzteorganisationen aus Furcht vor unerwünschter Konkurrenz darauf, die Zulassungsbestimmungen für ausländische Ärzte zu verschärfen. Die Ärzte jüdischer Abstammung, die Deutschland im allgemeinen später verließen als die politischen Emigranten, bekamen das von Jahr zu Jahr deutlicher zu spüren und verteilten sich nicht zuletzt deshalb über fast alle Länder der Erde.[120] Die Zulassungsvorschriften für einwandernde Ärzte waren in den einzelnen Ländern sehr unterschiedlich. Während zum Beispiel in England die Lage für Zahnärzte relativ günstig war[121], verhinderten Schweden und die anderen nordischen Länder systematisch die Zuwanderung von Ärzten.[122] Manche Länder forderten eine Wiederholung der ärztlichen oder zahnärztlichen Abschlußprüfung in der Landessprache und gelegentlich auch ein zusätzliches Studium von mehreren Semestern, andere verlangten dagegen nicht nur ein erneutes vollständiges Studium, sondern zuvor auch noch die im Lande vorgeschriebene Reifeprüfung. Teilweise wurde die Zulassung als Arzt außerdem vom Erwerb der Staatsangehörigkeit abhängig gemacht, der an zusätzliche Voraussetzungen geknüpft war.[123] Alle diese Bedingungen hatten zur Folge, daß es bei weitem nicht allen Emigranten gelang, im neuen Land wieder den ärztlichen Beruf auszuüben.[124]

Aber auch die Situation derer, die in Deutschland blieben und weiter als Ärzte tätig sein konnten, wurde mit der zunehmenden Eskalation der Ausschaltungspolitik immer schwieriger. Obschon die erzwungene Berufsaufgabe vieler Kollegen im Einzelfall einen gewissen Ausgleich schaffen mochte, fiel entscheidend ins Gewicht, daß es mit nichtjüdischen Ärzten keinen kollegialen Verkehr mehr gab, daß nichtjüdische Patienten sich zurückzogen und gerade die wohlhabenden jüdischen Patienten auswanderten. Darüber hinaus agitierte die Partei unablässig gegen jüdische Ärzte und veröffentlichte sogar Namen von Patienten, die noch bei jüdischen Ärzten blieben, mit entsprechenden Warnungen in der Zeitung.[125] Naziärzte machten in der Sprechstunde antijüdische Propaganda, und die Schalterbeamten der Krankenkassen versuchten, ihre Klienten im gleichen Sinne einzuschüchtern.[126]

Der Gerechtigkeit halber muß aber gesagt werden, daß es unter Ärzten und Patienten auch Menschen gab, die den Mut hatten, sich über die befohlene Rassentrennung stillschweigend hinwegzusetzen. Alexander Szanto, Leiter der Finanzabteilung der Reichsvertretung der Juden, berichtet rückblickend, daß Patienten »ihren jüdischen Ärzten vielfach in der Zeit der Verfolgung die Treue bewahrten. Viele ließen sich lieber von einem jüdischen Arzt privat gegen Bezahlung behandeln als von einem christlichen Krankenkassenarzt umsonst«.[127] Auch gab es nichtjüdische Ärzte, die sich an der Diffamierung und Verdrängung der jüdischen und »staatsfeindlichen« Kollegen nicht beteiligten und die ärztliche Pflicht zur Hilfeleistung der geforderten Rassentrennung nicht unterordneten.[128] Über das Verhältnis der arischen Ärzte zu ihren jüdischen Kollegen heißt es in einem sozialdemokratischen Bericht aus dem Jahre 1934, es sei »nicht mehr so traurig wie in den ersten Monaten des Hitlerregimes. Arische Ärzte bemühen sich teilweise, tüchtigen jüdischen Fachärzten Kundschaft zu vermitteln.«[129] Der Würzburger Internist Ferdinand Hoff setzte seine beratende Tätigkeit für den Chef eines jüdischen Krankenhauses auch noch nach der »Reichskristallnacht« von 1938 fort, »freilich in größter Heimlichkeit, grundsätzlich nur bei Nacht«. Dennoch wurde er entdeckt und vom örtlichen NS-Ärzteführer verwarnt, der aber nicht so weit ging, ihn anzuzeigen.[130]

Solche Beweise persönlichen Anstands und Muts[131] konnten im Einzelfall manche Härte im verborgenen mildern, aber sie konnten weder die Verhältnisse ändern noch das Versagen der Mehrheit wettmachen. Insofern zieht der Chirurg Siegfried Ostrowski, der sich aus der Rückschau über die nichtjüdischen Patienten äußert, eine bittere und beschämende, aber historisch wohl zutreffende Bilanz: »Im allgemeinen... verhielt sich die große Masse der Bevölkerung stumpf und stumm, zeigte sich furchtsam und ängstlich, sofern sie nicht gar, von der Nazipropaganda bereits beeinflußt, ihre Freude über das brutale Vorgehen gegen die Juden offen zeigte.«[132]

2. Medizinische Fakultäten und Medizinstudenten: Eine Skizze

Über Professoren und Studenten der Medizin im Dritten Reich existieren bis heute so gut wie keine Gesamtdarstellungen.[1] Der Grund hierfür ist einerseits darin zu sehen, daß eine kritische Betrachtung akademischer Institutionen zwischen 1933 und 1945 noch immer nicht stattgefunden hat; andererseits hat sich bisher niemand an eine Untersuchung der Ärzte in dieser Zeit gewagt, am allerwenigsten die Ärzte selber.[2] Die Aufhellung der damals problematischen Situation der Intelligenz stößt heutzutage nicht zuletzt deswegen auf Schwierigkeiten, weil sie aus der Mitte dieser Intelligenz zu erfolgen hat und Vergangenheitsbewältigung somit immer auch Selbstkritik bedeuten könnte.[3]

Wir hatten bereits gesehen, daß Professoren der Medizin, ähnlich wie ihre Kollegen in anderen Disziplinen, vor Hitlers Machtergreifung 1933 eher unpolitisch gewesen waren, obwohl man leicht hätte feststellen können, daß sie in der großen Mehrzahl gesinnungsmäßig nach rechts neigten. Nur ein verschwindend geringer Teil hatte sich, wie der Rostocker Hygieniker Hans Reiter, offen zum Nationalsozialismus bekannt.[4] In der rücksichtslosen Art, wie die Ausschaltung von Kollegen nach dem 30. Januar 1933 geschah, hatten es die wenigsten Medizinprofessoren vorausgesehen oder gar herbeigewünscht. Wie schon dargestellt, wurden neben Juden auch Kommunisten und Sozialdemokraten verfolgt; aber besonders von den Kommunisten hatten, wegen der konservativen Grundstimmung in der Weimarer Republik, kaum welche eine Hochschulstellung inne.

Die meisten rassisch diskriminierten Hochschullehrer konnten sich nach ihrer erzwungenen Entlassung ins Ausland absetzen, bevor Gefahr für Leib und Leben im Verzug war. Dabei dürfte ihr für die Ausländer wertvolles Fachwissen eine wichtige Funktion besessen haben. So emigrierte der Heidelberger Psychiater Oberarzt Professor Meyer-Groß nach England, ebenso wie der Düsseldorfer Pathologe Walter Deutsch.[5] Von Halle aus begaben sich die deutsch-jüdischen Wissenschaftler Ernst Wertheimer, Walter Weisbach, Joseph Igersheimer und Alfred Hauptmann ins Exil, der Letztgenannte nicht ohne eine qualvolle Zwischenstation im Konzentrationslager.[6] In Berlin, wo Reichsärzteführer Dr. G. Wagner noch 1934 die Hälfte aller medizinischen Hochschullehrer als jüdisch bezeichnete, war der Personalverlust am höchsten. Allein an der Charité, der berühmten Universitätsklinik, wurden 138 Fakultätsmitglieder entfernt. Zwei von ihnen ermordeten die Nazis später in Theresienstadt. Der über die Schweiz nach England entkommene Berliner Internist Professor Hermann Zondek hat nach dem Zweiten Weltkrieg in seinen Memoiren eindrucksvoll über den eigenen Leidensweg berichtet.[7]

Zur Ehre der »arischen« Kollegen muß gesagt werden, daß einige die Verfolgung der jüdischen Mediziner zu verhindern suchten und sogar lautstark protestierten. In Halle bemühte sich der Chef des Extraordinarius Wertheimer, Professor Emil Abderhalden, bei den Behörden um eine zweijährige Verlängerung des Anstellungsvertrags für seinen Oberarzt – der Antrag wurde abgelehnt.[8] An der Medizinischen Akademie Düsseldorf intervenierten die Professoren Edens und Huebschmann zugunsten ihrer jüdischen Fachkollegen; der fanatisch nationalsozialistische Dozent der Frauenheilkunde Friedrich Siegert beschwerte sich Ende April 1933 in einem Brief an Goebbels, an der Akademie finde »eine systematische Protektion der jüdischen Professoren und Dozenten statt«.[9]

Doch die Regel war das nicht. Viel näher lag es namentlich für die jüngeren Hochschulmediziner, gegen Juden aus Konkurrenzgründen zu Felde zu ziehen. Manch ein wissenschaftlich weniger begabter, verhältnismäßig junger Mediziner erhielt auf diese Weise eine Dozentur oder sogar einen Lehrstuhl, wofür er in normalen Zeiten nicht qualifiziert gewesen wäre. Beispielsweise wurde 1934 in Halle der 43jährige Privatdozent Dr. Heinz Kürten zum Professor für Innere Medizin ernannt, nachdem er sich maßgeblich an einer »Säuberung« der halleschen Universität beteiligt hatte.[10] In Münster wollte im Februar 1934 das »arische« Fakultätsmitglied E. Kurz durch Denunziation eines vermeintlich jüdischen Kollegen auf einen ordentlichen Lehrstuhl avancieren. Als die Intrige mißlang, absolvierte Parteigenosse Kurz SS-Lager und NS-Führerschule und wurde im November Ordinarius.[11]

Ausschlaggebend war, vor der endgültigen Fixierung des antijüdischen Gesetzeswerks (1938), vielfach noch die im eigenen Ermessen liegende Direktive des Rektors oder des Dekans: Es war ihnen überlassen, sich für oder gegen »Nichtarier« zu entscheiden. So konnte der Heidelberger Dekan der Medizinischen Fakultät, Siebeck, zwei Tage vor Proklamation des antisemitischen Beamtengesetzes vom 7. April 1933 erklären, wohl sei nun auch die Universität »vor die Judenfrage gestellt«, aber der »Standpunkt wahrer Menschlichkeit« sei schließlich wichtiger.[12] Aber zweieinhalb Jahre später bat der medizinische Dekan von Jena, der Nationalsozialist Buhtz, den Heidelberger Rektor Groh um Rat in der Frage, wie mit jüdisch versippten Prüfungsbeauftragten zu verfahren sei. Statt diese zu entlasten, schrieb Groh, es gebe zwar noch keine rechtlichen Handhaben, doch habe er selbst in dieser Sache sich zu einem streng »arischen« Prinzip entschlossen.[13]

Die zweite von den Machthabern diktierte Änderung, der sich das medizinische Kollegium zu unterziehen hatte, betraf das Curriculum. So gewannen beispielsweise mit der zunehmenden Aufrüstung im Reich, und später während des Krieges, wehrmedizinische Fächer wie »Wehrpsychologie«, »Wehrhygiene« größere Bedeutung.[14] Gefährlicher für die konventionelle Auffassung von Human-Medizin wurde freilich die allmähliche Einführung »rassenkundlicher« Fächer. »Rassenhygiene« wurde Anfang 1933 (in München) nur von Fritz Lenz gelehrt, aber bis 1936 hatten sich immerhin so viele Lehrstühle auf diesem Gebiet etabliert, daß man begann, dieses Fach zu prüfen.[15] Dabei war den fanatischen Vertretern dieser spezifisch nationalsozialistisch ausgerichteten Disziplin ganz klar, daß angesichts des herkömmlichen Fächerangebots mit beträchtlichen Nachwuchssorgen im Bereich dieser Lehre zu rechnen sein würde. Gleichwohl hielt Professor Julius Grober, Rassenhygieniker in Jena, die volle Entfaltung seines Fachs an allen Universitäten des Reichs für unerläßlich, gerade im Hinblick auf die bald zu erwartende »eugenische Gesetzgebung«.[16]

Der vom Gesundheitsdezernat des Reichsinnenministeriums auf das Reichserziehungsministerium ausgeübte Druck bezüglich der

Einrichtung von mehr und mehr rassenhygienischen Planstellen bewirkte bis Januar 1939 die Etatisierung von Ordinariaten in Berlin, Frankfurt, Jena, Königsberg und München, neben Lehrdeputaten an den meisten anderen Universitäten.[17] Laut der neuen medizinischen Studienordnung zum 1. April 1939 wurden fortan im neunten Semester drei Stunden wöchentlich »Menschliche Erblehre als Grundlage der Rassenhygiene« und im zehnten zwei Stunden »Rassenhygiene« gelehrt.[18] Triumphierend schrieb der Gießener Rassenhygiener Heinrich Wilhelm Kranz, man habe sein Fachgebiet »auch innerhalb der Hochschulen zu der notwendigen Anerkennung« gebracht, und der jeweilige Lehrstuhlinhaber werde »ein ebenso begeisterter Rassenhygieniker wie idealistischer Nationalsozialist« sein.[19] Wenngleich letzteres gewiß zutraf, so dürften die meisten der älteren Ordinarien über die Verstiegenheit des ersten Teils von Kranz' Aussage doch den Kopf geschüttelt haben. Indessen sollten die Kriegsumstände vom Spätjahr 1939 an, die den Machthabern auch im höheren Bildungswesen verstärkte Kontrollen in die Hand gaben, Kranz nachträglich bestätigen. In den neuen »Reichsuniversitäten« Posen und Straßburg wurde »Rassenkunde« großgeschrieben[20], und gegen den schwachen Widerstand des Reichserziehungsministeriums[21] setzte Reichsgesundheitsführer Dr. Leonardo Conti im Herbst 1944 eine Verdoppelung der rassenhygienischen Pflichtübungen durch.[22]

Der Rassenexperte Kranz war ursprünglich Ophthalmologe; er erhielt sein Gießener Extraordinariat 1937 im einundvierzigsten Lebensjahr, nach bemerkenswerten politischen Diensten in der NSDAP.[23] Damit steht er stellvertretend für jene Gruppe von zumeist jüngeren Ärzten und Dozenten, die die medizinischen Fakultäten des Dritten Reiches gezielt als karrierefördernde Aufstiegsmechanismen benutzt haben. Doch bevor die Berufungspraktiken nach 1933 im einzelnen untersucht werden, muß man den breiten Hintergrund der Beziehungen zwischen Hochschulmedizinern und NS-Partei beleuchten.[24]

Zu den Karrieristen vom Schlage Kranz' müssen all diejenigen gezählt werden, die aus Opportunismus mit dem Regime kooperierten und es erst dadurch in den Fakultäten zu etwas brachten. Insofern der Generationsgegensatz dabei mitspielte, war der Assistent, der seinen (wohlmöglich noch »nichtarischen«) Chef-Ordinarius zu beerben trachtete, für diese Kategorie prototypisch. Von dieser Art waren gewisse Jungmediziner, die der Pathologe Franz Büchner in den Anfangsjahren des Regimes in Berlin beobachtete. Im Krankenhaus feierten sie Weihnachten ostentativ als »Wotansfest« – Wotan war der Führer.[25] Aber auch hier sollte man differenzieren. Irgendeine Bindung zur NS-Bewegung, selbst eine nominelle, war vonnöten, wollte man sich den akademischen Berufsweg nicht gänzlich versperren. Dozentenlager beispielsweise waren für fast alle Hochschulmediziner obligatorisch; von der Teilnahme an ihnen wurde die Ernennung zum Dozenten abhängig gemacht.[26] Einige, vornehmlich junge Wissenschaftler traten nicht nur der Partei bei, sondern auch den ihr angeschlossenen Verbänden wie der SA, um sich abzusichern, und sei es nur in untergeordneten Positionen.[27] In gewisser Weise traf zu, was der Sicherheitsdienst im März 1944 über die Mediziner vermerkte: »Die Typen unseres derzeitigen Nachwuchses, die heutzutage rein wissenschaftlich auf einer gewissen Höhe stehen, haben von den nationalsozialistischen Problemen nur das eine gelernt, daß sie nämlich in der Partei sein müssen, um wenigstens damit nach außen hin zu bekunden, daß sie mit ihrer Zeit mitzugehen verstehen.«[28]

Daneben behauptete sich ein Typus von in der Regel älteren Medizinern, die, bereits vor 1933 fest an den Hochschulen angestellt, in der »Kampfzeit« zur NS-Bewegung überschwenkten. Ihre Zahl war, wie gesagt, nicht groß, denn es gehörte Idealismus dazu, derartiges zu tun. Als Beispiel für diese wenigen sei der schon erwähnte Rostocker Hygieniker Hans Reiter genannt.[29] 1881 geboren, wurde er 1913 Privatdozent, 1918 Titularprofessor und zehn Jahre später Honorarprofessor in Rostock. Von 1921 bis 1926 Mitglied der Deutschen Volkspartei, trat der ehemalige Sanitätsoffizier des Ersten Weltkrieges im August 1931 in die NSDAP ein, später zusätzlich in andere NS-Organisationen wie den NS-Ärztebund. Im Juli 1932 zog Reiter, der seit 1926 Direktor des mecklenburgischen Gesundheitsamtes war, für die Nazis in den Schweriner Landtag. Bis zu diesem Zeitpunkt, an dem Mecklenburg eine nationalsozialistische Regierung erhielt, hätte er wegen seiner politischen Gesinnung möglicherweise von seinem Staatsamt suspendiert werden können.[30] Als akademischer Lehrer scheint Reiter populär gewesen zu sein, und daß er den Nationalsozialismus zur Hoch-Zeit der Wirtschaftskrise ernst nahm, beweist seine Bereitschaft, bedürftige nationalsozialistisch gesinnte Studenten finanziell zu unterstützen – mit einigen tausend Mark im Jahr.[31] Einem solchen Mann muß man glauben, daß er es ehrlich meinte, wenn er im November 1932 seine Unterschrift unter ein landesweit publiziertes Bekenntnis zu Hitler setzte: Hier waltete kein Kalkül.[32] Gleichwohl wurde Reiter, sozusagen gerechterweise, im Juli 1933 Präsident des Reichsgesundheitsamtes in Berlin.[33]

Dagegen ist die dritte Kategorie des medizinischen Hochschullehrers, der bereits vor 1933 in den besten Jahren und in einer Spitzenstellung war und dennoch nach dem Umsturz zu den neuen Machthabern überlief, wesentlich schwerer zu begreifen. Zwei Beispiele bieten sich zur Analyse an: Alfred Schittenhelm und Wilhelm Pfannenstiel. Der 1874 geborene Schittenhelm war seit 1912 Ordinarius für Internistik und galt zur Zeit seines Parteieintritts, im Mai 1933, als internationale Koryphäe. Einen Monat später eröffnete er den 45. Kongreß der Deutschen Gesellschaft für Innere Medizin, auf dem er sich »zur neuen Regierung und den rassenhygienischen Bestrebungen der neuen Zeit bekannte«.[34] Hinfort ließ ihm die Schutzstaffel ihren speziellen Schutz angedeihen. Nach den Akten war er im Mai 1934 durch Einfluß des damaligen Reichsärzteführers Wagner von Kiel nach München gekommen; im Dezember konstatierte die SS, es werde scharf gegen ihn geschossen, kein Verhandlungsversprechen würde gehalten. Es sei daher notwendig, Schittenhelm »politisch zu stützen«.[35] Der Gelehrte wurde am 1. Januar 1935 SS-Sturmbannführer und brachte es während des Krieges bis zum Brigadeführer. Ob die SS ihn protegierte, weil sie sich etwas von ihm erhoffte, oder ob Schittenhelm Partei und SS für eigene Zwecke einspannen wollte, ist ungeklärt. Daß ein Mann von seinem Rang für eine Berufung von Kiel nach München von Parteiinstanzen abhängig gewesen sein soll, ist sehr unwahrscheinlich; hatte er doch 1932 einen Ruf nach Berlin abgelehnt! Glaubhaft ist, daß er von Hitler wirklich überzeugt war, und wie es auch in einem Partei-Urteil vom Januar 1939 über ihn heißt, »ein sehr guter Nationalsozialist und in politischer Beziehung vollkommen einwandfrei«.[36]

Politisch zuverlässig war auch der Kollege Pfannenstiel in Marburg. 1931 mit 41 Jahren zum Ordinarius für Hygiene und Bakteriologie berufen, verkörperte Pfannenstiel mehr den Typ des aktivistischen Homo politicus, weswegen ihn die SS recht schnell, ein halbes Jahr nach seinem Parteieintritt im Mai 1933, heranzog. Dennoch erstaunt heute, daß Pfannenstiel relativ spät, nämlich im Januar 1937, SS-Offizier (Untersturmführer) wurde. Aber er galt der SS als absolut vertrauenswürdig, so daß sie ihn 1936 als Rektor der Universität Marburg lancieren wollte. Auch in diesem Fall läßt sich zwischen Eigennutz und Hingabe schwer trennen.[37]

Ganz anders waren die Vertreter einer Hochschulmedizin, die sich noch den überlieferten Normen der humanen Wissenschaft verpflichtet dünkte. Solche Männer, auch des äußeren Scheins wegen nicht im geringsten angepaßt, endeten oftmals außerhalb der nazistischen Gemeinschaft, und manche starben durch den Henker. Die Psychiater Karl Kleist (Frankfurt) und Gottfried Ewald (Göttingen) verdienen Erwähnung, weil sie sich ohne Rücksicht auf die eigene Person gegen die Euthanasie-Aktion aussprachen.[38] Aber ihnen geschah ebensowenig etwas wie dem streng religiösen Freiburger Pathologen Büchner, der 1942 bei der Luftwaffe Protest gegen die von ihr gemeinsam mit der SS durchgeführten Dachauer Kälteexperimente einlegte.[39] (Zu dieser ärztlichen Kritik an Euthanasie, Menschenexperimenten, Sterilisation s. auch Teil III, bes. Abschn. 2.) Dagegen verlor der Bonner Psychiater Hans Walther Gruhle, der sich gegen die Zwangssterilisation wandte und daraufhin vom mächtigen NS-Rasse-Dogmatiker Ernst Rüdin verfolgt wurde, nicht nur seine Hochschulstellung, sondern auch das erworbene Anrecht auf eine ordentliche Professur.[40] In Bonn büßte 1934 auch der viel ältere, weltweit anerkannte Dermatologe Erich Hoffmann, nach offen zur Schau getragener Mißachtung des Regimes, seinen Lehrstuhl ein.[41]

Mit dem Leben spielte der Hamburger Pädiater Professor Rudolf Degkwitz, als er, ein überzeugter Anhänger der völkischen Ideologie und von den frühen Zwanzigern her mit Heß und Hitler bekannt, auf der Höhe des Krieges in seinen Vorlesungen über die Partei spottete. Dafür mußte er sich 1944 vor dem Volksgerichtshof verantworten, von dem er nur deshalb nicht zum Tode verurteilt wurde, weil Richter Freisler sich seiner bahnbrechenden Entdekkungen auf dem Gebiet der Masernbekämpfung entsann.[42] Nach Dachau wurde der katholische Gynäkologe Professor Albert Niedermeyer gebracht, nachdem er im Herbst 1933 auf dem Berliner Kongreß der Deutschen Gesellschaft für Gynäkologie als einziger gegen die Sterilisation referiert hatte, er hat im KZ mit Mühe überlebt.[43] Hingerichtet schließlich wurde, im Mai 1944, seiner kommunistischen Überzeugung wegen der Berliner Dozent für Innere Medizin Georg Großcurth, der seit 1933 Juden Schutz gewährt hatte und später zum Widerstand gegen Hitler gehörte.[44]

Doch zurück zum Zusammenhang von NS-Dienstleistungen und Hochschulberufung. Die Behauptung H. Schadewaldts, in Düsseldorf seien »Berufungen allein nach fachlichen Gesichtspunkten« ausgesprochen worden, ist gewiß übertrieben.[45] Denn sowohl Staats- wie Parteistellen sicherten sich schon zu Anfang des Regimes Berufungsprivilegien nach politischen Maßstäben. Hier wie auch in anderen Bereichen suchten die Parteimänner die wesentlich konservativeren Beamten der Ministerialbürokratie zu übertrumpfen. So verfügte schon am 6. September 1933 Rudolf Heß, medizinische Fakultäten hätten »in allen Berufungsangelegenheiten die Stellungnahme des Reichsärzteführers herbeizuführen« – der aber war von der Partei abhängig. Eine von Heß eingesetzte »Hochschulkommission« nahm bereits im ersten Jahr der Hitler-Diktatur auf vierunddreißig medizinische Berufungen Einfluß.[46] Fortan bemühte sich die Partei, diesen Einfluß hauptsächlich über Vertrauenspersonen wie die NS-Dozentenführer aufrechtzuerhalten; die medizinischen NS-Fachschaften konnten dabei eine unheilvolle Rolle spielen.[47]

Nach Gründung des Reichserziehungsministeriums im Mai 1934 setzten sich allerdings dessen meist konservative Repräsentanten gegen die rabiaten Parteivertreter durch.[48] Damals gab es schon gewisse Rivalitäten zum Gesundheitsdezernat im Reichsinnenministerium, allein deswegen, weil diesem Befugnisse beim medizinischen Staatsexamen zukamen.[49] Diese Spannungen verschärften sich noch, als im August 1939 der neue Reichsgesundheitsführer Conti auch zum Staatssekretär für Gesundheitswesen im Innenministerium ernannt wurde. Doch mußte er seine Anmaßungen in

Berufungsfragen[50] sehr zügeln, solange der energische Referent im Reichserziehungsministerium, der Psychiater Professor Max de Crinis, sein Heft nicht aus der Hand gab.[51] Während des Krieges versuchte Conti noch mehrmals, de Crinis' Funktionen zu beschneiden.[52] Es war aber schließlich nicht Conti, sondern der von Hitler im Juli 1942 eingesetzte Gesundheitskommissar Professor Karl Brandt, der bis Kriegsende bei Berufungsentscheidungen das letzte Wort sprach.[53]

Auch der konservativ denkende de Crinis war Nationalsozialist[54], und auch er ließ bei Berufungen und Beförderungen von Hochschullehrern fachliche Gesichtspunkte vor politischen oft zurücktreten.[55] Wenn im Dritten Reich minder qualifizierte Mediziner auf Universitätslehrstühle gelangten, so muß auch ihn die Verantwortung dafür treffen. Was diesen Medizinern an Fachausbildung gebrach, suchten sie durch ihre Partei-Meriten wettzumachen. Die ganz alten Kämpfer schnitten dabei am besten ab. Willy Usadel, Bruder des einflußreichen Parteifunktionärs Georg Usadel, war Parteigenosse seit 1931 und Chef des Berliner Rudolf-Virchow-Krankenhauses. Sein Name befindet sich unter den der Laudatoren für Hitler vom November 1932. In Tübingen, wo der Privatdozent erst an dritter Stelle auf einer Berufungsliste erschienen war, wurde er allen fachlichen Bedenken zum Trotz im Mai 1934 auf ein Ordinariat berufen.[56] Privatdozent Kurt Strauß, ein stümperhafter Chirurg, aber Alt-Pg. (1931), brachte es auf abenteuerlichen Wegen zum Nachfolger Hermann Schloffers an der Karls-Universität in Prag.[57]

Diese Beispiele ließen sich beliebig vermehren, ebenso wie jene für die Gruppe der Nachzügler nach Januar 1933, für die der Ophthalmologe Kranz bereits exemplarisch genannt wurde.[58] Darüber hinaus könnten noch erwähnt werden der 1900 geborene Chirurg Fritz Hartmann, der 1933 der SS und 1938 der Partei beitrat, sich 1936 habilitierte und im Juni 1941 vorzeitig zum außerplanmäßigen Professor befördert wurde, nachdem zwei Gutachter die fachliche Eignung des Kandidaten angezweifelt hatten.[59] In diese Kategorie paßt auch Max Madlener, zwei Jahre älter als Hartmann und ebenfalls Chirurg, der nach Beitritt zur NSDAP (1933) und SS (1934) und nach seiner Habilitierung (1934) im Jahre 1940 Extraordinarius wurde.[60] Der bekannte Psychiater Hans Bürger-Prinz mag in seinen Memoiren den eigenen beruflichen Werdegang eher großzügig behandelt haben; Tatsache ist, daß er im Mai 1933 Pg. wurde, bevor er 1937 einen Ruf nach Hamburg erhielt.[61] Und auch der Nachfolger des großen Internisten Ludolf Krehl erhielt 1937 in Heidelberg nicht wegen seiner fachlichen Qualifikation, wohl aber als »fanatischer Nationalsozialist« seinen Posten, wie sich Karl Jaspers erinnert.[62]

Diese Vorgänge wurden zur Perversion getrieben dadurch, daß einige Ärzte sich bemühten, die formale Qualifikation für eine Hochschulberufung dort zu erlangen, wo die Grenzen ärztlicher Ethik längst überschritten waren, nämlich im Bereich der Humanexperimente. Wenn es zu einer Berufung solch moralisch fragwürdiger Menschen nicht mehr gekommen ist, so lag das nicht an einer Wandlung des Prinzips, sondern allein daran, daß für diese Ärzte der Zusammenbruch des NS-Regimes zu früh erfolgte. Der Dachauer SS-Arzt Dr. Sigmund Rascher sollte sich, auf eigenen Wunsch und auf höhere Weisung, mit seinen Menschenversuchen bei Schittenhelm oder Pfannenstiel habilitieren.[63] Auch der Lungenfacharzt Dr. Kurt Heißmeyer, der zu Experimentierzwecken jüdische Kinder mit lebenden Tuberkelbazillen infizierte und schließlich erhängen ließ[64], strebte eine Hochschullaufbahn an. Zu diesem Problemkreis gehört auch die persönliche Ernennung höchst zweifelhafter Mediziner zu Titularprofessoren durch Hitler (Karl Brandt; Theodor Morell) und die Erhebung NS-medizinisch ausgerichteter Allgemein- und Fachärzte zu Honorar- und außerplanmäßigen Professoren (Kurt Klare; Hermann Boehm; Walter Schultze). Bestand doch die Gefahr, daß solche Männer zu dem Zeitpunkt auf Universitätslehrstühle gehievt würden, da die Schwierigkeiten des wissenschaftlichen Nachwuchses (Überalterung des nicht-wehrfähigen Lehrkörpers; Wehrdienstverpflichtung und mangelnde Fachausbildung der Jungen) überhand zu nehmen drohten.[65]

Mit Gewißheit hätten solche »Gelehrte« die Krise der medizinischen Wissenschaft in Deutschland, die sich seit 1933 hinzog, um einige Grade verschärft. Der Beginn dieser Krise hatte sich schon vor 1933 abgezeichnet, als mehr und mehr Ärzte unter Führung solcher völkischen Vorkämpfer wie Dr. med. Erwin Liek der biologistischen Auffassung von der Medizin zuneigten.[66] Sie wiesen das, was sie die »Individualisierung« und »Intellektualisierung« der Medizin nannten, scharf zurück und erhoben dagegen das Postulat der »Ganzheit«, dem nur der Allgemeinpraktiker, aber nicht der Facharzt, und schon gar nicht der hochspezialisierte Professor gerecht werden könne. Der entscheidende Punkt war, daß diese subjektivierte, organizistisch ausgerichtete Medizin als dem rationalen Wissenschaftsbetrieb in den Universitäten enthobene Disziplin, und mithin als extra- oder sogar antiuniversitär verstanden wurde. Die fortschreitende Biologisierung der Medizin im Dritten Reich mußte daher, mit all ihren Konsequenzen, zugleich eine Entwissenschaftlichung bedeuten. Gemäß dieser radikalen Logik wäre medizinische Wissenschaft in jeder Fakultät nach 1933 als ein Paradoxon anzusehen gewesen.[67]

Tatsächlich aber blieb Medizin als Wissenschaft in den Universitäten Bestandteil einer Mischform, in der sich die neudeutschen Konzeptionen mit den althergebrachten Lehren paarten. Eine große Zahl namentlich älterer Hochschullehrer war nicht gewillt, die solide Ausbildung, die sie noch genossen hatten, durch Theorien und Praktiken zu kompromittieren, welche von der nationalsozialistischen Ideologie diktiert wurden. So liefen in den meisten Fällen die alten Vorlesungen und Ausbildungskurse einfach weiter, und die Forschung der Professoren unterschied sich in nichts von ihren Arbeiten vor 1933.[68] Einige prominente Hochschulmediziner zeigten auch Bereitschaft, die von ihnen vertretene Wissenschaft alten Stils öffentlich in Schutz zu nehmen, indem sie beispielsweise erklärten, wie es der Freiburger Pathologe Ludwig Aschoff auf der 93. Naturforscher-Versammlung 1934 tat, daß es »keine national beschränkte Medizin« gebe, sondern daß die Medizin »auf die Zusammenarbeit der Völker angewiesen« sei. Das schlug dem Anspruch der völkischen Eigenart, den die nationalsozialistischen Ideologen erhoben, offen ins Gesicht.[69]

Doch konnte das den Vormarsch des neuen Zeitgeistes nicht verhindern. Die biologistische Medizin als »ein ausgesprochenes Kind der nationalsozialistischen Weltanschauung«[70] fand ihren regimegemäßen Ausdruck in der von Reichsärzteführer Wagner am 20. April 1936 großartig verkündeten »Neuen Deutschen Heilkunde«, die bewußt im Gegensatz zur »Schulmedizin« konzipiert war.[71] Grundsätze dieser »Heilkunde« waren, daß die Medizin nicht dem einzelnen, sondern der Volksgemeinschaft zu dienen habe, daß die Gesunderhaltung vor der Heilung rangiere und daß eine generalistische Diagnostik und Therapie Vorrang vor dem Spezialistentum besäßen. Im Einklang mit den biologischen Prämissen wurde dem Schmerz eine Schlüsselfunktion im Krankheitsprozeß zugewiesen: Er diene als Indikator nicht von Krankheit, sondern von Gesundung. Der aus dem Gleichgewicht geworfene Organismus des Körpers (ein Zustand, der die Bezeichnung »Krankheit« nicht verdiene) habe durchzuhalten, indem den Hilfskräften der Natur freier Lauf gelassen werde. Zeige sich der Körper dennoch unterlegen, so sei das ein Beweis für die volksbiologisch schlechte und daher vernichtenswerte Konstitution des Patienten. Der Arzt könne deswegen in den vorherbestimmten »Gesundungs«-Prozeß der Natur niemals selbst eingreifen, wozu er durch Operationen und starke Arzneien an sich fähig wäre, sondern er dürfe den natürlichen Kräften nur Beistand leisten, etwa durch leichte Heilmittel wie Kräutertees, Diätkost, Bewegungstherapie und Luftkuren. Bei jedem Behandlungsversuch aber sei einfühlsame Intuition wichtiger als messerscharfe Analyse.[72]

Solches Denken verriet sein sozialdarwinistisches Erbe einmal durch das in ihm anklingende Herostratentum, daß nämlich der edle, »erbadlige« Mensch derjenige sei, welcher – vermutlich seiner eugenischen Grundeigenschaften wegen – den Schmerz ertragen könne und während jeder Krankheit körperlich aktiv sei. Zum andern war es extrem rassistisch, denn gesundheitsförderungswürdig war nur der rassisch einwandfreie Typ. Diese bei manchem Jungmediziner auf Resonanz stoßende Ansicht über Heilkunde erklärt, warum sich die Rassenkunde trotz des Widerstandes der traditionell eingestellten Ordinarien langsam in den Hochschul-Curricula breitmachen konnte, und auch deren allmähliche Verankerung im Forschungsprogramm zumindest der jüngeren Gelehrten.[73] In der Tat führt von dieser rassistischen Auffassung von der Medizin, auch als Wissenschaft, eine manchmal kaum erkennbare, aber nichtsdestoweniger gerade Linie aus den Hörsälen der Universitäten in die Gaskammern der Euthanasie-Anstalten, die Krankenreviere der KZs und die Krematorien der Vernichtungslager. Eine

Wissenschaft von der Medizin, die unheilbar Erkrankten aus rassehygienischen Gründen das Recht zum Leben versagte, die Humanexperimente an lebensunwerten, weil rassisch angeblich minderwertigen Menschen vornahm, und die bereits 1935 darauf baute, demnächst »das Blut des Juden im Reagenzglas« nachweisen zu können, um ihn als Parasiten zu vernichten, riskierte qualitativen Niveauverlust ebenso wie moralische Werteinbuße.[74] Die Funktionen, die ein Professor Werner Heyde bei der Tötung von »Geisteskranken«, ein Dozent Ernst Günter Schenck bei »Ernährungsversuchen« im KZ Mauthausen und ein Professor Johann Paul Kremer bei der »Selektion« von Juden in Auschwitz erfüllten, markierten gewissermaßen den Höhepunkt der Krise in der Medizin als Wissenschaft, von der Professoren und Studenten in gleicher Weise betroffen wurden.[75]

Auch die Studierenden der Medizin mußten nach der Machtübernahme Hitlers gewahr werden, daß ihre jüdischen Kommilitonen schrittweise aus ihrer Mitte entfernt wurden. Bei diesen staatlichen Prozessen wirkten einige von ihnen anfangs selbst als Antreiber mit, denn die Existenznot vieler Mediziner gegen Ende der Weimarer Republik hatte (wie schon in Teil I Abschn. 1 bemerkt) in manchen Orten, namentlich in Berlin und Frankfurt, Konkurrenzneid gegen Juden hervorgerufen.[76] Obwohl die Proskription von jüdischen Medizinstudenten auf Grund des Gesetzes gegen die Überfüllung der Hochschulen (April 1933) erst im April 1934 begann (das Rigorosum wurde ihnen verwehrt, es sei denn, sie legten die deutsche Staatsbürgerschaft ab), versuchten die durch Studenten geführten nationalsozialistischen Fachschaften der Medizin bereits 1933, jüdische Hörer auf die letzten Bankreihen oder in gesonderte Räume abzudrängen.[77] Auch in der Frage der Famulatur für jüdische Studenten gab es kein System: Während die NS-Studentenschaften im allgemeinen dagegen waren, ließen manche Länder, wie Preußen, sie im Frühjahr 1934 noch zu; andere, wie Baden, verboten sie.[78] Das in der Regel konservativ planende Reichserziehungsministerium folgte Preußen und verordnete ein Jahr später, daß auch Juden, die ihr Medizinstudium bereits vor Sommer 1933 begonnen hätten, noch zu Prüfungen zugelassen würden; ein Anrecht auf Approbation war damit freilich nicht verbunden.[79]

Mittlerweile wurden die nazistischen Studentenschaften in den Hochschulen selbst wieder aktiv. In ihrer Radikalität wollten sie auch den letzten jüdischen Medizinstudierenden aus dem Hörsaal drängen; dabei gab es, beispielsweise in den Jahren 1935–1937 an der Würzburger medizinischen Fakultät, unter etwa 450 Klinikern gerade noch drei Juden! Die Klinikerschaften, die sich energisch gegen die Famulatur »nichtarischer« Kommilitonen sperrten, sorgten auch dafür, daß Juden keine vaginalen Untersuchungen an »arischen« Patientinnen mehr vornehmen konnten.[80] Zu dieser heiklen Angelegenheit wollte das Reichserziehungsministerium allerdings vorerst noch keine Stellung nehmen. Es liege im »taktvollen Ermessen der Klinikdirektoren«, in Einzelfällen Regelung zu treffen, schrieb man im Juni 1936.[81] Dieser Modus wurde auch Anfang 1938 noch beibehalten, als die jüdischen »Mischlinge 1. Grades« vom Medizinstudium generell ausgeschlossen wurden.[82] Zwar wurde Ende 1942 wegen Ärztemangels die Zulassung von »Mischlingen« zu den medizinischen Fakultäten teilweise wieder von der Einzelentscheidung des jeweiligen Rektors abhängig gemacht, aber seit dem Praxisverbot für »nichtarische« Ärzte vom 30. September 1938 war das Schicksal aller jüdischen Medizinstudenten im Reich ohnehin besiegelt.[83]

Die Entfernung der jüdischen Studenten gerade aus den Fakultäten der Medizin war den NS-Machthabern deshalb so wichtig, weil gegen Ende der Weimarer Republik der Anteil der Juden an den Medizinstudierenden besonders hoch in Deutschland gewesen war und die Mediziner etwa ein Viertel aller Studenten überhaupt ausgemacht hatten.[84] 1933 waren, so betonte man, die Hochschulen mit Medizinern geradezu verstopft.[85] Man gab damals »arischen« Jungärzten nur dann Berufschancen, wenn künftig der Zugang zum Medizinstudium beschnitten und insbesondere alle Juden davon ferngehalten würden.[86] Während aber, in absoluten Zahlen, das Medizinstudium bis zum Wintersemester 1939/40 zurückging, erhöhte sich der Anteil der Medizinstudierenden auf etwa 33 Prozent der Gesamtimmatrikulierten, das heißt, das Medizinstudium blieb die bei weitem populärste Fachrichtung in den deutschen Hochschulen.[87] In manchen Universitätsstädten wirkte sich dies besonders kraß aus, beispielsweise in Tübingen, wo 1931 29 Prozent der

Studierenden als Medizinstudenten von 29 Prozent des Lehrkörpers betreut wurden, 1939 aber 44 Prozent von 26 Prozent der Professoren.[88] Im Wintersemester 1939/40 war der Ansturm zum Medizinstudium gerade unter Erstsemestrigen so stark, daß Universitäten wie Marburg die Einschreibungen stoppen mußten, da die Kollegs bereits »dreifach gelesen« wurden.[89] Genaue Zahlen fehlen bisher; doch läßt sich schätzen, daß während der Kriegsjahre zwischen 40 und 50 Prozent aller Studenten im Reich in den medizinischen Fakultäten immatrikuliert waren.

Von diesen waren nicht ganz die Hälfte weiblich.[90] Schon in der Endphase der Weimarer Republik war das Medizinstudium unter Frauen sehr beliebt gewesen[91] (dazu s. auch Teil I Abschn. 1) – ein Grund mehr für die Nationalsozialisten, das Medizinstudium der Frauen zu regulieren. Weil sich diese Regulierung aber nicht konsequent durchführen ließ, sanken zwar die absoluten Ziffern für Medizinstudentinnen von 1933 bis 1939 ebenso wie der Prozentsatz dieser Studentinnen im Vergleich zu den Medizinstudenten, gleichwohl wandte sich ein höherer Anteil an weiblichen Erstsemestrigen der Medizin zu, so daß bis Anfang Januar 1939 »beinahe die Hälfte« aller Kommilitoninnen Medizin studierte.[92] Noch in der Vorkriegsphase des Dritten Reichs zeigte sich, daß Frauen, die ja laut NS-Ideologie für »Pflegeberufe« wie geschaffen seien, in der Tat auch für den Arztberuf in Frage kamen, zumal, wenn sie in der Kinderheilkunde, der Fürsorge, im Schularzt- oder Luftschutzsanitätsdienst tätig wurden. Darüber hinaus mußten sie beizeiten junge Kollegen ersetzen, die sich hauptamtlich der SA, SS oder Wehrmacht zugewandt hatten.[93] Obgleich mancher maßgebliche Beamte, wie der Dezernent Professor Bach im Reichserziehungsministerium, immer noch den alten, durch die NS-Ideologie gestützten Vorurteilen gegen arbeitende Frauen anhing[94], war bereits zu Anfang des Krieges klar, in welch großem Maß Medizinerinnen ihre männlichen, an der Kriegsfront wirkenden Kollegen entlasten könnten. Der ärztliche Zivildienst von Frauen wurde daher nach 1939 vom Regime in jeder Weise gefördert, und das Medizinstudium von jungen Mädchen erreichte einen nie dagewesenen Höhepunkt.[95]

Das Anschwellen der Medizinstudenten-Zahlen nach Ausbruch

des Krieges ist auf die Praktiken der Wehrmacht zurückzuführen, männliche, bereits in den Fakultäten inskribierte Medizinstudierende zur Ausbildung zurückzubefehlen und auch Oberschulabsolventen vorerst in den Universitäten unabkömmlich (uk) zu stellen. Dadurch wollte sie sich den ärztlichen Nachwuchs für die Streitkräfte aller Waffengattungen sichern. Weil aber der Zweite Weltkrieg – im Gegensatz zum Ersten – unter der Mehrzahl der deutschen Jugend nicht sehr populär war, hatte dies zur Folge, daß viele Medizin zu studieren begannen, um dem Schützengraben zu entkommen, die sonst für diesen Beruf kaum taugten. Universitätslehrer, die sich mit solchen Studenten herumplagen mußten, wußten diesen Zustand beizeiten zu beklagen.[96] Parteiführer wie Himmler und Goebbels waren außer sich vor Empörung, aber gegen die autonome Wehrmacht vermochten sie nichts auszurichten. Wenn es nach Himmler gegangen wäre, hätte er alle »Drückeberger« sofort erschossen.[97]

Für die Kriegsscheuen unter den Medizinstudenten ging diese Rechnung nicht auf; soweit wehrfähig, kamen sie nach einem vereinfachten Studium doch noch alle an die Front, so daß die Streitkräfte bis zum Ende des Krieges mit Ärzten viel besser versorgt waren als die Zivilbevölkerung. Ja, sie hatten sogar viel mehr, als sie benötigten.[98] Doch je länger der Krieg dauerte, desto weiter suchten die beurlaubten Medizinstudenten ihr Studium und besonders die Abschlußprüfungen hinauszuzögern, indem sie in Erholung fuhren oder möglichst lange an ihren Dissertationen saßen. Da setzte das Reichsinnenministerium im Juli 1943 eine Prüfungsfrist; wer nicht rechtzeitig fertig wurde, sollte anderswo »kriegswichtig« eingesetzt werden. Bei jedem Versager war individuell zu entscheiden, »ob er sich für den ärztlichen Beruf eignet und ob eine Verlängerung der fünfmonatigen Frist vertretbar ist«.[99] Diese Maßnahme war unerläßlich, denn die wenigen, von Bomben noch verschonten medizinischen Fakultäten waren völlig überfüllt, wie beispielsweise Berlin, wo im Sommer 1943 ein Numerus clausus erwogen wurde.[100]

Durch den nun beginnenden Schub von Prüfungskandidaten gerieten die bereits nicht mehr leistungsfähigen Universitäten in ein neues Dilemma. Einerseits waren sie gezwungen, die vielen anstehenden Prüfungen zügig abzuhalten, was zeitlich den normalen

Lehrplan beeinträchtigte. Andererseits waren kaum noch Hochschullehrer vorhanden (die jüngeren waren größtenteils eingezogen), um die Masse der Medizinstudenten zu bewältigen. So wurde Ende 1944 wieder der Numerus clausus beschworen. Greifswald etwa wollte das Vorklinikum sperren, es sei denn, es würden neue Lehrkräfte, namentlich für Anatomie, bewilligt.[101] Zu Beginn des Jahres 1945 war die ganze Situation so verfahren, daß sich bis zu einhundert Prüflinge, statt der vorgesehenen dreißig, zu den Examina meldeten.[102]

Die Maßnahmen bezüglich der Prüfungen gegen Ende des Krieges waren die Schlußstücke einer langfristigen Reform im medizinischen Studienwesen, die einige Jahre nach der nationalsozialistischen Machtergreifung angelaufen war. Der äußere Anlaß dazu war die Reichsärzteordnung vom Dezember 1935 gewesen, der die alte Studienordnung angepaßt werden mußte. Zwingende innere Gründe dafür sind in der fortschreitenden antisemitischen Gesetzgebung, der Berücksichtigung neuer, NS-spezifischer Fächer wie Rassenhygiene sowie der Einführung der allgemeinen Wehrpflicht 1935 zu sehen. Diesen drei Faktoren wurde, was die künftigen Studiengänge betraf, in der ärztlichen Bestallungsordnung vom 25. März 1936, welche die Prüfungsordnung von 1924/32 ersetzte, zur Genüge Rechnung getragen.[103] Auch auf der Basis der neuen Ordnung sollte das Gesamtstudium der Human-Medizin zwölf Semester dauern, eingeteilt in Vorklinikum (fünf bis sechs Semester), Klinikum und ein Prüfungssemester. Ein unbezahltes Praktikantenjahr war zwischen Prüfung und Bestallung (früher: Approbation) eingeschoben. Im Regelfall wurden noch Famulaturen in die Semesterferien gelegt und an die Bestallung zwei Assistentenjahre angehängt.[104] Weil die expandierende Wehrmacht schnell frisch ausgebildete Sanitätsoffiziere brauchte, aber sicherlich auch, weil das anti-intellektuell eingestellte NS-Regime in den Universitäten Horte des Bummelantentums vermutete und die »Jungehe« unter Ärzten fördern wollte[105], wurde das eigentliche Medizinstudium nach einer neuen Studienordnung vom 1. April 1939 einerseits drastisch gekürzt, andererseits durch zusätzliche Verpflichtungen erneut belastet. Und zwar wurden die früheren elf Studiensemester nun auf zehn gekappt, die Abschlußprüfung auf ein paar Wochen bemessen und das Praktikantenjahr, etappenweise, für die Semesterferien eingeplant. Dieses war nun mit den Famulaturen austauschbar. Zwischen Abitur und Studium wurden mehrere Monate Krankenpflegedienst geschaltet, der auch als Teil der Wehrpflicht abgeleistet werden konnte. Dazu kamen, während des Vorklinikums, noch wochenlanger Fabrik- oder Landdienst und nach der Bestallung eine einjährige Pflichtassistentenzeit sowie ein dreimonatiges Landpraktikum. Für das Vorklinikum waren jetzt vier Semester vorgeschrieben.[106]

Die nächste einschneidende Änderung war die Einführung der Trimester anstelle der traditionellen Sommer- und Wintersemester Ende 1939, 1940 und Anfang 1941. Da wegen der Kriegserfordernisse Studenten schneller graduiert werden mußten, wurden die Semester ohne dazwischenliegende Ferien zusammengedrängt und wiederum um einige Wochen verkürzt. Für Medizinstudenten bedeutete dies, daß sämtliche sonst während der Ferien anfallenden Arbeiten, wie die Praktika, nicht ausgeführt werden konnten und auf später verschoben wurden. Militärpflichtige durften allerdings, wie schon vorher, auch im Wehrvollzug famulieren.[107]

Ein weiteres Novum war ab Juni 1941 die partielle Anrechnung von hilfsärztlichen Diensten in Hitlerjugend- oder Kinderlandverschickungslagern auf die Famulatur.[108] Aber die Vereinfachungen gingen noch weiter. Knapp zwei Jahre später durften vormedizinische Fächer wie Physik und Chemie nicht erst, wie bisher, nach vier Semestern im Physikum, sondern bereits nach zwei Semestern geprüft werden.[109] Man wollte das Medizinstudium um jeden Preis beschleunigen, zumal die Abschlußprüfungsfristen von vier bis sechs Wochen von den Kandidaten nicht mehr eingehalten wurden.[110] Schließlich wurden Anfang 1944 die Prüfungsfächer reduziert; Topographische Anatomie und Pathologische Physiologie zum Beispiel brauchten praktisch nicht mehr gelernt zu werden, da sie aus dem Prüfungskatalog gestrichen wurden.[111] Den Schlußpunkt in diesem Schrumpfungsprozeß stellte eine Verfügung vom 22. November 1944 dar, laut der ein fünftes vorklinisches Semester, das es nach der Studienordnung eigentlich nicht gab, anstelle des ersten klinischen Semesters gewertet werden konnte, so daß der Studiengang fünf statt der vorgeschriebenen sechs vollklinischen Halbjahre umfaßte.[112]

Diese sich ständig überschlagenden Eingriffe bedeuteten eine fühlbare Einschränkung der studentischen Freizügigkeit, etwa was die Dauer des Vorklinikums betraf, oder das erzwungene Verharren an ein und derselben Hochschule.[113] Aber das wäre noch zu ertragen gewesen im Vergleich mit den Pressionen durch die Partei und ihre Nebenorganisationen. Wenn man sich ihnen nicht beugte, konnten sie an verschiedenen Stellen eingreifen, um das Studium zu verzögern oder ganz zu verhindern. Von SA, SS und Arbeitsdienst einmal abgesehen, war für Medizinstudierende die kritische, nicht zu umgehende Organisation die Medizinische Fachschaft (entweder »Vorklinikerschaft« oder »Klinikerschaft«) an jeder Hochschule, die eng mit dem Nationalsozialistischen Deutschen Studentenbund und der Reichsstudentenführung zusammenarbeitete. Außerdem waren die Fachschaftsführer zugleich Vertrauensmänner des Reichsärzteführers.[114] Der Einfluß der Fachschaften auf die Studenten mochte je nach Größe und Art der Hochschule verschieden ausfallen; am stärksten war er in kleineren Universitätsstädten wie Würzburg, wo das Kontrollnetz eng geknüpft war. Ihnen oblag es, die Zulassung zum Famulieren, die Gewährung einer finanziellen Beihilfe durch das Reichsstudentenwerk und die Erstellung eines positiven politischen Leumunds, der vielleicht für Prüfungszwecke benötigt wurde[115], von der Beteiligung des einzelnen an mehr oder weniger politischen Veranstaltungen abhängig zu machen. Zu diesen, der Form nach als »freiwillig« deklarierten Veranstaltungen gehörten Vorträge von Parteigrößen über NS-Weltanschauung, die Teilnahme an außeruniversitären Wettbewerben wie dem Reichsberufswettkampf, der Besuch von Arbeitsgemeinschaften und Schulungslagern, und überhaupt, regelmäßige Mitarbeit in der Fachschaft.[116] Ganz ehrgeizige Studenten konnten über die Fachschaften auch in den Partei-Apparat eindringen und eine schnelle Karriere machen, etwa durch Mitwirkung im Rassenpolitischen Amt.[117]

Der großen Mehrheit lag ein derartiges Engagement allerdings fern. Nach dem Rausch der ersten Monate, dessen politischer Ausdruck antisemitische Ausschreitungen und ungleichmäßig bestrittener SA-Dienst waren, verflog vielfach der Enthusiasmus für den

Hitler-Staat, bei Medizin- wie bei anderen Studenten; man wollte möglichst geräuschlos durch den Lehrbetrieb und in die Abschlußprüfung kommen.[118] Danach wartete der vermutlich hohe und sichere Verdienst. Die Belästigungen durch Partei und Fachschaft wurden als ein notwendiges Übel akzeptiert, dem man, wo es ging, durch allerlei Listen zu entkommen suchte, ohne dabei gleich als »Oppositioneller« eingestuft zu werden. Aus Würzburg und anderen Hochschulorten ist überliefert, daß, wenn die Mehrheit aus der Fachschaft mitmachte, einigermaßen risikolos bei Erntehilfseinsätzen und Partei-Vorträgen gefehlt werden konnte; ja sogar NS-Krankenpflegekurse wurden geschwänzt, und das zentrale Organ der Fachschaften, »Der Jungarzt«, blieb weitgehend ungelesen.[119]

Der Kriegsausbruch verleitete in der Regel Studenten der Medizin ebensowenig zum Widerstand gegen Hitler wie andere Studierende, wie sehr auch viele von ihnen das Regime damals schon verachtet haben mögen. Vielmehr signalisierte er trotz seiner allgemein empfundenen Lästigkeit für eine ganze Anzahl von Jungärzten Berufsaufstieg in Wehrmacht, Partei oder SS, wobei gerade Medizinstudenten immer noch die Möglichkeit offenstand, dem gefährlichen Kriegsgeschehen an der Front mindestens für eine Weile durch uk-Stellung als Soldat in den Universitäten zu entgehen, typischerweise in einer medizinischen »Studentenkompanie«.[120] Jungen Mädchen wiederum bot das Regime wie nie zuvor Gelegenheit, den Arztberuf zu ergreifen.[121]

Freilich haben nicht alle jungen Mediziner so gedacht, wie es das Beispiel der »Weißen Rose« 1943 in München zeigt.[122] Auch in Hamburg, Freiburg, Berlin hat es Medizinstudenten, Freunde der Geschwister Scholl, gegeben, denen die Opposition gegen die verbrecherische Herrschaft Hitlers ethisches Anliegen war.[123] Der marxistische Medizinstudent Kurt Steude setzte seine vorkriegsmäßige Widerstandstätigkeit auch noch als Wehrmachtssoldat in den Schützengräben fort.[124] Mitglieder einer medizinischen Studentenkompanie zerschlugen Anfang Juli 1943 in Jena während eines Kameradschaftsabends eine Führerbüste – eine Tat, die die Machthaber dem Alkohol anzulasten geneigt waren, um ihr Gesicht zu wahren.[125] Und der Freiburger Pathologe Büchner sammelte während der ersten Kriegsjahre Feldpostbriefe von Schülern, die kein Hehl aus ihrer christlichen Überzeugung und ihrem Abscheu vor dem NS-Staat machten.[126]

Büchner und seinen gleichgesinnten Kollegen war damals längst klar, daß die Wissenschaftspolitik des Dritten Reiches auf dem Gebiet der Medizin ebenso wie die Ausbildungsreformen in den geistigen Bankrott führen mußten. Es ließ sich dies allein schon an der Qualität des zu erwartenden Nachwuchses ablesen. Der Prozeß der fachlichen Verbildung der Medizinstudenten begann bereits in den ersten Jahren des Regimes; es bleibt noch zu untersuchen, ob die Überfüllung der Fakultäten seit Ende der Weimarer Republik damit in einem ursächlichen Zusammenhang stand.[127] Wenn schon der Massenandrang die Qualität des Studiums minderte, so tat die politische Gebundenheit vieler Erstsemester ein übriges. Sauerbruch beschwerte sich Anfang 1935 über die schlechten intellektuellen Voraussetzungen dieser Jungen, über ihre Partei-Funktionen und die Protektion durch nationalsozialistische Verwandte; während des Studiums selbst kämen solche Kandidaten wegen der Anforderungen durch das Regime überhaupt nicht mehr zum Arbeiten; in den Kollegs würde durchgeschlafen.[128] In der Tat sank der Prozentsatz der Prüflinge an preußischen Universitäten, die mit der Note »sehr gut« abschlossen, zwischen 1934 und 1938 von 13,5 auf 10,8, und der Anteil jener, die aufgeben mußten, stieg entsprechend.[129] Die fachliche Verkürzung des medizinischen Studienganges einerseits und die fachfremde Überfrachtung der Semester mit Pseudowissenschaft und NS-Einsätzen andererseits bewirkten nach der neuen Studienregelung vom Frühjahr 1939 einen weiteren Qualitätssturz. Unter diesen Bedingungen lief die Forderung des Reichsärzteführers Wagner auf eine Quadratur des Zirkels hinaus: »Die jetzt erfolgende Neuordnung des medizinischen Studiums hat die Dauer der Ausbildung verkürzt, das Maß der verlangten Kenntnisse aber noch erhöht, die nunmehr in angestrengtester Arbeit während eines geringeren Zeitraumes erworben werden müssen.«[130]

Während des Krieges fuhr das NS-Regime fort, eine im wesentlichen negative medizinische Auslese zu produzieren. Die Kombination von Massenandrang zu Kriegsbeginn, der die angemessene Motivation von Neusemestern in Frage stellte, und Trimestern, die den Lehrstoff kondensierten, war eine so unheilvolle, daß selbst der neue Reichsgesundheitsführer Conti im November 1940 zugeben mußte, »die Leistungen der Medizinstudierenden« blieben »seit einiger Zeit in Besorgnis erregender Weise zurück«.[131] Einige etablierte Fachvertreter gingen bald dazu über, die Mängel in der Ausbildung rücksichtslos anzuprangern. So monierte der Berliner Gynäkologe Walter Stoeckel den Standard der frauenheilkundlichen Unterweisung, und der Jenaer Chirurg Nicolai Guleke beklagte, daß wegen beschnittener Lehre und fehlenden Kenntnissen 1942 viermal so viele Kandidaten durch das Examen gefallen seien wie 1938. Auch der Dekan der Wiener Med. Fakultät bedauerte den allerseits üblichen Brauch, Chirurgen gleich nach der Abschlußprüfung ohne Praxiserfahrung an Patienten heranzulassen.[132]

Diese Patienten waren in erster Linie verwundete Soldaten an der Front. Allmählich hatte sich eine Situation herausgebildet, in der mehr und mehr von der Wehrmacht gewünschte Medizinal-Techniker sozusagen per Fließband fabriziert wurden, denen aber die in Friedenszeiten normale Praktikantenfrist nach der Approbation, unter der behutsamen Aufsicht eines versierten Arztes, verwehrt wurde. Ohne jegliche Routine wurden Jungärzte an die Front geschickt. Nach und nach wurden viele von ihnen leidliche Chirurgen, aber die anderen medizinischen Gebiete hatten sie inzwischen vernachlässigt; sie wurden untauglich für den später zu erwartenden Zivileinsatz. Manche Hochschulplaner fürchteten schon eine Schwemme kriegsheimkehrender Feldärzte, die die Hörsäle auf der Suche nach Fortbildungskursen überfüllen würden, aber mangels Lehrnachwuchses im Stich gelassen werden müßten.[133]

Ende 1942 meinte Professor Guleke, falls das Medizinstudium von der Substanz her weiter gemindert würde, würden dadurch »Ärzte zweiter Ordnung geschaffen«. Schon jetzt sei die »Verschlechterung der Kenntnisse« kaum mehr erträglich, und zwar nicht nur bei den Wehrmachtskandidaten, sondern auch bei den Zivilstudenten, etwa bei den Frauen.[134] Doch in den darauffolgenden Monaten, bis zum Kriegsende, wurden die Verhältnisse nur noch schlimmer. Immer mehr Studenten drängten auf die Hochschulen und wurden dort von kleinen Häuflein alternder, völlig überlasteter Professoren zusammen mit wenigen Assistenten notdürftig betreut, ohne Lehrbücher und mit antiquiertem Instrumentarium. In den Wehrmachtsteilen wuchs das Aufgebot unzulänglich ausgebildeter Sanitätsoffiziere, während in der Zivilbevölkerung ein akutes Defizit namentlich an Fachärzten herrschte. Die Ergebnisse einer langfristigen Fehlentwicklung in der medizinischen Nachwuchspflege lagen auf der Hand. Gleichwohl wurde an höchster Stelle nach neuerlicher Studiumsbeschleunigung verlangt, rügte man im besonderen die mangelnden Kenntnisse der Studenten in der Rassenbiologie.[135] Das medizinische Ausbildungswesen befand sich am Rande der Katastrophe, als Anfang 1945 Kandidaten in die Prüfungen gingen, die selbst minimale Voraussetzungen dafür nicht erfüllten.[136]

Die wirklich Leidtragenden waren nach Ende des Krieges die Menschen im zerschlagenen Deutschland. Von Krankheit und Unterernährung geplagt, mußten sie sich von ehemaligen Jungärzten behandeln lassen, die im Dritten Reich so notdürftig ausgebildet worden waren.[137] Dies ist einer der bis heute noch wenig beachteten Nachkriegs-Aspekte der Krise der deutschen Medizin, die der Nationalsozialismus verschuldet hat.

3. Medizinische NS-Institutionen

a. Der Nationalsozialistische Deutsche Ärztebund (1929 bis 1943/1945): Wege zur Gleichschaltung und Führung der deutschen Ärzteschaft

Schon früh hatten sich Ärzte in der nationalsozialistischen Bewegung politisch betätigt. Als ihre Zahl im Laufe der Jahre wuchs, entstand das Bedürfnis, diejenigen unter ihnen, die NSDAP-Mitglieder waren, in einer eigenen Organisation zusammenzufassen. Auf Anregung und unter Leitung Dr. Ludwig Liebls[1] wurde daher auf dem Parteitag der NSDAP in Nürnberg am 3. 8. 1929 der »Nationalsozialistische Deutsche Ärztebund« (NSDÄB) gegründet. Dem vorläufigen Vorstand gehörten neben Liebl als 2. Vorsitzender Dr. Th. Lang sowie als 3. Vorsitzender und Kassierer Dr. Gerhard Wagner an. Von den dreißig bis fünfzig Gründungsmitgliedern sind namentlich bekannt: Dr. Leonardo Conti, Prof. Dr. Wilhelm Hildebrandt, Dr. Bernhard Hörmann, Dr. Wilhelm Holzmann, Dr. Hummel, Dr. Kurt Klare, Dr. Gustav Kreglinger, Dr. Fritz Schmierl, Dr. Walter Schultze, Dr. Eugen Stähle und Dr. Thimm.[2] Doch gelang es, wie Conti berichtete, »zunächst nicht, eine Weiterentwicklung in großem Maßstabe einzuleiten«.[3] Offensichtlich fiel es schwer, sich auf eine Satzung zu einigen. Erst nach einem Jahr erfolgte nach »erheblichen Schwierigkeiten« die Eintragung ins Vereinsregister. Gleichzeitig wurde der Vorstand erweitert: Liebl blieb 1. Vorsitzender, Lang wurde Schriftführer, Wagner Kassierer. Hinzu kamen Klare als 1. Beisitzer und Dr. R. Kratz als 2. Beisitzer.[4] Vom 7.–8. Dezember 1930 konnte endlich die »1. Reichstagung« in Leipzig stattfinden, zu der über 300 Partei-Ärzte erschienen, von denen 113 bereits Mitglieder des Bundes waren.[5] Auf dieser ersten ordentlichen Mitgliederversammlung wurde im Zuge einer weitreichenden Satzungsänderung das endgültige Programm des Bundes beschlossen.

Zur politischen Zielsetzung[6] hatte Lang bereits im April 1930 festgestellt, daß der NSDÄB »zunächst« kein ärztlicher Standesverband sei, sondern eine Organisation, deren Mitglieder durch ihre naturwissenschaftliche Ausbildung besonders geeignet seien, zuerst die Berufskollegen und dann die Allgemeinheit über die »Nationalbiologie« und ihre politische Bedeutung aufzuklären. Diese »Schulung« sollte zum Sieg des Nationalsozialismus beitragen.[7] Die erste, provisorische Satzung, einige Monate später verfaßt[8], ging über dieses Ansinnen hinaus und verlangte von den Mitgliedern, »in den ärztlichen Standesvereinigungen und im Berufsleben nach den Grundsätzen der NSDAP zu handeln... und... das deutsche Heilwesen mit nationalsozialistischem Geist zu durchdringen«.

Das mit den erfolgreichen Reichstagswahlen vom September 1930 neu gewonnene Selbstbewußtsein der Nationalsozialisten schlug sich auch in den revidierten Statuten des NSDÄB vom Dezember desselben Jahres nieder.[9] Sie bekräftigten erneut, daß der Bund keine Standesorganisation sei, und stellten seinen militant-politischen Charakter heraus, indem sie ihn als einen »Teil der Kampforganisation der N.S.D.A.P.« bezeichneten. Entsprechend wurde sein Agitationsraum vom Ärztestand auf das Gesundheitswesen und die Gesundheitspolitik ausgedehnt.

Das politische Programm des NSDÄB, das Ende 1930 seine endgültige Fassung erhalten hatte, konzentrierte sich auf folgende Punkte:

1. Der Bund sollte »Fachberater der Partei-, später der Staatsleitung ... sein in allen volksgesundheitlichen und rassebiologischen Fragen«.[10]
2. Er sollte das Berufsethos nicht nur der Ärzteschaft, sondern auch des gesamten Heil- und Gesundheitswesens im Sinne der auf dem Rassengedanken beruhenden nationalsozialistischen Weltanschauung erneuern. Wenn von ihm als »Kampf«-Verband gleichzeitig verlangt wurde, den weltanschaulichen Grundsätzen »in den Standesorganisationen und in der Öffentlichkeit Geltung zu verschaffen«, war Gewalt als Mittel zur Durchsetzung des Geforderten bereits intendiert.[11]
3. Die aus den genannten Aufgaben resultierende Sonderstellung untermauerte den Anspruch des NSDÄB, die Führung des Ärztestandes im künftigen Reich zu übernehmen, den Lang schon im April erhoben hatte.[12]

4. Schließlich ist der Antisemitismus zu nennen, dem zwar der Vorstand vor Wagners Amtsperiode keine besondere Beachtung schenkte und der auch in der Satzung nicht berücksichtigt wurde, den aber die NSDAP-Leitung anmahnte. Mitte des Jahres hatte sie in den »Ärztlichen Mitteilungen« unmißverständlich verlauten lassen, daß sie »im kommenden dritten Reich« nur einen Ärztestand dulden werde, der »frei von jüdischem Einfluß« sei.[13]

Die Schwierigkeiten, dem Bund Leben zu verleihen, lagen nicht nur an der anfänglichen Unklarheit der Zielsetzung, sondern auch an dem drastischen Mitgliedermangel. Neben dem programmatischen Anspruch, für das gesamte Gesundheitswesen zuständig zu sein, veranlaßte der Wunsch, die Mitgliederzahl spürbar zu erhöhen, den Bund, von nun an auch Zahnärzte, Tierärzte und Apotheker aufzunehmen.[14] Außerdem organisierte er Angehörige dieser Heilberufe, die sich mit seinen Zielen einverstanden erklärten, aber nicht der NSDAP angehörten, mit einem eigenen Status. Bei diesen sogenannten »Sympathisanten« handelte es sich in der Anfangszeit hauptsächlich um angestellte Ärzte, die bei einem Eintritt in die NSDAP damit rechnen mußten, entlassen zu werden. Nach 1933 wurde die Kategorie für Interessenten, die keine Parteigenossen werden wollten, unter der Bezeichnung »Anwärter« beibehalten.[15]

Auch die folgenden Mitgliederversammlungen waren bedeutsam für die Entwicklung des NSDÄB. Auf der »3. Reichstagung« vom 15.–19. September 1932 in Braunschweig wurde Liebl von Gerhard Wagner abgelöst. Der Wechsel des 1. Vorsitzenden war die Konsequenz einer Verschärfung des politischen Kurses, die sich im vorangegangenen Jahr angebahnt hatte. Der alte Vorstand hatte ursprünglich eine gemäßigte Politik betrieben, die auf Ausgleich mit den ärztlichen Standesorganisationen bedacht war. Zu antisemitischen Äußerungen hatte er sich weniger hinreißen lassen.[16] Auch wenn Liebl bereits 1923 Ortsgruppenleiter der NSDAP gewesen war, so deuten die Anfangsschwierigkeiten des NSDÄB nicht darauf hin, daß er ein ausgeprägtes Organisationstalent und Durchsetzungsvermögen besaß. Ebensowenig spricht die Bezeichnung »unser Vater Liebl« für einen autoritären Führungsstil. Bei allem Einsatz für die NSDAP fühlte sich Liebl, der als Chirurg und Frauenarzt in Ingolstadt eine »Private Heilanstalt« samt »Röntgen-Laboratorium« unterhielt, doch mehr seinem Beruf als der Parteipolitik verbunden.[17]

Gerhard Wagner war dagegen ein kompromißloser Verfechter des Nationalsozialismus. Im oberschlesischen Grenzland geboren, hatten übersteigertes völkisches Bewußtsein und Erlebnisse als Frontsoldat und Freikorpskämpfer aus ihm einen militanten Nationalisten geformt, der keine Befriedigung mehr fand in der Ausübung einer eigenen Praxis. Entscheidend für seine Laufbahn in der NSDAP, zu der er 1929 stieß[18], war seine Tätigkeit in der Parteileitung in München. Als ärztlicher Sachverständiger war er in die »Hilfskasse der NSDAP« berufen worden, die Martin Bormann im Februar 1930 aus der SA-Versicherung aufgebaut hatte.[19] Aus dieser Zeit rührte die »sehr enge« Freundschaft beider Männer, vielleicht auch die persönliche Bekanntschaft Wagners mit Hitler, der seinem Urteil in den Anfangsjahren des Dritten Reichs anscheinend großes Gewicht beimaß.[20] Der neue Vorsitzende des NSDÄB war seinem Vorgänger nicht nur an Entschlossenheit, Entscheidungsfreudigkeit und organisatorischen Fähigkeiten überlegen. Er unterschied sich von Liebl auch durch seinen rigorosen Antisemitismus. So hatte er wesentlichen Anteil an der Entstehung der »Nürnberger Gesetze«, welche die Grundrechte der Juden beschnitten und sie sozial deklassierten.[21]

Der Führungswechsel war der Abschluß einer Entwicklung, die sich in Etappen vollzogen hatte. Nachdem am 1. März 1931 Hörmann als Geschäftsführer von Dr. Hans Deuschl abgelöst worden war,[22] wurde auf der »2. Reichstagung« des NSDÄB am 6. Dezember 1931 bis auf Liebl der gesamte Vorstand ausgetauscht und neu strukturiert. Lang wurde abgewählt und gehörte seitdem nicht mehr dem Führungsstab des Bundes an. Ebenso erging es Kratz. Die Ämter des Schriftführers und Kassierers wurden aufgehoben, an ihrer Stelle erhöhte sich die Zahl der Beisitzer von zwei auf sechs. In dieses Amt wurden unter anderem Conti, Dr. Erhard Hamann und Dr. Eugen Stähle gewählt.[23] Mit ihnen waren Männer an die Spitze des Bundes gerückt, die sich später als verläßliche Helfer bei der von Wagner rücksichtslos betriebenen Gleichschaltung der Ärzteschaft und als gewissenlose Vollstrecker der NS-Rassenpolitik erweisen sollten.

Gegliedert war der NSDÄB in Gaue, die den Reichsgauen der NSDAP entsprachen, mit jeweils einem Gauobmann an der Spitze. Anfangs bestanden wegen geringer Mitgliederzahl nur Arbeitsgemeinschaften, die nach und nach zu Gauverbänden ausgeweitet wurden.[24] Zu den ältesten zählten Halle-Merseburg, von Hamann am 4.10.1930, und Württemberg-Hohenzollern, von Stähle am 30.11. desselben Jahres gegründet.[25] Starke Impulse zum Aufbau gingen von den Reichstagungen aus. Nach der ersten am 7./8. Dezember 1930 wurden allein im Januar/Februar des folgenden Jahres die Gaue Baden[26], Groß-Berlin[27], München-Oberbayern[28], Rheinland (Köln)[29], Sachsen[30], und Süd-Hannover-Braunschweig[31] ins Leben gerufen.

In den Jahren der wirtschaftlichen Depression nahm der Zulauf zum NSDÄB allmählich zu. Hatte die »1. Reichstagung« nur 300 Ärzte interessieren können, so versammelten sich auf der 3. vom 15.–19. September 1932 in Braunschweig schon über 1000 Teilnehmer.[32] Bis zur Machtergreifung steigerte der Bund seine Anhängerschaft auf 2786 Mitglieder und 344 Sympathisanten.[33] Er war damit der größte unter den politisch orientierten Ärzteverbänden, der »Verein Sozialistischer Ärzte« zählte kaum 1500 Mitglieder.[34] Im Vergleich zur Gesamtzahl von 51 800 Ärzten im Reich machten die organisierten nationalsozialistischen Ärzte aber nur einen geringen Anteil aus.[35]

Mit der Machtergreifung Hitlers war auch die Stunde der Bewährung für den NSDÄB gekommen. Er hatte die Führung der Ärzteschaft zu übernehmen mit dem Ziel, eine nationalsozialistische Gesundheitspolitik in die Wege zu leiten. Die im Rahmen der »Nationalen Revolution« erfolgte Gleichschaltung der Ärzteschaft umfaßte drei Bereiche: die staatlichen Medizinalverwaltungen, die Standesverbände und die Ärztekammern.

In der Weimarer Zeit war das staatliche Gesundheitswesen in Deutschland aufgeteilt zwischen dem Reich, das die Gesetzgebung wahrnahm, und den Ländern, die für die praktische Durchführung der Gesundheitspflege Sorge zu tragen hatten.[36] Nach der Gleichschaltung der Länder, die bis Ende März/Anfang April 1933 abgeschlossen war, riefen die Regierungen Ärzte als Staatskommissare für das Gesundheitswesen in die Innenministerien.[37] Mit Ausnahme

Bayerns wurde immer der regional zuständige Gauobmann des NSDÄB ausgewählt:

in Preußen	Dr. Leonardo Conti, Gau Groß-Berlin, am 13. Februar[38]
in Bayern	Dr. Walter Schultze, im März[39]
in Thüringen	Dr. Carl Oskar Klipp, Gau Thüringen, Ende März[40]
in Sachsen	Dr. Ernst Wegner, Gau Sachsen, am 1. April[41]
in Baden	Dr. Theodor Pakheiser, Gau Baden, am 11. April[42]
in Württemberg	Dr. Eugen Stähle, Gau Württemberg-Hohenzollern, Anfang April[43].

Mit der Einsetzung von Gesundheitskommissaren verfolgten die Nationalsozialisten einen dreifachen Zweck:

1. Die Kommissare sollten auf eine Zusammenfassung der für die Gesundheitspflege zuständigen staatlichen Institutionen hinwirken. Um die Stellung der Medizinalverwaltung zu stärken und Reibungsverluste, wie sie zum Beispiel durch die Aufgabenverteilung auf mehrere Ministerien bisher angeblich entstanden waren, in Zukunft zu vermeiden, waren für jedes Land zentrale Instanzen geplant. Denn häufig besaß das Gesundheitswesen in den Ministerien keine eigene Abteilung, sondern war nur durch Referenten vertreten.[44]
2. Mit den Kommissaren entsprachen die Nationalsozialisten dem von der Ärzteschaft lang gehegten Wunsch, die Gesundheitsverwaltung Ärzten zu überantworten.[45]
3. Der aktuelle Anlaß und eigentliche Grund für die Berufung der Gesundheitskommissare war die Ergreifung der Macht im Gesundheitswesen. Solche Kommissare mit besonderen Aufträgen waren ein beliebtes Mittel der Nationalsozialisten[46], weil sie in der Grauzone zwischen Legalität und Illegalität operieren konnten. Unter Berufung auf die Person des »Führers und Reichskanzlers« und die Idee der »Nationalen Revolution« mißachteten sie Rechtsvorschriften. Andererseits verfügten sie aber als Vertreter ihrer Regierungen über die Machtmittel des Staates. Deshalb wurden sie auch in Preußen und in Württemberg eingesetzt, obwohl dort zentrale Gesundheitsverwaltungen tätig waren.

In den ersten Monaten zählte zu den Hauptaufgaben der Kommissare neben der Ausschaltung von »Nichtariern«, den Zulassungen zu verschiedenen Heilberufen und der Gleichschaltung von Krankenkassen die staatliche »Rückendeckung«, die sie den Sonderbeauftragten der nationalsozialistischen Ärzteführung bei der »Gleichschaltung und teilweisen Neuorganisation der Wirtschafts- und Standesverbände der Heilberufe« zu gewähren hatten.[47]

Im Bereich der ärztlichen Standesverbände griff Wagner als Leiter des NSDÄB selbst ein. Er verfolgte dabei eine Taktik, die an traditionelle Forderungen und alte Ängste der Ärzte anknüpfte. So wurde ihnen eine Reichsärzteordnung versprochen, welche die Anerkennung der Ärzte als freien Berufsstand und eine zentrale berufsständische Körperschaft in Form einer Reichsärztekammer vorsah.[48] Daneben wurde die Aufhebung der Kurierfreiheit (gesetzliche Erlaubnis für Nichtärzte – z.B. Heilpraktiker –, eine Heiltätigkeit auszuüben) in Aussicht gestellt.[49] Auch die Einheit und Arbeit der ärztlichen Spitzenverbände (»Deutscher Ärztevereinsbund« und »Hartmannbund«) sollten nicht beeinträchtigt werden. Aus der Rückschau kommt ein langjähriger Mitarbeiter der nationalsozialistischen Ärzteführung zu dem Schluß, Wagners Politik habe »auf die Eigenständigkeit des gesamten Gesundheitswesens« abgezielt.[50] Dieser Zeitzeuge läßt aber unberücksichtigt, daß Wagner einen hohen Preis verlangt hatte für sein vorgebliches Entgegenkommen: bedingungslose Unterwerfung der Ärzteschaft unter die nationalsozialistische Führung und Wandlung der ärztlichen Berufsauffassung im Sinne nationalsozialistischer Weltanschauung.

Da Wagner die ärztlichen Spitzenverbände funktionsfähig erhalten wollte, zerschlug er sie nicht, sondern verlangte für sich die kommissarische Leitung. Am 24. März beugten sich die Vertreter der Verbände dem massiven Druck, den die nationalsozialistische Ärzteführung auf sie ausübte. Als Zeichen der Unterwerfung veröffentlichte der gemeinsame Vorsitzende der beiden Spitzenverbände Dr. Alfons Stauder am nächsten Tag eine Anordnung, nach der jüdische Ärzte und »Kollegen, die sich innerlich der Neuordnung nicht anschließen können«, in den Untergliederungen sämtlicher Ämter zu entheben seien.[51] Wagner fühlte sich in seiner neuen Funktion nur dem »Führer und dem revolutionären Willen der

Bewegung« verantwortlich. Die Bestätigung seines Kommissariats durch das Reichsinnenministerium war ein äußeres Zugeständnis an das geltende Recht, ebenso die Beibehaltung der Vorstände, die er nur »als sachberatende Organe« betrachtete.[52] Daß Wagner »typische Vertreter der Reaktion« wie Stauder und Dr. Karl Haedenkamp, den Schriftleiter der »Ärztlichen Mitteilungen«, der Zeitschrift des »Hartmannbundes«, in ihren führenden, wenn auch politisch neutralisierten, Stellungen beließ, wurde ihm später aus den eigenen Reihen zum Vorwurf gemacht.[53]

Nachdem er sich auf Reichsebene zum »Kommissar der ärztlichen Spitzenverbände« gemacht hatte, wandte sich Wagner den Landes- und Provinzialverbänden zu. Diesen selbständigen und frei gewählten Körperschaften stellte er »zum Zwecke einheitlicher Gleichschaltung und reibungsloser Durchführung der kommenden autoritären Umgestaltung der ärztlichen Organisationen«[54] ebenfalls Kommissare voran, die als seine Beauftragten handelten. In den sieben bedeutendsten Landesverbänden wurden folgende Kommissare eingesetzt:

für Baden	Dr. Leopold Jacob Schütz, am 18. März[55]
für Groß-Berlin	Dr. Martin Claus, am 27. März[56]
für Württemberg	Dr. Eugen Stähle, am 28. März/30. April[57]
für Thüringen	Dr. Carl Oskar Klipp, am 5. April[58]
für Sachsen	Dr. Wilhelm Dumas, Anfang April[59]
für Mecklenburg	Dr. Kurt Blome, Anfang April/30. April[60]
für Bayern	Dr. Gustav Schömig, im April[61]

Manchmal, wie in Baden und Württemberg, wurden sie tätig, bevor der zuständige Staatskommissar für das Gesundheitswesen berufen worden war. In der Regel machte Wagner NSDÄB-Führer zu seinen Beauftragten, zum Teil aber auch die örtlichen Gauobmänner (Blome, Klipp und Stähle). Bis Anfang Mai hatte jeder der 21 Landes- oder Provinzialverbände einen Kommissar erhalten.[62]

Ihre Einsetzung erfolgte auf unterschiedliche Weise. Die »Münchener Medizinische Wochenschrift« berichtete, daß Conti als preußischer Staatskommissar den Vorstand des »Groß-Berliner Ärztebundes« am 27. März zu einer Dringlichkeitssitzung einberufen habe, auf der die Vorstandsmitglieder, dazu aufgefordert, von ihren Ämtern zurückgetreten seien. Daraufhin habe Conti Claus zusammen mit Dr. Quandt und Dr. Erwin Villain zum kommissarischen Leiter des Bundes bestellt.[63] Die Zeitschrift verschwieg jedoch, daß die SA das Ärztehaus, in dem der Vorstand tagte, besetzt hatte und die Vorstandsmitglieder unter Gewaltanwendung ihrer Posten enthoben worden waren.[64]

Meist erfolgte die Übernahme der Verbände durch die Nationalsozialisten nicht mit einem Überraschungsschlag wie in Berlin, sondern in Etappen. Beispielsweise habe der Vorstand des »Württembergischen Ärzteverbandes« Stähle am 28. März »freiwillig« als Kommissar akzeptiert, berichtete das »Medizinische Korrespondenzblatt für Württemberg«.[65] Was es mit der Freiwilligkeit auf sich hatte, verriet Stähle selbst, als er wenige Monate später an gleicher Stelle schrieb, daß »die mehr oder weniger großen Widerstände... ohne gröbere Reibungen« beseitigt worden seien. »Die leise Drohung mit dem Einsatz revolutionärer Möglichkeiten genügte stets zur Überwindung bürgerlicher Beharrungsversuche.«[66] Am 8. April trat der Vorstand zurück, und am 30. April löste sich auch der Verbandsausschuß auf. Von jetzt an hatte Stähle »die autoritative Leitung und alleinige Verantwortung für den Verband« inne.[67]

Es gab auch Fälle von Selbstgleichschaltung. Der Vorstand des »Allgemeinen ärztlichen Vereins von Thüringen« anerkannte am 5. April vorbehaltlos die Vereinbarung zwischen Wagner und Stauder vom März und bat Klipp, ihm als »gleichberechtigtes Mitglied« beizutreten. Beide Beschlüsse wurden einstimmig gefaßt.[68] Dem Mitteilungsblatt des Vereins sind auch später keine weiteren personellen Veränderungen zu entnehmen.

Bei der Gleichschaltung der ärztlichen Landesverbände und Bezirksvereine wurde von Wagners Beauftragten häufig nicht nur massiver Druck ausgeübt, sondern auch Rechtsvorschriften gröblich mißachtet. Als Stähle am 30. April diktatorisch die Führung des »Württembergischen Ärzteverbandes« übernahm, erklärte er, er sei nicht so unklug, sich »wählen und damit an die Satzungen binden zu lassen«, sondern er behalte sich die Freiheit vor, seinen Posten »kommissarisch so auszufüllen, wie es mir mein Gewissen, mein Führer und das Wohl der Württembergischen Ärzteschaft vorschreiben«.[69] Oft wurden von den Kommissaren in den Bezirksverbänden und Ortsvereinen neue Vorstände eingesetzt, ohne daß sie durch Wahlen bestätigt worden waren, wie es das Bürgerliche Gesetzbuch und die Vereinssatzungen verlangten. Haedenkamp fand Anfang Mai, bevor er wenig später Schriftleiter des mit den »Ärztlichen Mitteilungen« zusammengelegten »Deutschen Ärzteblattes« wurde, in einem programmatischen Beitrag Worte der Verteidigung für das gesetzwidrige Vorgehen der Nationalsozialisten. Er behauptete, daß bei der jüngsten Umgestaltung »Widerspruch weder gegen die bekundeten Absichten noch gegen die eingesetzten Ärzte« erhoben worden sei. Außerdem könne »ein Staatswille, der den geschichtlich gewordenen... staatlichen Aufbau eines ganzen Volkes an einem Tag von Grund auf ändert,... in Vereinsstatuten keine Schranken gegen entschlossenes und rasches Handeln finden«.[70]

Der Rechtfertigungsversuch eines der führenden Funktionäre der organisierten Ärzteschaft war nicht nur dazu geeignet, deren Widerstand gegen die Gleichschaltung zu lähmen, er war auch voreilig. Denn nach einigen Monaten machten der Reichsjustizminister und seine Kollegen in den Ländern darauf aufmerksam, daß die Wahlen nachgeholt werden müßten, sollten die Ernennungen der neuen Vorstände Rechtsgültigkeit erlangen.[71] Wie eine solche Wahl ausging, nachdem durch die Vertreibung der unliebsamen Ärzteführer vollendete Tatsachen geschaffen worden waren, ist unschwer zu erraten. Blome in Mecklenburg war von Anfang an vorsichtiger gewesen und hatte von ihm vorgeschlagene Vorstandsmitglieder durch Akklamation »wählen« lassen.[72] Selbst Wagner ließ sich nach der Abdankung Stauders als Vorsitzender der ärztlichen Spitzenverbände im Juni 1933 zu dessen Nachfolger wählen. Er versäumte allerdings nicht, dabei darauf hinzuweisen, daß seine Wahl reine Formsache gewesen sei.[73]

Die geringsten Skrupel zeigte die nationalsozialistische Ärzteführung bei der Gleichschaltung der Ärztekammern. In drei der sechs größten Länder[74] wurden die Kammern sofort aufgelöst: die bayerische am 30. März[75], die mecklenburgische am 12. April[76] und die thüringische am 20. April[77]. Der badischen wurden am 18. März Schütz und der württembergischen Anfang April Stähle als Kommissare zugeteilt, die aber nur auf die Aufhebung hinarbeiteten. Bereits am 8. April wurde die Neuzusammensetzung der badischen

Kammer bekanntgegeben, in die unter anderen die elf Bezirksobmänner des NSDÄB, Gau Baden, berufen worden waren.[78] Im Juli entließ Stähle die Mitglieder der württembergischen Kammer.[79] Zum 1. 1. 1934 wurden sämtliche preußischen Ärztekammern aufgehoben.[80]

Wagner und seine Helfer verfolgten also bei den Ärztekammern offensichtlich eine andere Taktik. Sie waren nicht wie bei den Standesverbänden bestrebt, deren Organisationen möglichst intakt zu übernehmen. Mit der Entfernung von Juden und politischen Gegnern aus ihren Ämtern gaben sie sich hier nicht zufrieden.[81] Statt dessen zielten sie auf die Beseitigung der Kammern. Sie wollten damit den Weg frei machen für die geplante Reichsärzteordnung, deren Kern die Errichtung einer Reichsärztekammer war. Sie rechneten mit deren baldiger Konstituierung.[82] Deshalb wurden in der Regel auch keine neuen, das heißt nationalsozialistische Mitglieder in die Kammern berufen – Baden bildete eine Ausnahme –, sondern nur die Geschäftsführung durch Beauftragte der Staatskommissare für das Gesundheitswesen aufrechterhalten.

Die Gleichschaltung der Ärzteschaft war das Werk des NSDÄB und seines 1. Vorsitzenden. Wagner war von Anfang an bestrebt, die für die Standes- und Gesundheitspolitik entscheidenden Ämter auf Länderebene in einer Hand zusammenzufassen. In Frage kamen dafür hauptsächlich die Gauobmänner des NSDÄB. Sie vereinigten in einer Person die Aufgaben eines Staatskommissars für das Gesundheitswesen, eines »Beauftragten des Kommissars für die ärztlichen Spitzenverbände«, eines Leiters der Ärztekammer beziehungsweise nach deren Auflösung des Verantwortlichen für die Geschäftsführung. Im November 1933 wurden sie zusätzlich Amtsleiter der Landes- und Provinzialstellen der »Kassenärztlichen Vereinigung Deutschlands« (KVD).[83] Diese Ämterhäufung wurde in der Folgezeit in einigen Fällen korrigiert, so daß sie 1934/1935 zutraf: in Baden für Pakheiser[84], in Mecklenburg für Blome[85], in Sachsen für Wegner[86], in Württemberg für Stähle und in Thüringen für Klipp.

Ganz anders sah es in Berlin und München aus. In Berlin waren die verschiedenen Ämter nicht in Personalunion verbunden. Gauobmann Conti übernahm lediglich das preußische Gesundheitskommissariat, das hinfällig wurde, als Dr. Arthur Gütt am 19.2.1934 Leiter der neu geschaffenen Abteilung »Volksgesundheit« im zusammengelegten Reichs- und preußischen Innenministerium wurde. Standespolitische und parteipolitische Verhältnisse sowie die besondere Bedeutung Berlins als Reichshauptstadt standen wohl einer Ämterkumulation (wie der in den übrigen Ländern) im Wege. In München, der »Hauptstadt der Bewegung«, dagegen blieb der örtliche Gauobmann ohne Einfluß auf die bayerische Standes- und Gesundheitspolitik, die von Staatskommissar Schultze bestimmt wurde. Dennoch machte sich auch hier allmählich die Tendenz zur Konzentration bemerkbar. Schömig wurde am 6. Juli 1933 als Beauftragter Wagners für die ärztlichen Spitzenverbände von Dr. Paul Sperling abgelöst, der im November Amtsleiter der KVD in Bayern wurde und außerdem am 22. August 1934 auch die Geschäftsführung der Ärztekammer übernahm.[87]

Wagner behielt seine straffe Führung über die Ländergrenzen hinweg bei. Der Verselbständigung seiner Vertreter beugte er vor, indem er vom 30. September bis 1. Oktober 1933 eine ärztliche Führertagung nach Eisenach einberief. Hier gab er den Gauobmännern, den staatlichen Gesundheitskommissaren und den Beauftragten für die ärztlichen Spitzenverbände »die Marschlinie für ihre weitere Arbeit«.[88] Wagner verstand, auch Geschlossenheit mit der Ärzteschaft zu demonstrieren. Als der NSDÄB die erfolgreiche Gleichschaltung feierte, koppelte er Gauversammlungen mit Tagungen der ärztlichen Landesverbände, um der »Nationalen Revolution« im Ärztestand sichtbaren Ausdruck zu verleihen. So folgten in Sachsen am 28. Mai 1933 3000 Ärzte dem Aufruf des Gauobmanns Wegner und verschafften dem NSDÄB, Gau Sachsen, der nur wenige hundert Mitglieder zählte, eine triumphale Kulisse.[89]

Parallel zur Konsolidierung der Nationalsozialisten im Gesundheitswesen verlief der Ausbau des NSDÄB. Bis 1934/35 hatte er seine Organisation auf alle 32 Reichsgaue der NSDAP ausgedehnt (siehe die Gliederung im Anhang). Seine Ausbreitung wurde erleichtert durch einen anhaltenden Zulauf; die Mitgliederzahl erhöhte sich in den letzten Jahren folgendermaßen:

1933, 30. Januar:	2786 Mitglieder[90]
Oktober:	11000 Mitglieder[91]

1935, 1. Januar:	14500 Mitglieder[92]
1938:	30000 Mitglieder[93]
1942:	46000 Mitglieder[94]

Auffallend ist die starke Zunahme 1933 nach der Machtergreifung. Neben den »Märzgefallenen«, die sich nach der für die Nationalsozialisten erfolgreichsten Wahl vom März aus Opportunismus der NSDAP anschlossen, schlagen hier auch die früheren Sympathisanten zu Buche, deren Hinderungsgründe für einen Eintritt in die Partei nun fortgefallen waren. Außerdem wurden diejenigen Ärzte, die bereits vor dem 1. Mai 1933 der Partei angehörten, verpflichtet, Mitglied des NSDÄB zu werden.[95]

Diese Feststellung, daß jedes Mitglied des NSDÄB der NSDAP angehören mußte, könnte dazu verleiten, ohne weiteres von der Mitgliederstärke des NSDÄB auf den Anteil der Parteigenossen unter der deutschen Ärzteschaft zu schließen in der Erwartung, somit eine zuverlässige Aussage zu erhalten. Für das Jahr 1935 ergäbe das bei einer Gesamtzahl von 52300 Ärzten[96] (ohne Zahnärzte) einen Anteil von 28 Prozent und für das Jahr 1938 bei einer Gesamtzahl von rund 60000 Ärzten[97] (ohne Zahnärzte) einen Anteil von 50 Prozent. Diese Prozentzahlen sind aber durch zwei Unsicherheiten belastet: 1. Es liegt kein Hinweis vor, daß jeder ärztliche Parteigenosse Mitglied des NSDÄB war. 2. Die Gesamtzahl der Zahnärzte, Tierärzte und Apotheker im NSDÄB ist unbekannt. Eine Vorstellung über ihren Umfang vermitteln aber Zahlen aus Württemberg-Hohenzollern, dem viertgrößten NSDÄB-Gau. Hier betrug ihr Anteil am 1. Oktober 1940 knapp 22 Prozent.[97a] Reduziert man die Mitgliederzahlen des NSDÄB aus früheren Jahren um diesen Prozentsatz, so erhält man für die Ärzte Zahlen, die den tatsächlichen Verhältnissen am nächsten kommen: Demnach waren 1935 nicht 28 Prozent, sondern knapp 22 Prozent der Ärzte Nationalsozialisten und 1938 nicht 50 Prozent, sondern 39 Prozent.[98]

Nach der geglückten Übernahme sämtlicher Schlüsselpositionen im ärztlichen Standeswesen und in der Medizinalverwaltung durch Funktionäre des NSDÄB erklärte Wagner in Mai 1933, die erste Phase der »Revolution, in der wir manchmal mit starker Hand zugreifen mußten«, sei beendet, jetzt beginne die zweite Phase, der

Aufbau.[99] Sie brachte drei Institutionen hervor, welche die Arbeit des NSDÄB unmittelbar berührten: Im April 1933 nahm das »Aufklärungsamt für Bevölkerungspolitik und Rassenpflege«, das ab Mai 1934 »Rassenpolitisches Amt der NSDAP« hieß, seine Tätigkeit auf.[100] Im August 1933 wurde der »Sachverständigenbeirat für Volksgesundheit« gegründet, aus dem im Mai 1934 das »Amt für Volksgesundheit der NSDAP« hervorging.[101] Schließlich wurde im Frühjahr 1936 die Reichsärztekammer errichtet.[102] Die Tatsache, daß alle genannten Organisationen Wagner in irgendeiner Form unterstanden[103] und mit dem NSDÄB personell eng verflochten waren[104], wertet A. Zapp als Beweis dafür, daß der Bund in der Gesundheitspolitik »den Primat in personeller und fachlich kontrollierender Hinsicht« innehatte.[105] Dies Urteil trifft jedoch eher für Wagner persönlich zu als für den NSDÄB. Denn der Aufbau hatte für den Ärztebund zugleich eine politische Entmachtung und eine personelle Auszehrung zur Folge. Noch am 5. April 1933 hatte Wagner Hitler versprochen, daß die deutsche Ärzteschaft unter Führung des NSDÄB sich »an die Spitze der Propaganda in der Rassenfrage« stellen werde.[106] Wenige Monate später jedoch hatte die Partei selbst mit dem »Rassenpolitischen Amt«, das auf dem Gebiet der Schulung und Propaganda für Fragen der Bevölkerungspolitik und Rassenpflege Weisungsbefugnis für sämtliche Parteigliederungen erhalten hatte[107], die Verbreitung der Rassenlehre in Angriff genommen. Dem »Amt für Volksgesundheit« oblag die Gesundheitsführung mit der Aufgabe, alle Heilberufe zu vereinen und in den Dienst der nationalsozialistischen Gesundheitspolitik zu stellen sowie volksgesundheitliche Weisungen herauszugeben, die für sämtliche Parteigliederungen – mit Ausnahme von SA und SS – verbindlich sein sollten. Außerdem hatte es die Parteileitung bei Gesetzesvorlagen, die die Volksgesundheit betrafen, zu beraten und die Verbindung zwischen Partei und Staat aufrechtzuerhalten.[108] Es erfüllte damit zentrale Programmpunkte des NSDÄB. Ebenso hatte der Bund die Führung und folglich auch die Kontrolle über die Ärzteschaft, die Wagner noch 1933 für den Bund mit beredten Worten beansprucht hatte,[109] an die Reichsärztekammer abtreten müssen.

Der Niedergang des NSDÄB[110] wurde von nationalsozialistischen Ärzteführern frühzeitig bemerkt. Dr. Walter Groß wies 1934 auf seine politische Schwäche und personelle Überforderung hin.[111] Erste Stimmen, die die Existenzberechtigung des Bundes in Frage stellten, wurden nach der Gleichschaltung laut.[112] Nachdem der Bund die meisten Aufgaben verloren hatte, wurde seine Auflösung geplant. Nur der Ausbruch des Krieges verhinderte die Verwirklichung.[113]

Wagner wurde keineswegs in den Sog des untergehenden NSDÄB gezogen. Seine Gesundheitspolitik bewegte sich zwischen zwei Axiomen: Vereinheitlichung des Gesundheitswesens und Einrichtung einer zentralen Gesundheitsführung. Beides durfte nicht unter Aufsicht des Staates (der Ministerien) geschehen, welcher hierbei nur ausführendes Organ des Parteiwillens zu sein hatte.[114] Welcher Parteistelle dabei die Entscheidungsgewalt zukam, war für Wagner von untergeordneter Bedeutung. Mit der Gründung des »Amtes für Volksgesundheit« und der in seiner Hand vereinigten Leitung der neugeschaffenen Institutionen hatte Wagner einen Großteil seiner politischen Ziele erreicht.

Wagner war also primär ein Mann der Partei. Sein Freund Bormann aus der »Hilfskassen«-Zeit, der im Juli 1933 Stabsleiter beim Stellvertreter des Führers Heß geworden war, ebnete ihm die Wege in der Parteizentrale. Im Sommer wurde Wagner zum »Vertrauensmann des Stellvertreters des Führers für Fragen der Volksgesundheit« ernannt.[115] Damit erhielt er von der Parteileitung die Rückendeckung, die ihm der NSDÄB niemals geben konnte. Er hatte erkannt, daß der Bund zwar ausreichendes politisches Gewicht besaß, um die ärztlichen Standesverbände einzuschüchtern. Aus seinen Erfahrungen als »Hilfskassen«-Arzt wußte er aber auch, daß sich eine so kleine Vereinigung wie der NSDÄB gegenüber den Parteiverbänden, deren politischer Einfluß ungleich größer war, nicht würde durchsetzen können. Seine Zustimmung zur Einrichtung des »Amtes für Volkgesundheit«[116] war somit eine Entscheidung für die Partei und gegen den NSDÄB. Als Vertretung sämtlicher Heilberufe und abgesichert durch die Parteileitung vermochte das Amt seinen Anspruch auf eine zentrale Gesundheitsführung mit größerer Autorität zu erheben, sowohl den Parteiverbänden als auch dem Staat gegenüber.

Der unerwartete Tod Wagners am 25. März 1939 verursachte allgemeine Ratlosigkeit über die Nachfolge, die Hitler damit beendete, daß er nach längerem Zögern am 20. April Conti zum Leiter des »Hauptamtes für Volksgesundheit« berief und ihm den neuen Titel »Reichsgesundheitsführer« verlieh.[117] Der Reichsärzte- und Parteiführung in München war Conti suspekt. Er hatte sich in den Jahren zuvor nur in der Reichshauptstadt aufgehalten und die »Hauptstadt der Bewegung« stets gemieden. Sein gesundheitspolitisches Arbeitsfeld hatte er nach 1933 beim Staat gesucht und nicht in der Partei.[118] Zudem weckte sein Name bei Ärzten und Parteigenossen, die der SA verbunden waren, wenig Sympathien.[119] Es fiel ihm daher schwer, die Münchner Führung davon zu überzeugen, daß er die Zusammenfassung des Gesundheitswesens nicht mit Hilfe des Staates erreichen wollte, sondern bereit sei, die Politik Wagners fortzusetzen.[120] Sicherheitshalber wurde ihm durch »einen ausgesprochenen Auftrag Hitlers« Kurt Blome, der als Vertrauter Wagners galt, als Stellvertreter zugeteilt.[121]

Der Argwohn der Reichsärzte- und Parteiführung gegenüber dem Reichsgesundheitsführer war nicht unberechtigt. Kaum hatte er sein Amt angetreten, nutzte er einen Jagdunfall Gütts aus und stürzte den höchsten Medizinalbeamten im Reich.[122] Zum Staatssekretär befördert, trat er dessen Nachfolge im August 1939 an. Von diesem Zeitpunkt an bestand für die Reichsärzteführung kein Zweifel mehr, daß Conti die Absicht hatte, das Gesundheitswesen in einem Reichsgesundheitsministerium zu organisieren. In ihren Augen war der nächste Schritt auf dieses Ziel hin der Kompromiß, den Conti mit dem Leiter der »Deutschen Arbeitsfront«, Ley, bezüglich eines »Reichsgesundheitswerks« schloß, das Conti 1941 befürwortete. Dafür, daß er eventuell bereit war, eine einheitliche Versicherung, die Aufhebung der freien Arztwahl, kurz die »Sozialisierung des Ärztestandes« zu akzeptieren, sollte Ley ihm helfen, Staatssekretär im Reichsarbeitsministerium zu werden, das die Gewerbehygiene, das Versicherungswesen und die Sozialfürsorge beaufsichtigte.[123] Schon äußerten Frontärzte, durch Gerüchte über Contis Vorhaben aufgeschreckt, Befürchtungen über eine »kalte Sozialisierung«, die sie nach Rückkehr aus dem Krieg in der Heimat zu erwarten hätten.[124] Blome verhinderte mit Hilfe Bormanns, der nach Heß' Englandflug die Parteikanzlei leitete, Contis Plan.[125] Seitdem wurde er vom Reichsgesundheitsführer zunehmend beiseite gedrängt.

Unter Umständen war Contis zeitweise ins Auge gefaßte Kooperation mit Ley auch nur ein Gebot der Not. Denn solange der Stellvertreter des Führers amtierte, genoß Conti genau wie Wagner dessen Schutz. So rettete Heß ihn im März 1941 vor den Intrigen Leys, der ihn als Leiter des NSDÄB absetzen wollte.[126]

Der Machtverfall Contis nahm im Verlauf des Krieges sichtbare Formen an. Als Prof. Dr. Karl Brandt im September 1943 von Hitler zum »Reichskommissar für das Sanitäts- und Gesundheitswesen« ernannt worden war, trug sich der Reichsgesundheitsführer mit Rücktrittsabsichten.[127] Ihm war die unterschiedliche Behandlung durch Hitler im Vergleich zu seinem Vorgänger durchaus bewußt. Wagner hatte bei seinem Führer in so hohem Ansehen gestanden, daß er jederzeit zu ihm vorgelassen worden war, um seine politischen Ansichten vorzutragen. Hingegen hatte Conti von Hitler kein einziges Mal die Gelegenheit zu einem Meinungsaustausch erhalten.[128]

Unter diesen Umständen war Conti nicht in der Lage, den NSDÄB aus seiner Agonie, in die er endgültig durch den Krieg gefallen war, zu retten. Seit dem Machtantritt Hitlers hatten sich die Aktivitäten des Bundes auf einzelne örtliche Versammlungen und vor allem auf die Beitragszahlungen beschränkt. Um Personal einzusparen, wurde der NSDÄB im Rahmen der Mobilmachung für den »totalen Krieg« am 13. Januar 1943 für die Dauer des Krieges geschlossen. Er stellte den Einzug von Mitgliedsbeiträgen ein, die Finanzierung übernahm der Reichsschatzmeister der NSDAP. Es wurden keine neuen Mitglieder mehr aufgenommen und die Mitgliedskarteien stillgelegt. Ansonsten sollte der Bund seine »kriegswichtigen Aufgaben« weiter durchführen.[129] Mit dieser leeren Formel hatte sich die Reichsärzteführung die Möglichkeit offengelassen, den NSDÄB nach dem Krieg bei Bedarf wieder zu reaktivieren.

b. Die Führerschule der deutschen Ärzteschaft in Alt-Rehse

Es steht zwischen Elbe und Oder
In norddeutscher Heide ein Haus;
Dort schult man der Ärzte Garde
Und bildet als Führer sie aus.
  Kehrreim: Den Glauben an Deutschland im Herzen
    Steht stets zu des Führers Gebot
    Der Deutschen Ärzte Garde
    Im Frieden und Krieg bis zum Tod.
Wer sind die treuen Kam'raden?
Wer geht aus Alt-Rehse hervor?
Das ist der Deutschen Ärzte
Verschworenes Führerkorps.
  Kehrreim
Wir schreiben nicht lange Rezepte,
Das können die anderen auch,
Wir heilen des Volkes Seele
Das ist Alt-Rehser Brauch.
  Kehrreim
Laßt meckern verkalkte »Kollegen«,
Sie kennen nur sich und das Gold,
Alt-Rehser sind Sozialisten,
Das Volk gilt mehr als der Sold.
  Kehrreim
Und holt einst der Tod uns zur Ruhe,
Der niemals gesehen uns feig,
Alt-Rehser, die bleiben Kämpfer
Fürs dritte, fürs ewige Reich.
  Kehrreim
(Alt-Rehse-Lied von Dr. R. Rohde, Weimar, zu singen nach der Melodie »Es zittern die morschen Knochen«[1])

Am 1. Juni 1935 wurde am Tollensesee in Mecklenburg in Anwesenheit von führenden Vertretern von Partei und Staat sowie der Elite der medizinischen Wissenschaft die »Führerschule der deutschen Ärzteschaft« feierlich eröffnet.[2] Damit war ein »Lieblingskind der Reichsärzteführung«[3] aus der Taufe gehoben worden, über das das »Deutsche Ärzteblatt« schon während des Baues 1934 ausführlich berichtet hatte.

Die Idee, auf dem Gelände des Gutes Alt-Rehse eine »weltanschauliche Bildungsstätte, eine Charakterschule für den Arzt des Nationalsozialistischen Deutschland«[4] zu errichten, hatte der bayerische Arzt Dr. Hans Deuschl entwickelt. Deuschl war 1929 in die NSDAP eingetreten und seit 1931 SS-Mitglied und Geschäftsführer des Nationalsozialistischen Deutschen Ärztebundes; 1933 wurde er zum stellvertretenden Reichsärzteführer ernannt. Seit ihrer Gründung war Deuschl Leiter der »Führerschule« Alt-Rehse.[5] In Alt-Rehse sollte »fern vom Getriebe der Großstadt, fern von... Klinik und Hörsaal« im »straff geleiteten, einfachen und gesunden Leben des Gemeinschaftslagers... der junge Arzt zum Führer erzogen, im nationalsozialistischen Fühlen und Denken befestigt und zu einer Berufsauffassung und Berufsausübung geschult werden, die von dem Geiste eines starken völkischen, nationalen und sozialen Bewußtseins bestimmt wird«.[6]

Die nationalsozialistische Führungselite maß dem Alt-Rehser Projekt von Anfang an große Bedeutung zu. So war zum Richtfest im Oktober 1934 unter anderem Martin Bormann erschienen, zu diesem Zeitpunkt Stabsleiter beim »Stellvertreter des Führers«, sowie zur Eröffnung der »Führerschule« Rudolf Heß selbst. Dies verwundert nicht, wo doch für die NS-Führung die deutsche Ärzteschaft bei der Realisierung von »Erbgesundheitspflege« und »Rassenhygiene« von größter Wichtigkeit war.

In seiner Eröffnungsrede umreißt Reichsärzteführer Dr. Gerhard Wagner die Aufgabe der »Führerschule« so: »Es sollen hier ärztliche Führer herangebildet werden, die vorher schon ihre weltanschauliche Schulung in der Partei erhalten haben.«[7]

Geplant war also die Heranbildung einer nationalsozialistischen Ärzteelite, die »ein neues ärztliches Führertum«[8] auf dem Fundament nationalsozialistischer Weltanschauung aufbauen sollte. Der nationalsozialistische Arzt sollte sein Hauptaugenmerk nicht so sehr auf den einzelnen Kranken, sondern mehr auf den »rassisch und völkisch erkrankten deutschen Volkskörper«[9] richten. Weniger der Krankheit als vielmehr der individuellen Leistungsfähigkeit sollte der Arzt seine Aufmerksamkeit widmen. Das Ziel war, mit Hilfe ärztlicher »Gesundheitsführung«[10] – wie Wagner an anderer Stelle ausführte – »die deutschen Menschen und damit das deutsche Volk möglichst leistungsfähig zu machen und die Leistungsfähigkeit bis ins hohe Alter zu erhalten«.[11]

Voraussetzung für solche ärztliche Führungstätigkeit war allerdings die Überwindung des unter dem Schlagwort von der »Krise der Medizin« vieldiskutierten Vertrauensverlustes der Patienten gegenüber großen Teilen der Ärzteschaft, der sich in massiven Abwanderungstendenzen zu Heilpraktikern und naturheilkundlich lebensreformerisch orientierter Laienbewegung manifestierte. Ursache für diesen Vertrauensverlust war die Unfähigkeit eines Teils der deutschen Ärzte, auf die großen, sozial bedingten gesundheitlichen Probleme ihrer Zeit adäquat zu reagieren.[12] Die Notwendigkeit der »Volksnähe« und »Volksverbundenheit« der Ärzte wurde daher auch vielfach als Mittel zur Überwindung der »Krise« beschworen. In diesem Sinn sind auch Äußerungen von Rudolf Heß in seiner Rede anläßlich der Eröffnung der »Führerschule« in Alt-Rehse zu verstehen, in denen er die zukünftige nationalsozialistische Ärzteschaft folgendermaßen beschreibt: »Diese Ärzteschaft weiß, daß ein Volk nicht allein mit Medikamenten und Instrumenten gesund erhalten werden kann. Sie weiß, daß Medikamente und Instrumente notwendige Hilfsmittel einer ärztlichen Kunst sind, die – wenn sie Erfolg haben und wirklich Gesundung bringen soll – ausgeübt werden muß von Menschen mit seelischem und geistigem Einfluß auf die Patienten und auf das ganze Volk. Einen solchen Einfluß kann aber nur der ausüben, der in der Verbundenheit mit seinem Volk und nicht in der Abgeschlossenheit eines Studierzimmers die ärztliche Kunst erlernte.«[13]

Der Zusammenhang von »Volksverbundenheit« und »Führertum« wird in zahlreichen Berichten über Alt-Rehse betont. Die Beteiligung von Lehrgangsteilnehmern der »Führerschule« am Straßenbau in der Arbeitersiedlung in Alt-Rehse wird als Beleg für diese Volksverbundenheit durch Fotografien und Berichte in der Presse verbreitet, ebenso der Ernteeinsatz auf dem Gelände des Gutes.

Die »Führerschule der deutschen Ärzteschaft« hatte hauptsächlich zwei Zielgruppen: die nationalsozialistischen Gesundheitsfunktionäre und die Jungärzte. Jährlich wurden etwa zehn bis zwanzig Lehrgänge abgehalten, die im allgemeinen jeweils rund 100 Teilnehmer umfaßten und ein bis zwei oder auch vier Wochen (bei Jungärzten) dauerten. Anfangs wurden ausgewählte Ärzte nach Alt-Rehse »einberufen«, später war auch freiwillige Meldung möglich, bei der jedoch die politischen Kriterien sehr stark berücksichtigt wurden. Vereinzelt gab es auch Lehrgänge für andere Berufsgruppen im Gesundheitswesen, beispielsweise für Hebammen und Apotheker, die teilweise gemeinsam mit Ärzten abgehalten wurden. Aber auch Vertreter der medizinischen Laienbewegung versammelten sich in Alt-Rehse, wobei stets deren Einverständnis vorausgesetzt wurde, sich »bereitwillig der ärztlichen Führung unterstellen« zu wollen.[14]

Das Leben in Alt-Rehse war bewußt im Stil eines kameradschaftsfördernden Gemeinschaftslagers organisiert. Jeweils acht Lehrgangsteilnehmer, die bunt aus allen deutschen Landstrichen kamen, mußten in einer Stube zusammen wohnen und schlafen. Der »Alltagsmensch« wurde abgelegt, die Lagerkleidung in Empfang genommen und unter Absingen des Horst-Wessel-Liedes die Flagge gehißt – so beschreibt ein Kursteilnehmer seine ersten Schritte in Alt-Rehse.[15] Auch Ansätze des nationalsozialistischen Ordensgedankens sind unübersehbar: Eine »verschworene Führerschaft«,[16] ein elitäres Gemeinschaftsgefühl sollte unter den »Alt-Rehsern« heranwachsen.

Entsprechend der Devise, die der Reichsärzteführer Wagner anläßlich der Eröffnung der »Führerschule« ausgegeben hatte: »Wer führen will, muß gelernt haben, sich unterzuordnen«[17], war der Tagesablauf organisiert. Ein »Jungarzt« beschreibt ihn so: »Um sechs Uhr in der Frühe, also zu wirklich nachtschlafender Zeit, weckte uns das markerschütternde, gellende Gebimmel der Glokke. Da gab es nicht die bürgerliche Angewohnheit des ›Noch-schnell-mal-Rumdrehens‹, sondern raus aus der Falle hieß es, und in den Trainingsanzug geschlüpft. Nach 5 Minuten ging es bereits im Laufschritt über die taufeuchten Wiesen zum Frühsport in den Park. Eine halbe Stunde nur, aber man glaubt gar nicht, wie schnell da das Erwachen geht. Anschließend kam dann mit mehr oder minder Geschick das Bettenbauen, das Waschen, das Abnehmen des Bartes und schließlich der Einsatz der Reinigungskolonnen zum Säubern der Flure, Zimmer und Waschräume. Wenn dann noch die Schuhe sauber geputzt waren, ging es zum gemeinsamen Frühstück. Da heute kein Vortrag stattfinden sollte, wurde nach dem Kaffee schnell eine halbe Stunde zur Übung der Gesangeskunst eingeschoben. Alte und neue Marsch- und Wanderlieder wurden da dem Schmelz unserer ›zarten Kehlen‹ entlockt, wobei ein aus unseren Reihen entstandener Gesangsmeister die Töne mit äußerst eindringlichen Hand- und Taktbewegungen in die jeweils notwendigen melodischen Bahnen lenkte.

Ulkige Sache, anschließend wurden wir mit Körben und Säcken ausgerüstet. Befehl: Ausrücken in die Kastanienallee, Kastanien sammeln, denn unsere Rehe und Hirsche im Park wollen im Winter auch was zu futtern haben. Nachdem das Kreuz dann vom Bücken mehr oder minder lahm war und die Behälter ob ihres reichlichen Inhaltes zu bersten drohten, folgte Antreten zum Empfang der Sportgeräte. Unter diesen spielten die Schaufeln und Hacken eine nicht unwesentliche Rolle. Ein Teil der Kameraden wurde nämlich zum Arbeitsdienst auf den Sportplatz abkommandiert, um durch ›positive Aufbauarbeit‹ an dessen Vollendung mitzuhelfen. Eine andere Gruppe zog im Geschwindschritt an den See hinab, um der christlichen Seefahrt zu huldigen. Andere tummelten sich mit großem Eifer und viel Temperament auf den Wiesen bei Fußball- und Faustballspiel. Für jeden gab es da etwas, jeder setzte seine Muskelmaschine mal gehörig in Bewegung.«[18]

Bei allem paramilitärischen Drill herrschte in Alt-Rehse doch standesgemäßer Komfort, wie er in Arbeitsdienstlagern sicher nicht vorhanden war: Zentralheizung, Duschräume, warmes und kaltes Wasser und so weiter. Man segelte und schwamm im Tollensesee, ging im Wildpark spazieren, machte »lustige Fahrten« an die Ostsee und vergnügte sich abends bis zum Zapfenstreich im »Dorfkrug«. Einzelne Auserwählte nahm »Vater Deuschl«, wie sich der Leiter der »Führerschule« gern nennen ließ[19], zuweilen mit auf die Jagd.

Sport, Spiel, Vergnügen, Arbeitsdienst und Gemeinschaftsleben sollte die Elite der nationalsozialistischen Ärzteschaft noch aufnahmefähiger machen für die ihr zugedachten Aufgaben, die durch Vorträge von und durch Diskussion mit führenden ärztlichen Funktionären und Ideologen an sie herangetragen wurden. Repräsentativ hierfür ist beispielsweise das Programm eines Jungärztelehrgangs vom 3.–29. Mai 1936 in Alt-Rehse: 4. Mai: Dr. Deuschl: Entstehung, Wesen und Ziel der Führerschule Alt-Rehse. 5. Mai: Dr. Blome: Neue deutsche Heilkunde – Arzt und Fortbildung. Prof. Wirz: Hochschulpolitik. 6. und 7. Mai: Prof. Böhm: Erbbiologie und Rassenpflege. 8. Mai: Dr. Conti: Staatliches Gesundheitswesen. Dr. Thomalla: Rassen- und Bevölkerungspolitik. 9. Mai: Fahrt nach Hohenlychen mit Vortrag von Prof. Gebhardt und gleichzeitiger Ansprache des Reichssportführers v. Tschammer-Osten. 11. Mai: Dr. Grote: Reichsärzteordnung. 12. Mai: Dr. Bartels: Allgemeines aus dem Hauptamt für Volksgesundheit. 13. Mai: Reichsärzteführer Dr. Wagner: Nationalsozialistische Gesundheitspolitik und nationalsozialistisches Ärztetum. Dr. Focke: Über Zusammenarbeit zwischen dem Hauptamt für Volksgesundheit und der DAF [Deutsche Arbeitsfront]. 14. Mai: Dr. Hebestreit: Gewerbehygiene. 15. Mai: Dr. Groß: Rassenpolitische Erziehungsarbeit. Dr. Dr. Streck: Sozialismus als blutmäßig und willensmäßig gebundene Charakterhaltung. 16. Mai: Dr. Schweigart: Reichsnährstand. Reichsstatthalter Hildebrandt: Über die Frage wertvollsten deutschen Blutes in der Landarbeiterschaft. 18. Mai: Dr. Grote: KVD [Kassenärztliche Vereinigung Deutschlands]. Dr. Reichert: Statistik. 19. Mai: Dr. Hoske: Freizeit und Freizeitgestaltung. Frl. Dr. Nothnagel: Ernährungsfragen. 21. Mai: Dr. Hörmann: Das Kurpfuschertum. Dr. Wegener: Laienbünde. 22. Mai: Dr. Brauneck und Dr. Blome: Die Nürnberger Gesetze. 23. Mai: Dr. Haedenkamp: Deutsche Sozialversicherung. 25. Mai: Dr. Brauchle: Gleichgewicht der Gesundheit. Prof. Dr. Grote: Naturheilkunde und Schulmedizin. 26. Mai: Wisniceny: Freimaurerei. 27. Mai: Dr. Mallwitz: Sportärztliche Arbeit. Ministerialdirektor Dr. Gütt: Bevölkerungs-und Rassenpolitik. Dr. Blome: verschiedene Fragen von allgemeinem Interesse; u.a. Gesundheitsführung in der HJ [Hitler-Jugend]. 28. Mai: Hille: Deutsche Vorgeschichte. Dr. Burgdörfer: Familienlastenausgleich. 29. Mai: Dr. Blome: Zusammenfassung des Lehrgangs.[20]

»Weltanschauliche Schulung« – so schreibt der Berliner Kassenfunktionär und spätere SS-Oberführer Dr. Heinrich Grote 1937 im »Deutschen Ärzteblatt« – »ist die Hauptaufgabe der Führerschule der deutschen Ärzte in Alt-Rehse, durch die wir die besten Jungärzte Jahr für Jahr schicken werden und durch die in den letzten beiden Jahren das gesamte Führerkorps der deutschen Ärzte gegangen ist.«[21] Der Beauftragte des Reichsärzteführers für das ärztliche Fortbildungswesen, Dr. Kurt Blome, nennt den Grund für die Schaffung einer eigenen »Führerschule« durch die Reichsärzteführung: »Gerade bei unseren Jungarztkursen stellte es sich heraus, wie wenig eigentlich unser Nachwuchs an der Hochschule und im Krankenhaus von dem gelernt hat, was die unbedingt notwendige weltanschauliche und gesundheitspolitische Grundlage für den nationalsozialistischen Arzt... sein muß. Wir haben hier einen Weg beschritten, der bei weiterer konsequenter Durchführung uns einen solchen Ärzteführernachwuchs eines Tages bietet, dem wir vertrauensvoll unsere Arbeit als Erbe in die Hand geben können.«[22]

Auch bei den Ärzten galt das Hauptaugenmerk des NS-Regimes der Jugend, wobei die Lehrgänge in Alt-Rehse den Höhepunkt einer umfassenden nationalsozialistischen Schulung in Studium (Reichsfachgruppe Medizin) und Beruf (Referat Jungärzte des NSD-Ärztebundes) darstellten. Daß sich vor allem Jungärzte zu fanatischen Nationalsozialisten entwickeln konnten, hatte zwei wesentliche Gründe: Zum einen brachte die Ausschaltung jüdischer und sozialistischer Kassenärzte[23] sowie eines relevanten Teils der berufstätigen Ärztinnen von der Praxis eine wesentliche Verbesserung ihrer Berufs- und Einkommensmöglichkeiten, die vor 1933 nicht sehr glänzend waren. Zum zweiten wurden den Ärzten durch die Reichsärzteordnung von 1935 »öffentliche Aufgaben« im Sinne der Rassenhygiene und der Leistungssteigerung zugewiesen, für deren Erfüllung sie mit bislang nie gekannten Kompetenzen und einem hohen Sozialstatus ausgestattet wurden.[24] Insbesondere für junge Ärzte, die sich noch nicht durch eigene Arbeit ihre Stellung in der Gesellschaft erworben hatten, mußte dieses Angebot verlockend sein. Ein junger Mediziner berichtet in der Zeitschrift »Der Jungarzt« 1937: »Die vielen Erfahrungen, die ich in

Alt-Rehse sammeln konnte, kann ich nun (Eintritt in Praxis) so gut verwerten, wie ich mir es niemals hätte träumen lassen.«[25]

Selbstverständlich mußten die Lehrgangsteilnehmer in Alt-Rehse nichts bezahlen, die Jungarztkurse wurden sogar auf die Medizinalpraktikantenzeit angerechnet.[26]

Alt-Rehse hatte unter den deutschen Ärzten wohl vor allem deswegen einen so »guten Klang«[27], weil hier die Aufwertung der Ärzte zu »Gesundheitsführern des deutschen Volkes« zum Ausdruck kam. Das Ansehen war so hoch, daß Deuschl es sich sogar leisten konnte, zum Zweck der Abschreckung eine vereinzelte kritische Stimme aus der Ärzteschaft zu zitieren: »Über die ›Schulung‹ in Alt-Rehse ist jedes Wort zuviel. Es genügt zu wissen, daß man dort die Ärzte wie Schulbuben behandelt und sie zwingt, mit Schrubber und Besen die Stuben auszuwaschen. Die ›Schulung‹ besteht in Parteikram ödester Konvenienz...«[28]

Denn tatsächlich waren solche Äußerungen höchst unrepräsentativ für die Stimmung in der jüngeren deutschen Ärzteschaft gegenüber Alt-Rehse.

Noch während des Zweiten Weltkriegs wurden die Lehrgänge in Alt-Rehse fortgesetzt. Ab 1941 übernahm Deuschls bisheriger Stellvertreter und Schulungsleiter Dr. Peltret die Leitung der »Führerschule«[29], während Deuschl wichtige Aufgaben als SS-Oberführer in Estland wahrnahm.[30] Wie lange und in welchem Umfang die Tätigkeit der »Führerschule« aufrechterhalten wurde, konnte nicht ermittelt werden. Auch existieren keine relevanten Archivbestände mehr, die Auskunft über Interna der »Führerschule« geben könnten.[31] So mußte sich die vorliegende Übersicht im wesentlichen auf gedruckte Quellen stützen.

Das folgende Gedicht, vorgetragen zum Abschluß des ersten Ärztinnenlehrgangs in Alt-Rehse 1936, spiegelt wohl die Stimmung der Alt-Rehser Ärzte besonders anschaulich wider und soll daher am Schluß unserer Betrachtung stehen:

»Alt-Rehse, bisher nur lockender Schall,
Uns ward es erlebtes Glück.
Wir kamen hierher von überall,
Und kehren nun wieder zurück.

Doch was uns in Arbeit und Frohsinn verband,
Das stärkt uns zu neuer Pflicht.
Wir vergessen, nun wieder verstreut im Land,
Den Geist von Alt-Rehse nicht.

Uns steht vor der Seele das große Ziel;
Wir setzen uns freudig mit ein.
Nun sei kein Werk, kein Opfer zu viel:
Deutschland muß ewig sein!«[32]

c. Der Lehrstuhl für Biologische Medizin in Jena

Im September 1923 ging ein lange gehegter Wunsch der Naturheilbewegung in Erfüllung: Nach jahrelangen Bemühungen[1] genehmigte der Thüringer Landtag mit den Stimmen der Linksparteien[2] – gegen den Widerstand der Medizinischen Fakultät[3] – eine Professur für den Naturarzt Emil Klein[4] für klinische Pathologie und Therapie an der Landesuniversität Jena. Im März 1924 übernahm Prof. Klein die Amtsgeschäfte als Vorsteher einer neugeschaffenen Universitäts-Poliklinik für Naturheilverfahren und kündigte für das Sommersemester 1924 zwei Vorlesungen an.[5]

Jena erhielt somit – nach Berlin – den zweiten Lehrstuhl für Naturheilkunde im Deutschen Reich. Noch fehlte aber die wichtigste Voraussetzung für eine wissenschaftliche Darstellung und Lehre der Naturheilkunde, nämlich eine eigene Klinik für Naturheilverfahren. Als im Sommer 1927 der Landtag die Finanzierung einer solchen Klinik diskutierte, sprach sich der Vorstand der Thüringer Ärztekammer offen dagegen aus: »Das Verlangen nach einer derartigen Anstalt beruht auf der immer noch in manchen Volkskreisen herrschenden Ansicht, daß das sogenannte Naturheilverfahren über anderweitige Heilweisen verfüge als die wissenschaftliche Heilkunde. Es bedarf keiner langen Ausführung darüber, daß diese Ansicht irrig ist...«

Die Thüringer Ärztevertretung forderte, daß, »bevor an die Errichtung einer Naturheilklinik gedacht wird, viel dringender ein Neubau der Medizinischen Klinik an der Landesuniversität zu bewirken ist...«.[6]

Fast gleichlautend äußerte sich erneut auch die Medizinische Fakultät der Universität Jena.[7] Dennoch wurde die Klinik mit Unterstützung des Landes Thüringen gebaut. Kleins Tätigkeit in Jena fand nicht nur in der Naturheilbewegung Aufmerksamkeit und Unterstützung; sein Wirken förderte darüber hinaus die Sympathie großer Teile der deutschen Bevölkerung für die Naturheilkunde.

1933 wurde Emil Klein als Jude aus seiner Professur entfernt; trotz der zunehmenden Pogromstimmung blieb er in Jena, bis ihn die Nationalsozialisten 1942 ins KZ Theresienstadt verschleppten. Seine Frau wurde dort ermordet, er selbst überlebte zwar, starb aber als gebrochener Mann bald nach Kriegsende.[8]

Bis zum Jahre 1934 war Kleins Lehrstuhl für Naturheilverfahren verwaist; dann wurde Karl Kötschau als Nachfolger berufen. Der Lehrstuhl für Naturheilverfahren wurde in einen »Lehrstuhl für Biologische Medizin« umgewandelt, ebenso wurde die angeschlossene Naturheilklinik in »Klinik und Poliklinik für Biologische Medizin« umbenannt.[9]

Karl Kötschau[10] wurde 1892 in der thüringischen Kleinstadt Apolda geboren. Als Medizinstudent nahm er am Ersten Weltkrieg teil. Nach dem Staatsexamen ging er 1920 zunächst als Landarzt nach Ostpreußen, wo es ihn jedoch nicht lange hielt. In Leipzig begann er, sich, angeregt durch die Bekanntschaft mit dem Leiter der homöopathischen Poliklinik, Dr. Hans Wapler, für die Homöopathie zu interessieren, und absolvierte in Jena die internistische Facharztausbildung. Immer mehr verdichtete sich seine Idee, die Homöopathie wissenschaftlich zu fundieren, ein Projekt, das die Notgemeinschaft der deutschen Wissenschaft durch ein Privatdozentenstipendium förderte. Bei den meisten seiner homöopathischen Kollegen stieß Kötschau freilich auf wenig Gegenliebe. Sie hielten die Homöopathie schlichtweg für »wissenschaftlich nicht erforschbar«.[11] Daher trat er, nach eigenen Angaben, bereits 1929 aus dem »Deutschen Zentralverein homöopathischer Ärzte« wieder aus.

1932 trat Kötschau in die NSDAP ein in der Hoffnung, »bei der sich anbahnenden Wende durch den Nationalsozialismus anerkennende Förderung seiner medizinischen Konzeption zu finden«.[12] Kötschau war ein Vordenker für die nationalsozialistische Gesundheitspolitik. Insbesondere seine Idee einer leistungsgerichteten individuellen Prävention durch Übung an der Natur war (wie im Abschnitt über die Pläne für ein Gesundheitshaus der deutschen Ärzteschaft noch gezeigt werden wird) in hohem Maße funktional für das neue Regime. So verwundert es nicht, daß Kötschau im Organ des NSD-Ärztebundes »Ziel und Weg« allein in den Jahren 1933 und 1934 fünf grundsätzliche Artikel zum »nationalsozialistischen Umbruch in der Medizin«[13] veröffentlichen konnte. Seinen Vorsorge-Gedanken faßt er so zusammen: »Vorsorge heißt, den Organismus stark und kräftig machen, so daß er den Gefahren und Stürmen des Lebens gewachsen und imstande ist, mit irgendwelchen Störungen, also auch Krankheiten, eigentätig fertig zu werden... Vorsorge heißt vorbeugen, daß sich nicht Leistungsschwäche oder Leistungsunfähigkeit entwickelt. Vorsorgen heißt der Unproduktivität vorbeugen, um die Produktivität zu steigern.«[14]

Seine stramm nationalsozialistische Haltung, seine Rolle als Vordenker nationalsozialistischer Gesundheitspolitik und seine Unabhängigkeit von einzelnen naturheilerischen Richtungen prädestinierten Kötschau offensichtlich für die Übernahme von Kleins Lehrstuhl. In seiner Antrittsrede am 2. Juni 1934 in Jena definiert Kötschau seinen Begriff der »biologischen Medizin«:

»Biologische Medizin ist jene Kunst und Wissenschaft, die das Leben und seine naturgemäße Führung, den Menschen und seine gesundheitliche Behandlung zum Gegenstand hat. Die biologische Medizin betrachtet den Menschen als untrennbar mit der Natur verbunden im Sinne einer großen Einheit und Ganzheit.«[15] Kötschau fährt fort: »Die dem Menschen angepaßte Umwelt ist die Natur. Je unverfälschter die Natur den Menschen umgibt, um so besser für ihn. Diese Erkenntnis macht sich die biologische Medizin zunutze, indem sie ihre Kraft aus der Natur nimmt. Sie versucht, den kranken Menschen wieder in eine natürliche Umwelt zu bringen.«[16]

Bis hierher deckt sich Kötschaus Begriff der »biologischen Medizin« noch durchaus mit dem, was schon vor 1933 zuweilen mit der Naturheilkunde gleichgesetzt wurde. Er stimmt auch noch bei den anzuwendenden Verfahren überein: »Die biologische Medizin befaßt sich mit den Umweltfaktoren Wasser, Licht, Luft und Ernährung – man hat das als Naturheilverfahren bezeichnet –, sie befaßt sich mit Homöopathie, mit Massage, mit Heil- und Atemgymnastik und mit allem dem, was man als Volksmedizin bezeichnet.«[17] Danach versucht Kötschau aber, seine »biologische Medizin« als »Kind der nationalsozialistischen Weltanschauung«[18] zu legitimieren: »Nationalsozialistisch denken und biologisch denken aber sind eins. Wir finden in der biologischen Medizin wieder die Natur- und Volksverbundenheit des Nationalsozialismus, ebenso finden wir in beiden das ganzheitliche Denken und die Ablehnung mechanistischer Erklärungen und Zerstückelungen.«[19] Eine solche Interpretation der Naturheilkunde wurde in den ersten Jahren des NS-Regimes von Naturärzten häufiger gegeben; man muß sie wohl schlicht als Anbiederungsversuch werten. Kötschau versucht jedoch darüber hinaus, die unterstellte geistige Verwandtschaft zwischen Naturheilkunde und Nationalsozialismus durch einen sozialdarwinistischen Naturbegriff zu fundieren: »Es war demnach hohe Zeit, als der Führer in Erkenntnis der wahren Naturzusammenhänge den utopistischen Pazifismus über Bord warf und den heroischen Menschen an seine Stelle setzte, der Kampf ums Dasein ist die Parole aller Naturgeschöpfe – der Mensch nicht ausgenommen. Durch Schonung und Verschonung erzieht man keinen kraftbewußten starken Menschen, der imstande ist, sich im Fall der Not seiner Haut zu wehren.«[20]

Kötschaus »biologische Medizin« ist demnach der Versuch, die Naturheilkunde im Sinne des Nationalsozialismus umzukrempeln. Vor 1933 waren nach Ansicht eines Sachkenners »völkische Vorstellungen im Sinne sozialdarwinistisch-rassenhygienischer und zugleich antisemitischer Doktrinen... von nur mäßiger Erheblichkeit« in der Lebensreform- und Naturheilbewegung gewesen.[21] Dagegen waren solche Vorstellungen seit der Jahrhundertwende zunehmend Allgemeingut des Bürgertums und vor allem auch der Ärzte geworden: Spätestens mit der Etablierung der Rassenhygiene als »wissenschaftliche Disziplin« durch Alfred Ploetz fanden sie auch Eingang in die Schulmedizin.[22]

Kötschaus Unabhängigkeit von der Naturheilbewegung war gleichzeitig auch seine entscheidende Schwäche. Jedermann wußte, daß er »von den Nazis aufs Pferd gesetzt wurde«[23], und da er keine eigene »Hausmacht« in der Naturheilbewegung hatte, war er vom Wohlwollen des Reichsärzteführers Wagner abhängig.

Zunächst ging jedoch seine Karriere weiter steil nach oben: 1935 wurde er von Wagner zum Leiter der neu geschaffenen »Reichsarbeitsgemeinschaft für eine Neue Deutsche Heilkunde«[24] ernannt, die den Zusammenschluß der nicht-schulmedizinischen Ärzteverbände vorantreiben sollte. Zu dieser Arbeitsgemeinschaft gehörten Natur- und Kneippärzte, homöopathische und anthroposophische Ärzte sowie die ärztlichen Vertreter der Bäderheilkunde und der sogenannten Deutschen Psychotherapie.[25] Ziel der Institution sollte es nach Wagners Worten sein, die Verfahren dieser »Außenseiter« im Sinne einer »Neuen Deutschen Heilkunde« in die ärztliche Praxis und – insbesondere durch Werbung für die Errichtung weiterer »biologischer Lehrstühle« an den Universitäten – in die Ausbildung der Medizinstudenten einzubringen.[26]

Zu diesem Ziel konnte die »Reichsarbeitsgemeinschaft für eine Neue Deutsche Heilkunde« allerdings keinen wesentlichen Beitrag leisten; über die Ebene propagandistischer Aktivitäten kam sie nie hinaus. Letztlich scheiterte sie an der Zersplitterung und der einseitigen Fixierung der unterschiedlichen »außenseiterischen« Richtungen auf ihre jeweiligen Vorstellungen und Methoden ebenso wie am Widerstand der Schulmedizin, der Gesundheitsbürokratie und der pharmazeutisch-technischen Großindustrie. Auch einen weiteren Lehrstuhl für »biologische Medizin« zu schaffen war ihr nicht gelungen. Bereits Ende 1936 wurde die Reichsarbeitsgemeinschaft wieder aufgelöst. Selbst Kötschaus »Lehrstuhl für Biologische Medizin« geriet immer mehr ins Wanken. In der Medizinischen Fakultät formierte sich zunächst unterschwellig, später immer deutlicher der Widerstand der Schulmedizin, insbesondere, als Kötschau als Prodekan und designierter Rektor zunehmend Einfluß auf die zu berufenden Dozenten zu nehmen versuchte. Nach eigenen Worten wollte er Jena zur »Kampfuniversität für ganzheitliches Denken« machen.[27] Dieses »ganzheitliche Denken« war zwar anfangs durchaus funktional für den Nationalsozialismus. Andererseits bekannte sich Kötschau immer klarer zur Philosophie des »Holismus«, der versuchte, alle Lebensphänomene – im Gegensatz zu Materialismus und Vitalismus – aus einem ganzheitlichen »metabiologischen« Prinzip abzuleiten.[28]

Dadurch geriet Kötschau innerparteilich in die Schußlinie Alfred Rosenbergs, des »Beauftragten des Führers für die Überwachung der gesamten geistigen und weltanschaulichen Erziehung der NSDAP«, der den Holismus 1936 – als der Anti-Kirchen-Kampf der Nazis seinem Höhepunkt entgegenstrebte – mit dem Katholizismus in Verbindung brachte. In seinen vertraulichen Mitteilungen an die Gauleiter schreibt Rosenberg am 27. November 1936: »DER HOLISMUS (Ganzheitslehre). Ein gerissener Trick der römisch-katholischen Wissenschaft gegen deutsche Tatsachenforschung, exakte Naturwissenschaft und die Grundlagen unserer Rassenlehre.«[29]

Auf den ersten Blick verwundert es, daß Kötschau, als lupenreiner Nationalsozialist, plötzlich zu den Gegnern der NS-Ideologie gehören sollte. Dies wird jedoch verständlich, wenn man die Begründung näher betrachtet, warum der Holismus »vom Standpunkt der Nationalsozialistischen Partei schärfstens abzulehnen ist«[30]: »An die Stelle der Rassenlehre... setzt der Holismus die Lehre von der ›Ganzheit des Individuums‹... Sieg der Ganzheitslehre bedeutet also Rückkehr zum Individualismus.
An die Stelle der Auslese... setzt der Holismus die ›Symbiose‹, das Zusammenleben der Individuen, denn die Symbiose ist die beste Rechtfertigung sowohl für das bolschewistische Kollektiv, als für den ständisch gegliederten Kirchenstaat O. Spanns.
An die Stelle der erblichen Unterschiede setzt der Holismus wieder die alte Umwelt-Theorie... Denn diese ist ebenso Grundlage für die Mission der Kirche wie für die Milieutheorie des Marxismus. Die Naturwissenschaften aber, die gediegene Tatsachenforschung, die Experimente, die uns die Durchführung des Vierjahresplanes ermöglichen... all das bezeichnet der Holismus als ›Materialismus‹, ›Mechanismus‹, ›primitiv‹. An Stelle dessen soll wieder die Mystik treten...«[31]

Prüft man dies im Hinblick auf die Person Kötschaus, so kommt man zu dem Ergebnis, daß keiner der Vorwürfe wirklich auf ihn zutrifft. Dennoch schimmert hier der Grund für das Verdikt gegen Kötschau durch: Exakte Naturwissenschaft und »deutsche Tatsachenforschung« bekamen nämlich mit der Verkündung des Vierjahresplans im September 1936 (in dem Hitler sein Ziel formuliert hatte, innerhalb von vier Jahren die deutsche Armee einsatzfähig und die deutsche Wirtschaft kriegsfähig zu machen[32]) wieder Priorität. Damit kam auch die naturwissenschaftlich orientierte Schulmedizin endgültig aus ihrer vorübergehenden Defensive heraus, in die sie der Vorwurf des »Materialismus«, das heißt der angeblich übertriebenen Fürsorge für die Kassenpatienten, gebracht hatte.

Die Schulmedizin, welche die »Synthesebemühungen«, wie sie von der »Reichsarbeitsgemeinschaft für eine Neue Deutsche Heilkunde« unter Leitung Kötschaus vorangetrieben werden sollten, schon längere Zeit mißtrauisch betrachtete, fand jetzt im Vierjahresplan die Legitimation, sich immer offener gegen diese auszusprechen. Das erste Signal setzte Ferdinand Sauerbruch noch im September 1936 auf einer Tagung vor den deutschen Naturforschern und Ärzten. Er betonte nachdrücklich die Bereitschaft zur aktiven Mitarbeit von Naturwissenschaft und (Schul-)Medizin am Vierjahresplan und forderte dazu auf, die Kritik an beiden Fächern zu beenden.[33]

Die Schulmedizin holte also zum entscheidenden Schlag gegen die Naturheilkunde und die ungeliebten »Synthesebestrebungen« der »Neuen Deutschen Heilkunde« aus. Im streng nationalsozialistisch gesonnenen Jenaer Lehrstuhlinhaber für Rassenhygiene und und Präsidenten des Thüringer Landesamtes für Rassewesen, Prof. Karl Astel, fand sie dabei einen einflußreichen Verbündeten. Daß Kötschau unter das Holismus-Verdikt fiel, dürfte nicht zuletzt an Astel gelegen haben, war er doch Kötschaus stärkster (und schließlich erfolgreicher) Konkurrent um das Amt des Universitätsrektors. Kötschau mußte Jena verlassen, und sein Lehrstuhl für Biologische Medizin wurde 1938 aufgelöst.[34]

Die »Neue Deutsche Heilkunde« verlor mit Kötschau einen ihrer führenden Köpfe. Zwar fand er Zuflucht beim fränkischen Gauleiter Julius Streicher in Nürnberg, wo er die Leitung des »Blut und Boden«-orientierten »Vereins Deutsche Volksheilkunde« übernahm. Aber mit Streicher geriet er Ende der dreißiger Jahre zunehmend an die Peripherie nationalsozialistischer Gesundheitspolitik.[35] In diversen Pöstchen verfolgte Kötschau sein Ziel einer »Neuen

Deutschen Heilkunde« weiter, ohne jemals wieder zu dem Einfluß zu gelangen, den er 1935/36 besessen hatte.

Die »Neue Deutsche Heilkunde« wandte sich ab 1937 – trotz allem verbalen Festhalten an ihren Zielen – zunehmend von der Vorstellung einer »Synthese« von Schulmedizin und Naturheilkunde[36] ab und schwand allmählich fast völlig aus der gesundheitspolitischen Diskussion. Der Begriff der »biologischen Medizin« war – wie ein Naturarzt 1937 feststellte – »in Mißkredit geraten«.[37] Zwar benutzten die Nationalsozialisten weiterhin bestimmte Elemente der Naturheilkunde für die Kostendämpfung und die Ausrichtung der »Volksgenossen« auf Gesundheitswillen und Gesundheitspflicht – eine institutionelle Aufwertung der Naturheilkunde als solche war damit jedoch nicht verbunden. So mußte ein homöopathischer Arzt 1942 resigniert feststellen: »Die an den Universitäten gelehrte Medizin steht immer noch in Abwehrstellung gegen andere Heilrichtungen wie Homöopathie, reine Naturheilbehandlung und andere Heilweisen. Trotz gewisser Annäherungen sind die Gegensätze schon traditionell geworden.«[38]

Karl Kötschau setzte seine Aktivitäten für eine leistungsbezogene Vorsorgemedizin auch nach 1945 unbeirrt fort. Ein bereits 1939 unter dem Titel *Kämpferische Vorsorge statt karitative Fürsorge* erschienenes Buch wurde 1954, nach Reinigung von nationalsozialistischem Vokabular, unter dem Titel *Vorsorge oder Fürsorge? Aspekte einer Gesundheitslehre* neu aufgelegt. In den sechziger Jahren war Kötschau Dozent für »Gesundheits-Vorsorge« an der Akademie für Führungskräfte der Wirtschaft in Bad Harzburg.[39] Der stellvertretende Vorsitzende der Bundesärztekammer, Dr. Gerhard Jungmann, lobte 1972 seine Verdienste um die »Gesundheits-Vorsorge«.[40] Und die *Brockhaus Enzyklopädie* von 1970 würdigt ihn folgendermaßen: »Kötschau... erarbeitete die Gesundheits-Vorsorge auf der Grundlage der Ganzheitsmedizin«.[41] Karl Kötschau gilt also heute als einer der Väter der präventiven Medizin. Lassen wir ihn sein »Vorsorge«-Konzept selbst nochmals erläutern: In seinem Buch *Naturmedizin – Neue Wege* fordert Kötschau ein »Training, das optimale Durchsetzungsfähigkeit im Kampf ums Dasein« ermöglicht. Denn der Mensch lebt nach seiner Überzeugung »unter der Schonung und Fürsorge einer technischen Zivilisation mit dem Erfolg, daß

1. der Organismus und seine Funktionen durch Mangel an Übung an den Kräften der Natur geschwächt und somit schonungs- und fürsorgebedürftig werden,
2. die Erbmasse geschädigt wird
   a) durch allerlei Zivilisationsgifte und -strahlen,
   b) durch Mangel an Auslese und Ausmerze.

Die Gefahr dieser Situation gilt es klar zu erkennen.«[42] Dies schrieb Kötschau, wohlgemerkt, nicht 1935, sondern 1978.

d. Das Rudolf-Heß-Krankenhaus in Dresden

Am 5. Juni 1934 wurde in Dresden das »Rudolf-Heß-Krankenhaus« als »ärztliche Forschungsanstalt für natürliche Heilweise« eingeweiht.[1] Auf Initiative des Reichsärzteführers Wagner entstand damit durch den Ausbau des bisherigen Stadtkrankenhauses Johannstadt zum erstenmal in Deutschland mit staatlicher Unterstützung eine »biologische Forschungsstelle und Fortbildungsstätte für Ärzte«. Sie sollte, wie der Ärztefunktionär Dr. Kurt Haedenkamp im »Deutschen Ärzteblatt« schrieb, »für die weitere Entwicklung des Heilwesens in Deutschland von hervorragender Bedeutung werden«.[2] Die Notwendigkeit, ein solches Krankenhaus zu errichten, begründet Wagner in seiner Einweihungsrede folgendermaßen: »Die Tatsache ist nicht abzustreiten, daß – während die Naturheilmethoden in weiten Volkskreisen immer mehr Anhänger fanden – die medizinische Wissenschaft und besonders ihre berufenen Vertreter an den deutschen Hochschulen ihre eigenen Wege gingen und meist von vornherein alles ablehnten, was nicht mit ihrem schulmedizinischen Dogma übereinstimmte. Es trat dadurch zwangsläufig eine bedauerliche Entfremdung zwischen Arzt und Volk ein. Eine nicht unerhebliche Zahl deutscher Volksgenossen brachte... dem nicht-approbierten Heilbehandler und seinen Methoden größeres Vertrauen entgegen als dem deutschen Arzt mit seinem nur schulmedizinischen Wissen.«[3]

Im Verlauf seiner Rede weist der Reichsärzteführer auch darauf hin, warum ihn dieses mangelnde Vertrauen in die Ärzteschaft besonders störte: »Wenn der Arzt auf dem für den nationalsozialistischen Staat so wichtigen Gebiete der Volksgesundheit, der Erbgesundheitspflege und Rassenhygiene Führer sein soll und will, so ist die unbedingte Voraussetzung dafür, daß das Volk und der einzelne Volksgenosse wieder volles Vertrauen zu ihm haben...«[4]

Das Rudolf-Heß-Krankenhaus war also zunächst ein großangelegter Versuch der Vertrauenswerbung, vor allem auch gegenüber der deutschen Naturheilbewegung, deren Anhängerschaft in den dreißiger Jahren auf 6–10 Millionen Menschen geschätzt wurde.[5] Dementsprechend wurde neben der schon bestehenden chirurgischen und der medizinischen Klinik eine Klinik für Naturheilkunde neu eingerichtet, die 250 Betten und eine Ernährungsabteilung sowie eine Abteilung für allgemeine biologische Methoden umfaßte. Für das ganze Krankenhaus war eine gut ausgestattete hydrotherapeutische Abteilung vorhanden.[6]

Namhafte Repräsentanten der Naturheilbewegung konnten für die Mitarbeit gewonnen werden: Die Leitung der Naturheilklinik übernahm der aus der Prießnitz-Bewegung[7] kommende Naturarzt Dr. Alfred Brauchle, der bis dahin das erste eigene Krankenhaus der Naturheilbewegung, das »Prießnitzhaus« in Glasow-Mahlow bei Berlin[8], geleitet hatte. Die Ernährungsabteilung übernahm der schwedische Chemiker Ragnar Berg, der sich bereits durch seine ernährungsphysiologischen Arbeiten im renommierten Naturheilsanatorium »Weißer Hirsch« bei Dresden einen Namen in der Naturheilbewegung gemacht hatte. Die bereits erfolgte Berufung des bekannten Schweizer Naturarztes und Ernährungsreformers Maximilian-Oskar Bircher-Benner scheiterte nur daran, daß Bircher-Benner – nachdem er bereits zugesagt hatte – schließlich doch aufgrund seines fortgeschrittenen Alters (er war zu diesem Zeitpunkt bereits im 67. Lebensjahr) »diese ehrende, aber schwierige Aufgabe« ablehnte.[9]

Die Bedeutung der Vereinnahmung der Natur- und Lebensreformbewegung hatte die nationalsozialistische Führung schon früh erkannt. So ist es wohl auch zu erklären, daß der »Stellvertreter des Führers« Rudolf Heß dem Johannstädter Krankenhaus seinen Namen gab. Heß war zudem – wie er selbst sagte – durch »Erfahrungen am eigenen Körper« auf die Naturheilkunde gestoßen, für die er sich bereits 1933 vor den bayerischen Heilpraktikern einsetzte: »Es wäre ein Verbrechen an meinem Volke, wenn ich nicht alles tun würde, dafür zu sorgen, daß die Naturheilkunde den Rang erhält, der ihr gebührt.«[10]

Es ging im Rudolf-Heß-Krankenhaus also nicht um eine »Grenzerweiterung der Schulmedizin«[11] durch Integration naturheilkundlicher Ansätze in die ärztliche Therapie: »Wir sind bereit« - so Reichsärzteführer Wagner in seiner Eröffnungsrede – »jede Methode, mit der in der Praxis Erfolg erzielt worden ist, vorurteilslos zu prüfen, und wollen diese Prüfung nicht, wie das bisher üblich war, durch ein Gremium von zwar hochgelehrten, aber meist von vorneherein voreingenommenen Professoren theoretisch vornehmen lassen... sondern wollen demjenigen, der mit seinen Methoden angeblich Heilerfolge erzielt hat, mag er nun Arzt, Heilpraktiker oder sonst etwas sein, hier im Krankenhaus die Möglichkeit geben, seine Methoden und seine Erfolge zu zeigen.«[12]

Diese Offenheit für »außenseiterische« Ansätze in der Medizin ist keineswegs das Resultat aus einer besonderen Sympathie des Nationalsozialismus für die Naturheilkunde. Im Gegenteil: Die Naturheilanhänger aus der Zeit vor 1933 wurden nicht selten als ungepflegte, langmähnige, sandalentragende Apostel des Quarkkäse und des Mystizismus dargestellt.[13] Dieses Klischee sollte aber vor allem der Diffamierung des Individualismus, Internationalismus, Pazifismus etc. in der Naturheil- und Lebensreformbewegung dienen.[14]

Dem NS-Regime ging es vielmehr um die Ausrichtung dieser Reformbewegung auf die Leistungserhaltung beim einzelnen für die Gemeinschaft, durch Stählung von Körper und Geist mit Hilfe der Natur, um die Schaffung des heroischen germanischen »Lichtmenschen«. Darüber hinaus wurden Naturheilverfahren insoweit akzeptiert, als sie die Entlastung der Ärzte von »Bagatellfällen« und eine Kostenersparnis versprachen. Den »erzieherischen Wert« der Naturheilkunde in Form des Gesundbleiben-Wollens[15] sowie die angestrebte sozialdarwinistische Umdeutung und Verquickung des Naturbegriffes der Naturheilbewegung mit dem des Nationalsozialismus verdeutlicht wiederum Wagners Rede anläßlich der Einweihung des Rudolf-Heß-Krankenhauses: »Die ärztliche Führung hat dafür zu sorgen, daß der neue deutsche Arzt neben seiner Fachausbildung an der Hochschule die notwendige weltanschauliche und im Sinne des Nationalsozialismus biologische Ausbildung erhält, die ihn zu biologischem Denken und zur Ehrfurcht vor den Heilkräften der Natur erzieht. Diesem Zweck soll in Zukunft auch unser Krankenhaus Johannstadt dienen.«[16]

Wagners propagiertes Ziel war die Schaffung einer »Neuen Deutschen Heilkunde«,[17] die wesentlich durch den Brückenschlag »zwischen Schulmedizin und Naturheilkunde zu einer von jüdischen, kapitalistischen und anderen Einflüssen befreiten deutschen Medizin und Heilkunst«[18] zustande kommen sollte. Eine »Synthese« von Schulmedizin und Naturheilkunde kam zwar im großen Stil nie zustande, die »Neue Deutsche Heilkunde« scheiterte letztlich an der Zersplitterung und der Monomanie der Naturärzte sowie am Widerstand von Schulmedizin, Gesundheitsbürokratie und Medizinindustrie.[19] Das Rudolf-Heß-Krankenhaus war gleichwohl von Beginn an das nationalsozialistische Renommierprojekt der »Neuen Deutschen Heilkunde« und blieb es bis Kriegsende. Immer wieder diente es, vor allem auch nach der Verabschiedung des Heilpraktikergesetzes[20] und dem Tode Wagners 1939, als »Beweis« für das Weiterexistieren des Zieles der »Synthese«.

Die praktische Umsetzung solcher Synthesebemühungen fand insbesondere auf der 35 Betten umfassenden Gemeinschaftsstation statt, in der mit modernen technischen Methoden diagnostiziert und nach naturheilkundlichen Prinzipien therapiert wurde.[21] Sie wurde vom Leiter der Naturheilklinik, Alfred Brauchle, und dem der Medizinischen Klinik, Prof. Dr. Louis R. Grote[22], gemeinsam betreut. Diese Gemeinschaftsstation hatte Modellcharakter und wurde durch die lebhafte Publikations- und Vortragstätigkeit von Grote und Brauchle bald zum Inbegriff der Zusammenarbeit von Schulmedizin und Naturheilkunde in ganz Deutschland.[23] Bis 1943 wurden hier etwa 3000 Patienten behandelt.[24] Über die Ergebnisse der Gemeinschaftsarbeit wurden rund 200 wissenschaftliche Arbeiten veröffentlicht.[25] Bereits 1936 berichtete Grote über erste Erfolge der weitgehend arzneilosen Therapie von Patienten auf der Gemeinschaftsstation.[26] Eine zusammenfassende kritische Wertung dieser praktischen Zusammenarbeit von Schulmedizin und Naturheilkunde steht allerdings bis heute noch aus. Grote und Brauchle selbst haben dazu wenig beigetragen, da sie sich in ihren wissenschaftlichen Publikationen weitgehend auf die Darlegung allgemeiner Behandlungsgrundsätze und auf einzelne Fallbeispiele beschränkten.

Die Bedeutung des Rudolf-Heß-Krankenhauses kann freilich nicht in erster Linie an seinen konkreten Behandlungserfolgen gemessen werden; vielmehr war schon die bloße Existenz einer Naturheilklinik von 250 Betten an einem staatlichen Großkrankenhaus mit 1200 Betten[27] sowie die Gemeinschaftsarbeit von Naturheilkunde und Schulmedizin damals vor allem von enormer propagandistischer Wichtigkeit. Auch innerhalb der 1935 eingeführten ärztlichen Pflichtfortbildung nahm das Rudolf-Heß-Krankenhaus bald einen besonderen Platz ein. Seine Kurse über »Naturheilkunde im Rahmen der Gesamtmedizin« erfreuten sich einiger Beliebtheit. 1936 wurden 12 dreiwöchige Kurse mit je circa 25 Teilnehmern durchgeführt.[28] Die praktische Tätigkeit in diesen Kursen fand für je eine Woche in der Naturheilklinik, in der hydrotherapeutischen Abteilung sowie wahlweise in der Medizinischen, Chirurgischen oder in der Kinderklinik statt. Darüber hinaus gab es Vorträge, die neben den Grundgedanken und Verfahren der Naturheilkunde auch ausgewählte Kapitel aus klinischen Fächern, Ernährungs- und Verbungslehre sowie Psychotherapie[29] umfaßten.[30]

Die Fortbildungskurse am Rudolf-Heß-Krankenhaus richteten sich ebenso wie die ärztliche Fortbildung an anderen Orten in erster Linie an die niedergelassenen praktischen Ärzte. Den Haus- oder »Volksärzten«, wie sie die Nazis gerne nannten, sollte die Aufgabe zukommen, die »Gesundheitsführung« in der Praxis zu realisieren, hatten sie doch traditionell den engsten Kontakt zu den Familien und schienen daher die besten Voraussetzungen für eine unmittelbare Führungs- und Kontrolltätigkeit bezüglich der ihnen anvertrauten »Volksgenossen« zu haben. Reichsärzteführer Wagner umschreibt das während einer Tagung der deutschen Volksheilbewegung 1937 so: »Unser Ideal ist in etwa der Hausarzt des alten Systems, der Hausarzt, der neben den Methoden der Schulmedizin auch in den Methoden der Naturheilkunde Bescheid wissen muß, der seinen Patienten nicht nur ein Heiler sein will in den Tagen der Krankheit, sondern auch Führer, Berater und Freund in gesunden Tagen.«[31]

Für diese Zielgruppe gab es nicht nur die naturheilkundlichen Kurse am Rudolf-Heß-Krankenhaus, die allerdings zum großen Teil von Ärzten frequentiert wurden, die sich schon zuvor mit der Naturheilkunde befaßt hatten – wie ein Kursteilnehmer 1936 bedauernd feststellt.[32] Die Akademie für ärztliche Fortbildung in Dresden – neben Berlin die bedeutendste ärztliche Fortbildungsstätte im damaligen Deutschen Reich[33] – veranstaltete darüber hinaus in Zusammenarbeit mit dem Rudolf-Heß-Krankenhaus beispielsweise auch Kurse über »Moderne medizinische Diagnostik« (»ganz auf die Arbeit des praktischen Arztes abgestellt«[34]), über »Psychiatrie und Neurologie« (»der Kursus befaßt sich vorwiegend mit dem Gesetz zur Verhütung erbkranken Nachwuchses unter besonderer Berücksichtigung der dem praktischen Arzt im Rahmen des Gesetzes gestellten Aufgaben sowie mit der Abfassung psychiatrischer Zeugnisse und Gutachten«)[35], über Bäder- und Klimakunde[36] und so weiter. Aber auch fachärztliche Weiterbildung in allen klinischen Fächern einschließlich der von den Nazis stark protegierten Arbeitsmedizin (»Begutachtung von Invalidität, Unfallfolgen und Berufskrankheiten«)[37] sowie der aufkommenden Röntgendiagnostik standen auf dem Programm. Außerdem wurde am 1. Juli 1939 auf dem Gelände des Rudolf-Heß-Krankenhauses der Grundstein für die geplante Rudolf-Heß-Akademie gelegt, welche die im Krankenhaus gewonnenen Arbeitsergebnisse und den Gedanken der Integration der Naturheilkunde in die Gesamtmedizin in die Ausbildung der Medizinstudenten einbauen sollte.[38] Die Gründung dieser Akademie muß wohl im Zusammenhang mit der kurz zuvor durchgeführten Reformierung der Studienordnung für Mediziner gesehen werden. Offensichtlich aufgrund des Widerstandes der Medizinischen Fakultäten – die ihrerseits Unterstützung auch bei führenden Gesundheitspolitikern fanden[39] – konnte die Naturheilkunde ihre Position im Rahmen des medizinischen Ausbildungsganges nicht wesentlich verbessern: Lediglich eine einstündige Vorlesung über »natürliche Heilwesen« sowie Kräuterexkursionen im Rahmen des Botanikkurses wurden neu eingeführt.[40] Durch einen

Praxisabschnitt während des klinischen Studiums, der am Rudolf-Heß-Krankenhaus und an der Rudolf-Heß-Akademie durchgeführt werden sollte, wollte man dieses Manko beheben. Zur Realisierung dieses Projektes kam es allerdings nicht.

Schließlich war dem Rudolf-Heß-Krankenhaus von Beginn an auch ein Mutterhaus der NS-Schwestern angegliedert. In die NS-Schwesternschaft – auch »braune Schwestern« genannt – wurden nur staatlich geprüfte Krankenschwestern aufgenommen, die selbst Parteimitglied waren oder nachweisen konnten, daß ihre Familie schon vor dem 30. Januar 1933 nationalsozialistisch war. Diese »braunen Schwestern« sollten nach den Worten des Reichsärzteführers Wagner dem nationalsozialistischen Arzt Helfer sein »im Kampfe nicht nur um den Körper, sondern besonders die Seele des kranken deutschen Volksgenossen«.[41]

Trotz seines Modellcharakters und seines »guten Rufes«[42] in der deutschen Ärzteschaft blieb das Rudolf-Heß-Krankenhaus von »Anfeindung, Verleumdung und Nichtverstehenwollen« – so Chefarzt Jensen 1937[43] – nicht verschont. Zunächst mehr im stillen, später immer deutlicher wehrten sich relevante Teile der naturwissenschaftlich orientierten Schulmedizin gegen eine Integration der Naturheilkunde in die Gesamtmedizin. So verhinderte Ferdinand Sauerbruch als Präsident der 94. Versammlung der Gesellschaft Deutscher Naturforscher und Ärzte 1936, daß Alfred Brauchle auf diesem Kongreß sprechen konnte, obwohl die Versammlung offensichtlich auf Anregung des Reichsärzteführers Wagner bewußt nach Dresden gelegt worden war, um die Bemühungen um die Gemeinschaftsarbeit zwischen Schulmedizin und Naturheilkunde einem großen Ärztekreis nahezubringen.[44] Immer unüberhörbarer wurden auch die Stimmen der NS-Ärzte, die allein die wissenschaftlichen Leistungen der deutschen *Hochschulen* als »über jeden Zweifel erhaben« lobten[45] und die »ruhmreiche Geschichte der deutschen Medizin in den letzten hundert Jahren« ausschließlich auf ihre »streng naturwissenschaftliche Ausrichtung« zurückführten.[46]

Es verwundert also nicht, daß mit Kriegsbeginn »das Projekt stagnierte« – wie es der ehemalige Oberarzt Brauchles in Dresden rückblickend ausdrückte.[47] Der Schwerpunkt der ärztlichen Fortbildung am Rudolf-Heß-Krankenhaus wurde zunehmend von der

»Naturheilkunde im Rahmen der Gesamtmedizin« weg und zu den herkömmlichen klinischen Fächern der Schulmedizin hin verlegt. Alfred Brauchle durfte sich zwar 1939 in Berlin für Innere Medizin habilitieren und erhielt 1943 auch eine Professur angetragen, aber seine Naturheilklinik am Rudolf-Heß-Krankenhaus wurde noch im gleichen Jahr aufgelöst und der Medizinischen Klinik Grotes angegliedert.[48] Die Integration einiger Naturärzte in die Schulmedizin sollte also jetzt die Integration der Naturheilkunde in die Gesamtmedizin ersetzen.

So fand das »große Experiment« – wie es Brauchle selbst im Rückblick nannte[49] – der Gemeinschaftsarbeit von Naturheilkunde und Schulmedizin am Rudolf-Heß-Krankenhaus noch vor Kriegsende ein unrühmliches Ende.

e. Pläne für ein Gesundheitshaus der deutschen Ärzteschaft

Die Idee, leistungsgeminderte, nicht im organischen Sinn kranke Menschen aus der Obhut der Krankenhäuser herauszunehmen und ihnen neue Möglichkeiten der individuellen Regeneration zu bieten, geht auf die Naturheilbewegung des ausgehenden 19. Jahrhunderts zurück. Im Jahre 1896 eröffnete der Naturheilkundige Adolf Just im Oberharz mit seinem »Jungborn« eine der ersten Anstalten dieser Art, der weitere folgten.[1]

Erst nach 1933 jedoch wurde die Idee der »Gesundheitshäuser« in der Öffentlichkeit diskutiert. 1934 forderte Prof. Dr. Werner Jansen, der Nachfolger Max Schönenbergers auf dem 1920 errichteten ersten deutschen Lehrstuhl für Naturheilkunde in Berlin, in einem Aufsatz in der Ärztezeitschrift *Fortschritte der Medizin* die Umwandlung des bisherigen Krankenhauses in ein »Haus der Gesundheit.«[2] Er erläuterte seine Idee folgendermaßen: »Das beste, was wir einem kranken Menschen antun können, ist ein Wechsel seiner Umwelt,... ein Wechsel in ein vorgelebtes Leben unter natürlichen Bedingungen. Luft, Licht, Wasser und Diät sind die vier Generalhelfer unserer Kunst, daneben Massage, Gymnastik, Elektrotherapie und Homöopathie... Was soll das Haus der Gesundheit zeigen? Zuallererst, wie man gesund bleibt, also das rechte Leben. Zum andern, wie Krankheiten (und welche!) mit einfachsten Mitteln geheilt werden.«[3]

Dazu gehört – wie Jansen ergänzt – auch eine »Diätetik der Seele«, denn »der Arzt ist der wahre Arzt, der in verbitterten Seelen Freude erwecken kann«.[4]

Die Forderung Jansens nach einer »Blickwende des ärztlichen Standes, vom Kranken weg zum Gesunden hin«[5] war ganz im Sinne der nationalsozialistischen »Gesundheitsführung«. Vorbeugung, »Reinerhaltung des Blutes«, Erhaltung der Arbeitskraft war die Devise. Einer der wichtigsten Apologeten einer leistungsorientierten Gesundheitsvorsorge, Prof. Dr. Karl Kötschau, griff daher 1936 Jansens Idee auf und entwickelte sie in einer Rede vor leitenden Krankenhausärzten weiter. Kötschaus Kritik galt der kostenintensiven Diagnostik, die die Krankenhäuser betrieben, weil es Schulmedizin und Sozialversicherungsträger forderten, sowie der unzureichenden Therapie. Sie galt insbesondere der ausschließlichen Orientierung der Krankenhäuser auf die kurative Medizin: »Unser heutiges Krankenhaus, das nur der Erkennung und Behandlung diagnostizierbarer Veränderungen dient, hat keine ausreichende Möglichkeit zur Vorsorge. Außerdem sorgen Versicherungen, Krankenkassen und herkömmliches Denken dafür, daß Krankenhausbehandlung erst in Frage kommt, wenn es zur Vorsorge meist zu spät ist.«[6]

Kötschau fordert daher die Errichtung von Gesundheitshäusern durch den Staat, die im Gegensatz zu den herkömmlichen Krankenhäusern nicht organisch Kranke aufnehmen sollten, sondern leistungsgeminderte und konstitutionell schwache Menschen, die durch »Übung an und in der Natur«[7] wieder zur Leistungsfähigkeit getrimmt werden sollten: »Es kommt heute nicht darauf an, daß unser Volk gerade noch den Durchschnitt der körperlichen und geistigen Leistungsfähigkeit erreicht; es kommt vielmehr darauf an, daß... das Beste aus dem Volk gemacht wird, was auf Erden überhaupt erreichbar ist.«[8]

Kötschau äußert die Überzeugung, daß die Errichtung von Gesundheitshäusern »dem Staat viele Kosten für unproduktive Kranke ersparen wird«, daß diese zudem »wesentliche erzieherische Arbeit« leisten könnten, indem sie zeigen, »wie ein gesundes, naturgemäßes Leben aussieht« und wie man sich vor »zivilisatorischen Schäden« schützt.[9] Eine solche Präventionsstrategie hat nach seiner Meinung folgende Vorzüge: »Vorsorge kostet viel weniger Geld als Fürsorge. Vorsorge beugt der Fürsorge vor. Vorsorge verhindert Unproduktivität. Vorsorge schafft Leistungsfähigkeit. Vorsorge schafft Leistungsvermehrung. Vorsorge erhält Gesundheit. Vorsorge schafft erhöhte Gesundheit.«[10]

Kötschau pervertiert also präventive Medizin im Sinne nationalsozialistischen Leistungsdenkens, während er die kurative Medizin aus sozialdarwinistischem Blickwinkel abkanzelt: »Eine Sozialversicherung, deren Leistung sich nur auf Fürsorge im fortgeschrittenen Stadium beschränkt, wirft ihr Geld genauso zum Fenster hinaus wie jene Fürsorge, die der Erhaltung der Minderwertigen gilt.«[11]

Der »erzieherische Wert« des Gesundheitshauses sollte sich keineswegs in gesundheitlicher Belehrung erschöpfen; so fordert ein sächsischer Medizinalrat in einem Artikel im Organ des NS-Ärztebundes 1936 die Aufnahme von »Leistungsschwächlingen, Ausweichnaturen und Wesen mit ausgesprochen asozialen Neigungen« in die geplanten Gesundheitshäuser. Dort sollten sie durch die »energische Erziehungsarbeit des nationalsozialistischen Arztes« und durch Arbeitstherapie zu »Gesundheitsverpflichtung« und Leistungswille erzogen werden.[12]

Man wollte die Gesundheitshäuser also keineswegs den bisherigen Krankenhäusern hinzufügen, sondern diese zumindest teilweise ersetzen. Auf dem »Reichsparteitag der Arbeit« 1937 in Nürnberg erklärte Reichsärzteführer Wagner die Rückkehr zum »Hausarzt früherer Zeiten«, der durch ein neues Abrechnungssystem am Gesundbleiben seiner Patienten materiell interessiert werden sollte, zum Ziel nationalsozialistischer Gesundheitspolitik[13] und begründete die Notwendigkeit des Abbaus der Krankenhäuser: »Nicht dasjenige Volk ist das gesündeste, das die meisten und schönsten Krankenhäuser hat, sondern dasjenige, das die wenigsten braucht!«[14]

Angesichts der Tatsache, daß es – wie Kötschau 1936 feststellte – »bisher in ganz Deutschland noch kaum ein mustergültiges Haus der Gesundheit gibt, das in der Hand des Staates seine hohe Leistungsfähigkeit unter Beweis stellen könnte«[15], verkündete Wagner am 8. August 1937 in einer Rede während der Reichstagung der deutschen Volksgesundheitsbewegung in Düsseldorf zum erstenmal seinen Plan, in Kempfenhausen am Starnberger See ein »ganz großes biologisches Krankenhaus« errichten zu wollen, ein »vorbildliches Krankenhaus«, das »nach neuen Gesichtspunkten« arbeiten und neben biologischen Heilverfahren auch »die sog. Arbeits- und Übungstherapie einführen« sollte.[16]

Mit Aufgaben und Aufbau eines derartigen Krankenhauses beschäftigte sich ein anderer Vordenker der »Neuen Deutschen Heilkunde«, der Internist und spätere Ernährungsinspekteur der Waffen-SS Ernst Günther Schenck[17], in einer Denkschrift vom 1. September 1937 offensichtlich im Auftrag Wagners. Zehn große Aufgaben mißt er solchen Modell-Krankenhäusern zu:

1. Stätten der Ausbildung des ärztlichen Nachwuchses, der Fort- und Weiterbildung der Ärzteschaft.
2. Behandlung der Schwerkranken.
3. Die Gesundheitsbelehrung des Einzelnen und Prägung seiner Stellungnahme zu seiner Krankheit, wenn diese nicht mehr völlig heilbar ist.
4. Die allgemeine Gesundheitsbelehrung auch des gesund Scheinenden.
5. Die Gesundheitsbelehrung des Krankenpersonals, damit dieses die Gesundheitslehre weiter verbreiten kann.
6. Die Übersetzung der Gebote und Forderungen der Volksernährung auf den Einzelnen (Gesunden und Kranken).
7. Unvoreingenommene Prüfung und Findung neuer Heilverfahren (in bezug auf Wert, Sicherheit, Schnelligkeit, Kosten).
8. Zurückführung des nicht voll-leistungsfähigen Menschen in sein häusliches Leben; Leistungsprüfung und Steigerung der Leistungsfähigkeit des nicht-mehr-voll-Arbeitsfähigen außerhalb des eigentlichen Krankenhauses im »Gesundheitshaus« unter ärztlicher Aufsicht, aber weitgehender Selbstverantwortung des Kranken.
9. Unterrichtung der Gesunden und Leistungs-Geminderten gemeinschaftlich im »Gesundheitshaus«. Gesundheitsbelehrung in Kursen der Volksgesundheitsbewegung, Gesundheitstrupps,

SA usw. im »Gesundheitshaus«. Heranziehung des ärztlichen Nachwuchses.
10. Bearbeitung der sich aus den verschiedenen Arbeitsgebieten ergebenden wissenschaftlichen Aufgaben.[18]

Das Gesundheitshaus sollte also in ein vorbildliches Krankenhaus integriert werden, wobei man bewußt die Kranken mit Gesunden mischen wollte, damit erstere »eher ihr Krankheitsgefühl verlieren«.[19] Gemeinsam mit Menschen aus den Volksheilverbänden, den betrieblichen Gesundheitstrupps und so weiter sollten Genesende den inneren Betrieb des Gesundheitshauses aufrechterhalten und durch Sport und Arbeitstherapie wieder voll leistungsfähig werden. Von Bedeutung war hier insbesondere die Propagierung einer nationalsozialistischen Gesundheitslehre, die wesentlich die »Gesundheitspflicht« zum Inhalt hatte. Für diese Tätigkeit waren auch Medizinstudenten und Jungärzte vorgesehen.[20] Der Einsatz der Vertreter der Volksheilbewegung für die Durchsetzung einer kollektiven Gesundheitspflicht war vor allem deswegen wichtig, weil diese von jeher von einem »ausgesprochenen Gesundheits- und Gesundungswillen«[21] beseelt waren. Außerdem sahen Teile der Naturheilbewegung in dem geplanten Gesundheitshaus die Realisierung ihrer seit langem gehegten Idee.[22]

Als Vorbild für eine derartige »Heil- und Erziehungsstätte der Gesundheitsführung«[23] erwähnt Schenck an anderer Stelle die vom berüchtigten SS- und Leibarzt Himmlers, Prof. Dr. Karl Gebhardt[24], geleitete chirurgisch-orthopädische Heilanstalt Hohenlychen.[25]

Durch den »neuen Krankenhaustyp« sollte nach den Vorstellungen Schencks ein Teil der Gelder der Sozialversicherung für die Krankheitsvorsorge und Gesundheitsförderung mobilisiert und damit der »notwendige Umbau der Sozialversicherung« eingeleitet werden.[26]

Wie hatte man sich nun den Betrieb im Gesundheitshaus Kempfenhausen vorzustellen? Weder Schwerkranke (für sie war eine Behandlung in dem von Schenck mitgeleiteten Krankenhaus München-Schwabing vorgesehen) noch lediglich Erholungsbedürftige sollten aufgenommen werden, sondern: »Das Haus nimmt leistungsgeminderte Kranke aus Krankenhäusern auf, um bei diesen durch allgemeine Übung und berufsentsprechende Arbeit die Leistungskraft zum höchstmöglichen Maß zu steigern und die Gefährdung durch den zu schnellen Übergang von Untätigkeit zur vollen Beanspruchung zu verhindern. Außerdem werden in 4wöchentlichen Kursen Angehörige der Volksgesundheitsbewegung (Rotes Kreuz, Gesundheitstrupps, RAO usw.) einberufen. – Gesunde und Kranke wohnen zusammen in den gleichen Zimmern, für die sie selbst zu sorgen haben. Den Begriff ›krank‹ gibt es nicht. Männer und Frauen werden aufgenommen – Gesamtzahl 3-400. Die Verwaltung, organisatorische Leitung, Küche, Werkstätten werden soweit möglich von den leistungsgeminderten Insassen des Hauses betrieben. Als Leiter der einzelnen Betriebe sind leistungsgeminderte Menschen einzustellen.«[27]

Wichtig war für Schenck vor allem, daß im Gesundheitshaus »die Kranken nicht unbeschäftigt herumlungern«, sondern daß sie »ihrer Leistungsfähigkeit entsprechend dauernd etwas zu tun haben«.[28] Daher sollte das Haus Tischler-, Schuster- und Schneiderwerkstätten, Schmiede, Schlosserei, Buchbinderei und Wäscherei, Bastelstuben, eine Gärtnerei sowie eine eigene Landwirtschaft enthalten.[29] Die Tätigkeit der leistungsgeminderten Insassen in diesen Einrichtungen sollte selbstverständlich nicht entlohnt werden, sondern dem Haus zugute kommen.[30] Es war geplant, sie nach »Leistungsgemeinschaften« einzuteilen, da eine »wesentliche Grundlage der Behandlung« nach Schencks Worten die »Gemeinschaftsbildung« darstellen sollte. Dadurch werde der »gesunde Wettkampf unter den Kranken« angeregt.[31]

Das Gesundheitshaus sollte sich im wesentlichen ohne staatliche Zuschüsse finanziell selbst tragen können.[32] Die auf dem Gelände in Kempfenhausen bereits existierende Landwirtschaft wollte man zu einem Obst und Gemüse produzierenden Musterbetrieb auf biologisch-dynamischer Grundlage umgestalten. Ein solcher Anbau sei – wie Schenck zu Recht feststellt – sehr gewinnbringend, wenn die intensive Bearbeitung wie geplant von den Insassen des Gesundheitshauses kostenlos betrieben werde.[33] Daneben war der Anbau einheimischer Heil- und Gewürzpflanzen beabsichtigt sowie die Errichtung einer Versuchsbackstube, in der Alternativen für eine Ernährung entsprechend den Erfordernissen des nationalsozialistischen Vierjahresplanes (Ersatz von ausländischen Produkten durch einheimische zwecks Deviseneinsparung, Überspielen von Nahrungsmittelengpässen durch Propagierung angeblich gesünderer Alternativen) erprobt werden sollten.[34]

Neben den erzieherischen Gründen und der Kostenersparnis gab es noch andere »politische Gründe«, warum Reichsärzteführer Wagner in Kempfenhausen ein »Gesundheitshaus der Deutschen Ärzteschaft« errichten wollte: Es sollte dazu beitragen, die (schon im vor. Abschn. in diesem Zusammenhang erwähnte) Vertrauenskrise gegenüber der Ärzteschaft abzubauen, denn die deutsche Bevölkerung stand – wie Schenck in seiner internen Denkschrift von 1939, dabei freilich stark übertreibend, zugeben muß – »dem Ärztestand noch mit dem größten Mißtrauen gegenüber«.[35] Hierfür gibt Schenck den Universitäten eine erhebliche Mitschuld, da sie »von dem ärztlichen Geist, den die Reichsärzteführung in den vergangenen sechs Jahren prägte und weit in die praktizierende Ärzteschaft hinein vortrieb, wenig gemerkt und... an dem gestiegenen Interesse des Volkes für Gesundheitsfragen vorbeigegangen sind.«[36]

Man darf wohl sagen, daß die Einführung von Gesundheitshäusern im großen Stil das Gesundheitswesen grundlegend im Sinne des Nationalsozialismus hätte umwälzen können, lief doch ihre Intention prinzipiell auf die nationalsozialistische Utopie von der Abschaffung der Krankheit und ihrer Ersetzung durch verschiedene Stufen der Leistungsfähigkeit hinaus. Damit sollte dem Individuum – ganz im Sinne der Auffassung Wagners, daß der Einzelne kein Recht auf seinen eigenen Körper habe[37] – endgültig die Möglichkeit genommen werden, sich durch Krankschreibenlassen vorübergehend den Zwängen des immer unmenschlicher werdenden Produktionsprozesses[38] zu entziehen. Die Naturheilbewegung hatte mit ihrer ursprünglichen Idee der Gesundheitshäuser solches sicher nicht beabsichtigt; ihre zunehmend an den Gesundheitswillen des Einzelnen appellierende Strategie und ihre Entfernung von der fortschrittlichen politischen Bewegung ihrer Zeit[39] machte sie jedoch offen für eine solche Pervertierung ihrer Idee durch den Nationalsozialismus.

Dennoch wurde weder das »Gesundheitshaus der Deutschen

Ärzteschaft« in Kempfenhausen noch ein nach ähnlichen Grundsätzen arbeitendes Haus anderswo im Deutschen Reich errichtet. Über die Gründe hierfür läßt sich nur spekulieren. Noch zu Lebzeiten Wagners (er starb im März 1939) scheinen Schwierigkeiten bei der Realisierung dieser Idee aufgetaucht zu sein, weshalb Schenck »auf Aufforderung durch Reichsärzteführer Dr. Wagner« Überlegungen für den Fall anstellte, »daß das Gesundheitshaus Kempfenhausen an der Baukostenfrage scheitert«.[40]

Es scheint, daß der Nachfolger Wagners als Reichsgesundheitsführer, der aus der Medizinalbürokratie kommende SS-Arzt Dr. Leonardo Conti, der Idee des Gesundheitshauses nicht so positiv gegenüberstand wie sein Vorgänger, es scheint aber auch, daß sich einflußreiche Kreise der herkömmlichen Medizin nicht mit dem neuen Gedanken anfreunden konnten. Nicht etwa deswegen, weil sie den »heroischen Leistungswillen« abgelehnt hätten, sondern vielmehr, weil sie durch eine Umstrukturierung des Gesundheitswesens Einbrüche in ihre persönlichen Kompetenzen und Einnahmequellen befürchteten. So ging insbesondere angesichts der vom Leiter der Deutschen Arbeitsfront, Robert Ley, ab Anfang 1941 vorangetriebenen Pläne für ein »Gesundheitswerk des Deutschen Volkes«[41] eine nicht unbegründete Furcht vor der »Verstaatlichung der Ärzteschaft« um.

Schenck versuchte als Referent Contis auch die Idee der Gesundheitshäuser in das Konzept des »Gesundheitswerkes« mit einzubringen.[42] Doch war klar, daß in Anbetracht des Kompetenzgerangels zwischen Conti und Ley[43] eine so grundlegende Umgestaltung des Gesundheitswesens, wie es das »Gesundheitswerk« vorsah, nicht durchführbar war, weswegen es Hitler offensichtlich für die Kriegsdauer ablehnte, eine diesbezügliche Entscheidung zu treffen.[44]

Vermutlich scheiterte die Idee des Gesundheitshauses, wie andere Neuerungspläne im Gesundheitswesen auch, letztlich am Zusammenbruch der nationalsozialistischen »Gesundheitsführung« im Verlauf des Zweiten Weltkrieges.[45]

f. Arzt und Rassenpolitik: Der »Lebensborn e. V.«

Bis heute steht der »Lebensborn e. V.« der SS[1] im historischen Zwielicht. Schon seinen Leitern war bekannt, daß man ihrem Verein nachsagte, eine menschliche Zuchtanstalt zu sein. Mit dem Zusammenbruch 1945 verstummten die Gerüchte keineswegs. Im Gegenteil, die Enthüllungen vor dem Nürnberger Gerichtshof[2] regten zu neuen Spekulationen an. Das Thema »Lebensborn« wurde so populär im Nachkriegsdeutschland, daß nach einer Artikelserie in einer Illustrierten ein Kinofilm produziert wurde und in beiden Teilen Deutschlands Romane erschienen, deren Inhalt mit ihrer Mischung aus Gewalt und Erotik ganz auf die Sensationslust des Publikums abzielte.[3] Teile der historischen Forschung blieben von dieser in der Öffentlichkeit vorherrschenden Meinung nicht unbeeinflußt, so daß etwa Karl Dietrich Bracher vom »Himmlerschen Züchtungsprogramm des ›Lebensborn‹« schrieb, »das die ›nordische‹ Auffrischung der germanischen Herrenrasse über ausgesuchte SS-Bordelle zu bewirken suchte«[4]. Jeder Zweifel an dieser Funktion des Vereins schien beseitigt, als die französischen Journalisten Marc Hillel und Clarissa Henry 1975 ihr Buch »*Lebensborn e. V.. Im Namen der Rasse*«[5] veröffentlichten. Sie glaubten damit, anhand von Original-Akten des Vereins, die von ihnen zum ersten Mal ausgewertet wurden, bewiesen zu haben, daß es im »Lebensborn« »die gelenkte Fortpflanzung tatsächlich gegeben hat«.

Der weitverbreiteten Ansicht, daß der »Lebensborn« als menschliche Zuchtanstalt das Herzstück nationalsozialistischer Rassenpolitik gewesen sei, steht die ebenso alte Behauptung gegenüber, daß der Verein als eine karitative Organisation gewirkt habe. Die ehemaligen Angehörigen der »Lebensborn«-Führung hatten ihr Handeln vor dem Nürnberger Gerichtshof damit gerechtfertigt, daß es Aufgabe des Vereins gewesen sei, ledige Mütter und ihre Kinder vor Diffamierungen durch die Gesellschaft zu schützen. Unverheiratete Frauen, die ein Kind erwarteten, sollten durch das Angebot einer geheimen Entbindung davor bewahrt werden, Zuflucht in der Abtreibung zu nehmen, um der sozialen Deklassierung zu entgehen. In seltsamer Verblendung machten sich die Nürnberger Richter die von den »Lebensborn«-Führern vertretene Auffassung zu eigen, sprachen den Verein von der Beteiligung an Verbrechen frei und bestätigten seinen gemeinnützigen Zweck: »It is quite clear from the evidence that the Lebensborn Society... was a welfare institution, and primarily a maternity home... Lebensborn was the one organization which did everything in its power for the children and protected the legal interests of the children placed in its care.«[6] Das apologetische Schrifttum beruft sich mit Vorliebe auf dieses Urteil, mit dem es sowohl die Verdächtigung einer anrüchigen Tätigkeit des »Lebensborn« abzuwehren als auch seine Verbindung zur NS-Rassenpolitik zu leugnen sucht.

Im Gegensatz zu der großen Beachtung, die der »Lebensborn« in der Öffentlichkeit gefunden hatte, blieb er nur eine Randerscheinung für die historische Forschung.[7] Dennoch hat diese aufgrund des in Nürnberg und in späteren Jahren bekannt gewordenen Materials sachlicher über ihn geurteilt, ohne allerdings seine Geschichte im einzelnen untersucht zu haben. Von Anfang an wies die Mehrzahl der Historiker darauf hin, daß der Verein weder blonde Frauen mit SS-Männern verkuppelt habe, noch daß er eine auf die individuellen Bedürfnisse lediger Mütter und ihrer Kinder eingestellte Wohlfahrtseinrichtung gewesen sei. Sie hat ihn vielmehr als eine Organisation charakterisiert, welche die Notlage unverheirateter werdender Mütter für die rassenideologischen Absichten der SS ausnutzte und somit als Instrument nationalsozialistischer Rassenpolitik diente.

Die Begründung einer rassischen Elite, die letzten Endes die traditionelle Sozialordnung aufgehoben hätte, und die Vernichtung aller »Minderwertigen« waren, neben konventioneller Machtpolitik, die Mittel, mit denen Hitler und der Nationalsozialismus die Weltherrschaft stufenweise erringen wollten.[8] Die gesteuerte biologische Höherentwicklung durch Auslese, das Komplement in der nationalsozialistischen Rassenideologie zur Ausmerzung rassisch »Untauglicher«, ist von der historischen Forschung in ihrer Komplexität, zumal in ihrer angestrebten Verwirklichung in der Bevölkerungs- und Rassenpolitik, wofür der »Lebensborn« ein zentrales Beispiel ist, im Vergleich zur sogenannten Euthanasie und der Endlösung der Judenfrage noch zu wenig beachtet worden.[9]

Nach der Machtergreifung betrieben die Nationalsozialisten die biologische Aufrüstung des deutschen Volkes mit allen Mitteln.[10] Ein Angriffspunkt war dabei die Bekämpfung des Geburtenrückgangs. Für die kinderreiche Familie wurde bei jeder Gelegenheit geworben, finanzielle Anreize geschaffen und sonstige Erleichterungen gewährt, zum Beispiel wurde 1934 von der »Nationalsozialistischen Volkswohlfahrt« (NSV) das Hilfswerk »Mutter und Kind« ins Leben gerufen. Auch mit der Förderung unehelicher Geburten hoffte man, dem Bevölkerungsdefizit begegnen zu können. Deshalb wurde eine weitgehende Gleichstellung der unehelich mit den ehelich Geborenen propagiert und der Abbau ihrer rechtlichen Benachteiligung vorbereitet. Mit Kriegsausbruch schlug diese Unehelichenpolitik in eine offensive Geburtenpolitik um.

Wenn Himmler mit dem »Lebensborn« Abtreibungen verhindern wollte, so dachte er dabei nicht an das persönliche Schicksal hilfsbedürftiger Frauen, sondern ausschließlich an den Geburtenausfall. Ihn mit Hilfe des Vereins zu verringern und damit zur biologischen Stärkung des deutschen Volkes beizutragen, hatte er sich vorgenommen. Er erachtete sie für notwendig, um für Hitlers Plan der Eroberung neuen »Lebensraumes« auch die bevölkerungspolitischen Voraussetzungen zu liefern. Dem Reichsführer-SS und Hitler schwebten die Errichtung eines »Germanischen Reiches« in den Weiten Rußlands vor, bevölkert von einem neu formierten »germanischen Volk«. Hitler war der Architekt des künftigen Reiches, Himmler wollte mit der SS sein Baumeister sein.[11]

Dies ist der ideologische Hintergrund, vor dem Himmlers spezielles Motiv für den Einsatz des »Lebensborn«, den er 1935 im Rahmen der SS als Verein gründete, zu sehen ist. Der Reichsführer-SS hoffte, daß mit den Kindern, die in den Heimen des Vereins geboren wurden und unter seiner Obhut aufwuchsen, der biologische Bestand der SS vermehrt würde. Sie und ihre Mütter unterwarf man denselben Auslesekriterien wie beim »Schwarzen Orden«. Deshalb war Himmler davon überzeugt, daß aus dem »Lebensborn« der »Adel der Zukunft« hervorgehen werde.

Der Verein unterhielt, verstreut über das Reichsgebiet, bis kurz vor Kriegsende acht Entbindungs- und vier Kinderheime. Obwohl er auch verheiratete Frauen aufnahm, konzentrierte er seine Aufmerksamkeit doch auf die ledigen Mütter. Seine Fürsorge beschränkte sich nicht nur auf eine unbeschwerte Entbindung. Nach der Geburt übernahm er die Vormundschaft des Kindes und besorgte der Mutter auf Wunsch einen Arbeitsplatz oder eine Wohngelegenheit. Konnte sie das Kind wegen ihrer Berufstätigkeit nicht zu sich nehmen, blieb es unter der Aufsicht des Vereins, oder er vermittelte es in eine Pflegefamilie. In mehreren Fällen leitete er eine Adoption in die Wege.

Diese vielfältigen Aufgaben und die gesundheitliche Überwachung der Heime, in denen insgesamt circa 7000–8000 Kinder, davon fünfzig bis sechzig Prozent unehehlich, geboren wurden, erforderten eine eigene Verwaltungszentrale. Sie hatte ihren Sitz in München, und an ihrer Spitze stand unter der nominellen Führung Himmlers SS-Obersturmbannführer Pflaum, den 1940 SS-Standartenführer Sollmann ablöste. Der »Lebensborn« hatte bei Kriegsende circa 700 Mitarbeiter, davon achtzig Prozent Frauen, die als Bürokräfte Zivilangestellte der SS waren oder als Pflegepersonal von der NS-Schwesternschaft beziehungsweise freien Schwesternschaft kamen, während leitende Funktionen mit Ausnahme der Oberschwestern in den Heimen überwiegend von SS-Angehörigen ausgeübt wurden.[12]

Die ideelle Führung des »Lebensborn« lag jedoch in den Händen von Dr. med. Gregor Ebner, der als Leiter der Hauptabteilung Gesundheit in der Zentrale nicht nur verantwortlich war für die gesundheitlichen Belange der Heiminsassen und des Personals, sondern auch dem Verein die rassenideologische Ausrichtung gab. Er war die wichtigste Person in der Führung. Als es 1940 zu Auseinandersetzungen kam, ließ Himmler eher Pflaum gehen, als daß er auf Ebner verzichtet hätte. Dessen Parteikarriere war typisch für einen NS-Arzt in verantwortlicher Stellung. Nach Teilnahme am Ersten Weltkrieg und Mitgliedschaft im Freikorps Epp trat er am 1. November 1930 der NSDAP bei, für die er sofort eine Ortsgruppe in seinem Heimatort Kirchseeon/Oberbayern gründete. Im darauffolgenden Jahr wurde er SS-Angehöriger. Nach eigenem Bekenntnis hatte er Himmler bei der Studentenverbindung »Apollo« in München kennengelernt. Von da an wurde er bis 1933 Hausarzt Himmlers, der damals im Bereich seiner Privatpraxis wohnte. Aus dieser Zeit rührte auch seine Duzfreundschaft mit dem Reichsführer-SS. Im »Lebensborn« hatte er stets den höchsten SS-Rang inne. Ebners parteipolitische Aktivitäten erschöpften sich nicht mit der SS-Zugehörigkeit und der Leitung der Ortsgruppe Kirchseeon. Bereits vor der Machtergreifung war er dem NSD-Ärztebund beigetreten, in dessen Disziplinargerichtshof er 1934 von Reichsärzteführer Gerhard Wagner als einer der Stellvertreter berufen worden war und dessen Vorsitz er schließlich 1938 übernahm. Auch betätigte er sich als Redner des »Rassenpolitischen Amtes der NSDAP«.[13]

Unter Ebners Aufsicht, der seit der Eröffnung 1936 das größte und als Musterheim fungierende Haus »Hochland« in Steinhöring/Oberbayern leitete, war für jedes Entbindungsheim ein Arzt angestellt. Die Mehrzahl dieser Heimärzte war tätig, ohne ausreichend für Geburtshilfe, Frauenheilkunde oder Kinderheilkunde qualifiziert zu sein. Selbst Ebner hatte nur eine allgemeinmedizinische Ausbildung genossen. Anfangs wurde die fachärztliche Betreuung der Heimbewohner durch Kinderärzte ausgeübt, die ihre Praxen in der Nähe der Heime hatten. Außerdem schickte man jeden Monat klinische Berichte an den Gynäkologen Prof. Günter K. F. Schultze zur Auswertung. Später wurden vier sogenannte »beratende Fachärzte« für den »Lebensborn« berufen: Prof. Josef Becker für Kinderheilkunde, Prof. Wilhelm Pfannenstiel für Hygiene, Dr. Makkenrodt für Geburtshilfe und Prof. Ernst Günther Schenck für Ernährungsfragen. Als SS-Angehörige waren sie ehrenamtlich tätig und mußten regelmäßig die Heime inspizieren, das Pflegepersonal weiterbilden, ärztliche Berichte der Heime fachlich und statistisch auswerten.

Im »Lebensborn« legte man kein großes Gewicht darauf, daß die bei ihm beschäftigten Ärzte eine fachärztliche Versorgung sicherstellen konnten. Sie wurde in Notfällen von den Heimen benachbarten Krankenhäusern oder ortsansässigen Spezialisten gewährleistet. Vielmehr mußten die Ärzte ihrer Doppelrolle als ärztliche Betreuer und Repräsentanten nationalsozialistischer Weltanschauung genügen. Aus diesem Grund waren sie gleichzeitig alleinverantwortliche Leiter der Heime. Diese Stellung verpflichtete sie zur Beteiligung an Aufgaben, die den »Lebensborn« seiner wahren

Zielsetzung gemäß als Vollzugsorgan nationalsozialistischer Rassenpolitik enthüllen.

Als Voraussetzung erfolgreicher Arbeit betrachtete die »Lebensborn«-Führung die Geheimhaltung. Einerseits sollte mit ihr die unverheiratete Mutter vor Diskriminierung geschützt werden. Andererseits konnte der Verein unter dem Mantel der Verschwiegenheit seine rassenideologischen Absichten ungestörter verfolgen. Die Geheimhaltungsmaßnahmen waren nur durchführbar unter Ausschaltung oder Umgehung geltenden Rechts. Eigene Heim-Standesämter verhinderten, daß das Geburtsstandesamt der Mutter von der Geburt eines unehelichen Kindes unterrichtet wurde, wie es gesetzlich vorgeschrieben war. Standesbeamter war regelmäßig der ärztliche Heimleiter, der auch sonst alle in den Heimen vorkommenden Personenstandsfälle beurkundete. Um die polizeiliche Meldepflicht zu unterlaufen, richtete der Verein eigene Meldeämter ein und verschaffte den werdenden Müttern Deckadressen, damit sie ihrer Heimatbehörde nicht das »Lebensborn«-Heim als neuen Aufenthaltsort nennen mußten.[14]

Die Tätigkeit im Verborgenen, verbunden mit der rassenpolitischen Aufgabenstellung, war der Wurzelboden für die Gerüchte, die den »Lebensborn« der Organisierung von Zeugungen verdächtigten. Ebner verurteilte sie als Produkt »unserer schwarzen Gegner.« Gelegentliche Anfragen, in denen der »Lebensborn« um die Vermittlung von »Zeugungshelfern« gebeten wurde, beschied er in knapper Form und ohne jede zusätzliche Erläuterung abschlägig. Himmler und Ebner waren ängstlich darauf bedacht, jeden direkten Anlaß zu vermeiden, der den Verein in einen Zusammenhang mit der gelenkten Fortpflanzung bringen könnte. Deshalb lehnte der Reichsführer-SS auch entsprechende Anregungen, die ihm von privater Seite gegeben worden waren, ab.[15]

Trotz dieser eindeutigen Haltung der »Lebensborn«-Verantwortlichen waren die beiden französischen Journalisten Hillel und Henry überzeugt, den Verein der Handlungen, die man ihm seit Jahrzehnten vorwarf, endgültig überführt zu haben. Sie hatten nämlich vier geheimnisvolle Adressen aus München entdeckt und zwar, wie sie ausdrücklich betonen, nur in dem Geburtsregister des ehemaligen Entbindungsheimes in Steinhöring, die sie sich, bestärkt durch die Aussage eines angeblichen Augenzeugen, nur als verschwiegene Treffpunkte einer Zeugungsaktion zu erklären vermochten. In Wirklichkeit aber belegen Originalunterlagen der »Lebensborn«-Zentrale und Akten des Nürnberger Prozesses, daß es sich hier um Deckadressen handelt – meist Privatanschriften von »Lebensborn«-Mitarbeitern –, mit denen, wie schon erwähnt, ledige Frauen ihren Aufenthalt in einem Entbindungsheim des Vereins verbargen.[16]

Solange die Mütter im Heim weilten, waren sie gehalten, an der weltanschaulichen Schulung teilzunehmen, die dreimal wöchentlich stattfand. Daß die Kurse von den Heimleitern durchgeführt wurden, war kein Zufall, sondern ging auf die Vorstellung Himmlers von einem neuen Arzt zurück, die im »Lebensborn« zum ersten Mal verwirklicht werden sollte. Dieser sollte kein weißgekleideter Operateur sein, sondern ein »Seelenarzt«, der sich bevorzugt den vielfältigen Problemen einer werdenden Mutter widmet. Die Intention, die hinter dem Wunsch steht, daß der Arzt die Tätigkeit ausübt, die »früher dem Priester« zukam, wird offenbar in der sogenannten »Namensgebung«, mit der das Neugeborene in die »SS-Sippengemeinschaft« aufgenommen wurde. Sie ersetzte in der SS die christliche Taufe. In Anlehnung an den kirchlichen Ritus vollzog der Heimleiter die Zeremonie, die darin gipfelte, daß er das Kind mit dem SS-Dolch berührte und ihm somit an Vaters Stelle in Anwesenheit eines »SS-Paten« den Namen erteilte. Der größte Teil der ledigen Mütter duldete diese Kulthandlung, mit der ihre Kinder offiziell zum SS-Nachwuchs zählten. Nirgendwo tritt der Anspruch der SS auf das gesunde, rassisch »hochwertige« Kind offener zutage als in der feierlichen »Namensgebung«.[17]

Die Fürsorgemaßnahmen des »Lebensborn« dürfen nicht darüber hinwegtäuschen, daß sie nicht dem Gefühl für soziale Gerechtigkeit, sondern dem Willen zur bewußten Höherentwicklung der absolut gesetzten germanisch-nordischen Rasse entsprangen. Deshalb legte die »Lebensborn«-Führung besonderen Wert auf eine biologische Auslese.[18] Werdende Mütter wurden nur in die Heime aufgenommen, wenn sie die rassischen und erbbiologischen Bedingungen, die in der SS galten, erfüllten. Ebner erläuterte die »Auslesegesetze« der SS so: Die Bestrebungen der SS liefen darauf hinaus, solche Menschen zusammenzuführen, »von denen wieder nordisch bestimmte Kinder zu erwarten sind. Aus diesem Grund lehnen wir auch die ostische und westische Rasse ab, weil insbesondere die ostische Rasse in ihren Charaktereigenschaften der nordischen geradezu widerspricht und weil durch die Mischung ›nordisch-ostisch‹ Menschen entstehen, die innerlich zerrissen und unausgeglichen sind«.

Jeder »deutschblütigen« Frau stand es frei, die Heimaufnahme zu beantragen. Dazu mußte sie von einem Arzt ausgefüllte »erbgesundheitliche« und »rassische Untersuchungsbogen«, eine »Ahnentafel« und einen persönlichen Fragebogen vorlegen. Die gleichen Unterlagen waren auch vom Vater an die »Lebensborn«-Zentrale einzureichen, die über das Gesuch nach Ebners Richtlinien bestimmte. Im Zweifelsfall wurde dessen persönlicher Entscheid eingeholt. Frauen, die mit einem SS-Angehörigen verheiratet waren, hatten ihre Tauglichkeit schon nachgewiesen, da sie sich vor Erteilung der Heiratsgenehmigung, die seit 1931 in der SS obligatorisch war, einer erbgesundheitlichen und rassischen Überprüfung hatten unterziehen müssen.

Mit der Aufnahme in ein »Lebensborn«-Heim war aber noch nicht das rassische Endurteil über die Mütter gefällt. Denn die Auswahl war nur nach gesundheitlichen Maßstäben – zum Beispiel wurden Frauen, bei denen mit einer komplizierten Geburt zu rechnen war, abgewiesen – und dem äußeren »rassischen Erscheinungsbild« erfolgt. Die Beurteilung ihrer Körpermerkmale sollte ergänzt werden durch die Bestimmung ihres Charakters, wozu die Beobachtung ihres Verhaltens während des Heimaufenthaltes Gelegenheit bot. Aus diesem Grund wurden 1938 im »Lebensborn« Fragebogen eingeführt, die der ärztliche Heimleiter mit Hilfe der Oberschwester beantwortete und die für den Reichsführer-SS persönlich bestimmt waren. Diese »RF-Fragebogen« waren streng geheim und wurden ohne Wissen der Mütter angelegt. Neben persönlichen Daten wurde das »rassische Erscheinungsbild« der Mutter notiert sowie ihr Verhalten im Heim und gegenüber dem Kind. Am Schluß stand die Frage, ob sie »rassisch«, »weltanschaulich« und »charakterlich« der Auslese der SS entspreche und ob von ihr »im Sinn des Ausleseprinzips der SS noch weitere Kinder erwünscht« seien.

Die Fragebogen wurden, ergänzt um einige Angaben zur Person von Vater und Kind, von der Zentrale in München mit einer rassischen Gesamtnote versehen, die drei Grade unterschied: »I = vollkommen der SS entsprechend, II = guter Durchschnitt, III = der Auslese nicht mehr entsprechend.« Mit Pedanterie kontrollierte Himmler die Fragebogen und korrigierte ihr Endurteil, wo es ihm nötig schien.

Die Taxierung von Mutter und Kind in den »RF-Fragebogen«, mit denen nach Ebners Ansicht »ein einzigartiges Mittel zur Beurteilung von Rassenleib und Rassenseele« zur Verfügung stünde, war kein Gedankenspiel versponnener Rassenschwärmer, sondern hatte weitreichende Folgen für diejenigen, die nicht den ideologischen Vorstellungen biologischer Norm entsprachen. Von der Endnote hing es ab, ob und in welchem Ausmaß Mutter und Kind vom Verein unterstützt wurden. Kam ein Kind mit Mißbildungen zur Welt oder war es geistig behindert, hätte Himmler am liebsten die Sterilisierung der Eltern verlangt, wenn der geringste Verdacht einer erblichen Belastung vorlag. Wegen der Kriegsverhältnisse begnügte er sich aber in solchen Fällen mit dem Versprechen der Eltern, bis zu einer endgültigen erbgesundheitlichen Untersuchung nach dem Krieg auf weitere Kinder zu verzichten.

Die geschädigten Kinder ließ Ebner aus dem Heim nehmen. Auch verweigerte er ihnen die Führung der Vormundschaft durch den »Lebensborn«. Litten sie jedoch an schweren Behinderungen, verloren sie ihre Existenzberechtigung. Als »lebensunwertes Leben« wurden sie in besondere Anstalten eingeliefert, in denen auch nach Hitlers offiziellem Tötungsstopp Ende 1941 die »Euthanasie« durchgeführt wurde. So wurde etwa der kleine Jürgen Weise in die Landesanstalt Görden bei Brandenburg/Havel verlegt, von wo Ebner nach vier Wochen die Mitteilung erhielt, daß das Kind am 23. Februar 1942 »verstorben« sei.[19]

Die durch den Krieg ausgelöste Forcierung der nationalsozialistischen Bevölkerungs- und Rassenpolitik zog den »Lebensborn« ganz in ihren Bann. In Abstimmung mit Hitler hatten Ende 1939 Himmler für die SS und der Stellvertreter des Führers Heß im Namen der Partei öffentlich zur Zeugung unehelicher Kinder aufgefordert und damit angesichts zu erwartender Menschenverluste durch den Krieg eine offensive Geburtenpolitik eingeleitet.[20] In zahlreichen Verordnungen und Verlautbarungen von Partei und Staat kam das Bestreben der NS-Führung zum Ausdruck, eine durch die Rassenideologie gerechtfertigte »neue Moral« zu begründen, welche Zeugungen von Kindern ohne Rücksicht auf eine geschlossene Ehe zur Pflicht machen sollte. Stets warb Himmler dabei mit den organisatorischen Möglichkeiten des »Lebensborn«.[21] In Einzelfällen riet auch Ebner zur außerehelichen Zeugung mit dem Hinweis auf die idealen Geheimhaltungsvorkehrungen des Vereins, die sonst nirgendwo bestünden.

Nachdem der Rußlandfeldzug gezeigt hatte, daß die Sowjetunion nicht in einem Blitzkrieg zu besiegen war, machte sich der Reichsgesundheitsführer Conti ebenfalls Sorgen um die künftige Geburtenziffer in Deutschland. Im Anschluß an seine Denkschrift über die *Erhöhung der Kinderzahl*, die er kurz vorher Himmler unterbreitet hatte, gründete Conti im Juli 1942 eine Arbeitsgemeinschaft »Hilfe bei Kinderlosigkeit in der Ehe«.[22] Unter der Leitung von Prof. Hans Stadler wurden in jedem Gau Beratungsstellen eingerichtet, die eine gezielte Behandlung steriler Frauen und Männer vorbereiten sollten. Nachdem für die Therapie anfangs nur herkömmliche Methoden in Frage gekommen waren, gab Conti im Sommer 1944 Anweisungen zur Durchführung der künstlichen Befruchtung bekannt, die er bereits in seiner Denkschrift vorgeschlagen hatte. Von jetzt an war in Absprache mit dem Reichsjustizminister gestattet, daß bei verheirateten Frauen der Samen eines fremden Mannes verwandt wurde. Ebenso durfte die Inseminatio arteficialis an ledigen Frauen vorgenommen werden.

Obwohl es durch die »Lebensborn«-Fachärzte Prof. Günter K.F. Schultze und Dr. Mackenrodt, die an SS-eigenen Beratungsstellen zur Sterilitätsbehandlung tätig waren, personelle Verbindungen zwischen den Aktionen gegen die Kinderlosigkeit und dem Verein gaben, wurde die künstliche Befruchtung, deren Erfolgsquote übrigens sehr gering war, auf Geheiß Himmlers aus ideologischen Gründen im »Lebensborn« nicht praktiziert. Entsprechende Ersuchen leitete Ebner an Prof. Stadler weiter. Ansonsten lehnte er diese »unpersönliche« Art, ein Kind zu bekommen, ab und riet zu dem »natürlichen Weg« mittels eines »Zeugungshelfers«, den der Betreffende aber selbst suchen müsse.[23]

Die Besetzung Nord- und Westeuropas brachte Himmler seinem Traumziel der Errichtung eines »Germanischen Reiches« einen Schritt näher, indem sie die Konzentrierung »germanischen Blutes« erlaubte, von der er schon vor dem Krieg gesprochen hatte. Himmlers Gedanke wurde zur offiziellen nationalsozialistischen Politik erklärt, als Hitler im Juli 1942 eine »Verordnung über die Betreuung von Kindern deutscher Wehrmachtsangehöriger in den besetzten Gebieten« erließ, die »zur Erhaltung und Förderung rassisch wertvollen germanischen Erbgutes« beitragen sollte.[24] Mit der Ausführung wurden der »Lebensborn« und die NSV beauftragt. Die Fürsorge war nach dem Beispiel, das der »Lebensborn« gegeben hatte, nur wieder als Mittel zum Zweck gedacht. Die Kinder sollten durch sie ihrer Nationalität entfremdet werden. Um sie auf Dauer deutschem Einfluß auszusetzen, war der »Lebensborn« bemüht, ihnen die deutsche Staatsangehörigkeit zu verleihen und sie nach Deutschland zu bringen. Teilweise geschah dies unter bewußter Verletzung des Heimatrechts der Kinder und ihrer Mütter.

Die ersten konkreten Vorschläge machte der Reichsgesundheitsführer Conti. Er hatte Himmler, als den für Volkstumsfragen zuständigen Mann in der NS-Führung, noch während im Mai 1940 die Kämpfe in Norwegen tobten, darauf hingewiesen, daß uneheliche Kinder deutscher Soldaten und norwegischer Frauen von deutschen Stellen betreut werden sollten. Ebner hatte diese Idee begeistert aufgegriffen und es sich in seinen Gedanken ausgemalt, wie mit Hilfe des »Lebensborn« norwegische Frauen mit ihren Kindern die Heimat verlassen würden, um die rassisch rückständigen süddeutschen Regionen aufzunorden. Es dauerte zwei Jahre, bis der Verein das erste Entbindungsheim in Norwegen eröffnen konnte. Gegen Ende des Krieges besaß er dort neun Entbindungs- und Kinderheime, in denen insgesamt circa 6000 Kinder betreut worden waren, fast so viel wie im Reichsgebiet. Tatsächlich kamen ungefähr 2000 norwegische Mütter nach Deutschland, meist durch Heirat. Um seine rassenpolitische Absicht zu verwirklichen, scheute sich der Verein nicht, uneheliche Kinder, die von ihren Müttern zur Adoption freigegeben worden waren, unter Beugung norwegischen

Rechts nach Deutschland zu bringen. Das Kriegsende verhinderte es, daß mehr als 250 Kinder auf diese Weise ins Reich kamen.[25]

Es lag nahe, ähnliche Programme auch in anderen besetzten Ländern durchzuführen. Während die NS-Führung Norwegen als »germanisches Bruderland« betrachtete, blickte sie auf Frankreich mit rassischem Hochmut. Hier interessierte nur der »germanische« Bevölkerungsanteil, unter dem, wie Himmler mit Beifall Hitlers anregte, jährlich »ein blutsmäßiger Fischzug« abgehalten werden müßte.[26] Es war erneut Conti, der kurze Zeit später den Reichsführer-SS darauf aufmerksam machte, daß sich der »Lebensborn« auch der »Soldatenkinder« in Frankreich annehmen müßte, damit sie Deutschland nicht verlorengingen. Nach knapp zweijähriger Vorbereitung konnte ein Entbindungsheim bei Paris im Februar 1944 seinen Betrieb aufnehmen, bis es nach wenigen Monaten infolge der alliierten Invasion wieder schließen mußte.[27] Insgesamt besaß der Verein außerhalb der Reichsgrenzen zwölf Heime, einschließlich eines Entbindungsheimes in Belgien und eines Kinderheimes in Luxemburg.

Sah sich die deutsche Führung im besetzten Westeuropa aus politischen Gründen genötigt, wenigstens teilweise den Schein der Legalität zu wahren und Willkürakte zu vermeiden, so fühlte sie sich bei den unterworfenen Völkern Osteuropas völlig frei von derartigen Hemmnissen. Im Unterschied zum Westen wurde im Osten der Krieg geführt in skrupelloser Verfolgung des außen- und rassenpolitischen »Programms« Hitlers. Deshalb bezweckte hier die Besatzungpolitik neben der Ausdehnung des Reichsgebietes als Vorstufe zu einem »Germanischen Reich« und der wirtschaftlichen Ausbeutung vor allem eine radikale Änderung der Bevölkerungsstruktur. Sie war darauf aus, die slawischen Völker ihrer nationalen Existenz zu berauben und das von ihnen bewohnte Land für die deutsche beziehungsweise »germanische« Besiedlung freizumachen.[28]

Eine der Maßnahmen dieser »Volkstumspolitik« war die Eindeutschung »fremdvölkischer« Kinder.[29] Sie lebten als Waisen oder unehelich Geborene in Heimen, oder ihre Eltern waren inhaftiert oder getötet worden. Nicht selten hatte man sie ihren Eltern gewaltsam entrissen. Aufgrund ihres »rassischen Erscheinungsbildes«

wurden sie ausgelesen und mit eingedeutschten Namen zur Umerziehung ins Reichsgebiet verschickt. Auch der »Lebensborn« war an solchen Aktionen, die hauptsächlich von der NSV getragen wurden, beteiligt. Um dem Anspruch einer rassischen Eliteorganisation gerecht zu werden, unterzog Ebner die Kinder einer erneuten gesundheitlichen und rassischen Musterung. Hatte er sie für tauglich befunden, übernahm der Verein ihre Vormundschaft und vermittelte sie nach einem zwischenzeitlichen Heimaufenthalt in deutsche Pflegefamilien mit dem Ziel einer späteren Adoption. Zu diesem Zweck stellte er ihnen neue Geburtsurkunden aus, wobei gelegentlich wegen Fehlens sämtlicher Personendaten Prof. Becker anthropologische Altersbestimmungen vonehmen mußte. Seit 1942 war der »Lebensborn« an der Eindeutschung von mindestens 350 Kindern beteiligt, die hauptsächlich aus den annektierten Teilen Polens, aber auch aus den Gebieten der heutigen Staaten Jugoslawien, Rumänien und der Tschechoslowakei verschleppt worden waren.

Die Geschichte des »Lebensborn« zeigt demnach, daß er weder eine Zuchtanstalt noch eine karitative Organisation gewesen war, daß er jedoch eine zentrale Rolle in der NS-Rassenpolitik einnahm, nicht wegen seines quantitativen Beitrags – dazu war die Gesamtzahl der von ihm betreuten 13000–14000 Kinder zu gering –, sondern wegen seines Anspruchs und seines Modellcharakters. Keine andere Organisation im Dritten Reich praktizierte Bevölkerungs- und Rassenpolitik so unmittelbar wie der »Lebensborn«. Die rassenpolitische Zweckbestimmung, die in sämtlichen Gerüchten dem Verein unterstellt wurde, trifft also zu, mehr aber nicht. Den Schritt zur planvollen Organisierung der Zeugung hat der »Lebensborn« nicht vollzogen. Seine Maßnahmen waren subtiler. Er ermunterte zur außerehelichen Zeugung entweder durch die Verlockung seiner für uneheliche Geburten einzigartigen Vorkehrungen der Geheimhaltung und breitgefächerten Fürsorge oder dadurch, daß Ebner in Übereinstimmung mit der offiziellen Linie entsprechende Ratschläge erteilte.

Die ledigen Mütter und ihre Kinder mußten jedoch für die Vorzüge, die ihnen der Verein gewährte, einen hohen Preis zahlen. Die Geheimhaltung hatte weitgehend den Verlust der staatlichen Kontrolle, der für die Betreuten Schutz vor Mißbrauch bedeutete, zur Folge. Der »Lebensborn« unterlief gesetzliche Vorschriften oder zog hoheitliche Kompetenzen an sich. Mit eigenen Standes- und Meldeämtern umging er die Meldepflicht, und durch ministerielle Erlasse erreichte er, daß er vor den Vormundschaftsgerichten, den Aufsichtsbehörden in Vormundschafts-, Pflege- und Adoptionssachen, keine Rechenschaft abzulegen brauchte. Der »Lebensborn« unterstand nicht mehr staatlicher Autorität, sondern er hatte einen autonomen Status erlangt.

Ärzte hatten sich bereitgefunden, beim »Lebensborn« mitzuwirken, damit er unter dem Deckmantel ärztlicher Fürsorge den ihm gestellten rassenpolitischen Auftrag erfüllen konnte, der Maßnahmen mit einschloß, die sich von der Propagierung der außerehelichen Zeugung bis zur »Euthanasie« erstreckten. Ebner und die ärztlichen Heimleiter hatten weder die zur Führung eines Entbindungsheimes erforderliche berufliche Qualifikation – ein Heimleiter war Zahnarzt! –, noch besaßen sie Spezialkenntnisse in Erbbiologie, Anthropologie oder Rassenkunde. Ihre ärztlichen Fähigkeiten waren um so weniger gefragt, als es nicht das Anliegen des »Lebensborn« war, Hilfsbedürftigen ärztlichen Beistand zu leisten. Die Vernachlässigung des Individuums wurde bedenkenlos in Kauf genommen, da es um ein angeblich höheres Gut ging: die Gesundung und Stärkung der germanisch-nordischen Rasse.

4. Leistungsmedizin: Das Beispiel Pervitin

Der Begriff »Leistung«[1], geradezu zentral (wie wir schon sahen) für die NS-Doktrin und -Praxis, war dort typisch pervertiert: Im Interesse der »Volksgemeinschaft«, die allein, gegenüber dem Individuum, zählte, schloß er durchaus und von vornherein auch Lebensgefahr, ja Lebensvernichtung mit ein. Danach sollte sich auch die Medizin ausrichten: Wenn »Gesundheit« für den NS-Bürger »Pflicht« bedeutete, dann konnte »Leistung« gegebenenfalls bedeuten, die Gesundheit zu opfern.[2] Insoweit die Medizin dem folgte, wurde sie zu einer spezifischen »Leistungsmedizin«.[3] In der Tat gab es nicht wenige Ärzte, die das NS-Regime auch in dieser Hinsicht unterstützten.

Die Rolle der Droge Pervitin als leistungssteigerndes Mittel im Dritten Reich ist ein besonders bezeichnendes Beispiel dafür. Zunächst kurz zur Vorgeschichte dieses Mittels: Seit Ende der zwanziger Jahre war es in den USA zu massenhaftem Konsum einer neuen Medikamentengruppe gekommen – der sogenannten Weckamine oder Stimulantien. Es handelte sich dabei um Abkömmlinge des Ephedrin. Während diese neuen Mittel, rein ärztlich-therapeutisch betrachtet, etwa gegen Heuschnupfen oder allergisches Asthma eingesetzt werden konnten, erklärte sich ihr massenhafter Verbrauch durch ihre »Neben«wirkungen: Sie regten die Gehirnaktivität an und hielten wach. Kein Wunder, daß dies zu einer suchtartigen Gier nach solchen Mitteln führte. Gleichwohl waren diese rezeptfrei erhältlich, da man behauptete, sie machten nicht süchtig. Amerikanische Ärzte waren zum Teil mitschuldig an diesem Tatbestand: Sie attestierten solchen Mitteln positive Wirkungen wie »deutliche Euphorie, Wohlbefinden, gute Laune, Optimismus, Munterkeit, verminderte Müdigkeit, gesteigerte Energie und Leistungsfähigkeit«, ohne zugleich auf mögliche Nachteile und Gefahren hinzuweisen[4] – obwohl doch die Enthemmungsfunktion solcher Mittel schon kurz nach der Jahrhundertwende erforscht worden war.[5]

Auf dem Hintergrund der amerikanischen Situation gewinnt die Rolle derartiger Stimulantien im NS-System des Dritten Reiches noch zusätzlich ihr besonderes Profil. Es ist zunächst bemerkenswert, daß sich in Deutschland seit Anfang 1938 ein harter Kampf um die Marktanteile in Sachen Stimulantien anbahnte.[6] Pharmazeutische Unternehmen wie Boehringer, Bayer oder Merck hatten begonnen, sich um deren Entwicklung zu bemühen. Es war jedoch die Firma Temmler, die bereits im Frühjahr 1938 einen gegenüber den amerikanischen Vorgängern nochmals modifizierten Ephedrin-Abkömmling, das Metamphetamin, unter dem Marktnamen Pervitin herausbrachte – und zwar offenbar in einem hektischen Rennen um die Zeit. Denn inzwischen war auch ein ähnliches ungarisches Mittel, das Aktedron, auf dem Markt.

Weshalb dieses enorme Interesse der deutschen Pharma-Industrie an der Produktion und dem Verkauf von Stimulantien? Waren dabei wirklich nur rein medizinische Gesichtspunkte und Zwecke ausschlaggebend? So könnte es scheinen, jedenfalls nach dem Eindruck der Erstveröffentlichungen des Chef-Chemikers von Temmler, F. Hauschild, in der ärztlichen Fachpresse[7]: Er empfahl die Kreislaufwirksamkeit des neuen Mittels, wobei der »psychisch stimulierende Effekt von besonderer Bedeutung für die therapeutische Verwertbarkeit sein dürfte«. Auf der Jahrestagung der Deutschen Gesellschaft für Kreislaufforschung 1938 wurde bereits über erste klinische Experimente mit Pervitin berichtet.[8] Natürlich benutzten vor allem auch Psychiater die Droge zur Behandlung von »depressiven Hemmungen«, »stumpf apathischen Krankheitsbildern« und »psychopathischen Persönlichkeiten«.[9] Schon in der zweiten Hälfte des Jahres 1938 setzte eine wahre Flut von Veröffentlichungen über Pervitin in der deutschen medizinischen Presse ein; Ärzte wurden mit Probemustern überschwemmt. Das Mittel war auch in Deutschland, zunächst jedenfalls, nicht verschreibungspflichtig. Insbesondere Neurologen und Psychiater waren von ihm begeistert, sahen es geradezu als ein Wundermittel bei allen möglichen Indikationsstellungen an.[10] Zwar wiesen einige von ihnen, allerdings sehr in Maßen, auch auf gewisse bedenkliche Aspekte hin, vor allem darauf, daß Pervitin bei bestimmten depressiven Erkrankungen symptom*verstärkend* wirke.[11] Doch bremsten derartige Stimmen nicht die allgemeine Begeisterung.

Daß es in Wirklichkeit nicht nur der rein therapeutische Aspekt war, der die Haltung von Ärzten (und pharmazeutischen Firmen) gegenüber Stimulantien wie dem Pervitin bestimmte, zeigt das große Interesse der Arbeits- und Wehrphysiologen daran: In der Tat ging es hier ja mindestens ebensosehr um die Frage, wieweit mit dem Pervitin ein Mittel zur Steigerung der »Leistung« für die »Gemeinschaft« – das heißt, für die Pläne und Ziele des NS-Systems – an die Hand gegeben war. Auf diesen Aspekt weisen ärztliche Stimmen aller Fachrichtungen unmißverständlich hin: »Gerade dem leistungssteigernden Prinzip sollte von ärztlichen Betreuern geeigneter Volksgenossen mit Hilfe von Pervitin Rechnung getragen werden... Wir alle leben ja in einer energiegespannten Zeit, die höhere Leistungen verlangt und uns größere Verpflichtungen auferlegt, als je eine Epoche zuvor«, wie beispielsweise der Chefarzt eines Kreiskrankenhauses schreibt.[12] Spezifischer, und zugleich enthüllender für die Lage auf dem Arbeitssektor, war das Interesse der Vertrauensärzte. Sie schätzten das Pervitin, weil es damit eine Chance gab, die »Simulanten« und »Arbeitsunwilligen« wieder in den Arbeitsprozeß zurückzubringen.[13] Tatsächlich hatte es in den Jahren 1937/38 einen alarmierenden Anstieg von Leistungsverweigerung am Arbeitsplatz (langsames Arbeiten, Abwesenheit vom Arbeitsplatz, sogar wilde Streiks) gegeben[14]; Simulation von Krankheiten entwickelte sich dann vor allem im Kriege zu einem Mittel des wachsenden Widerstandes und der Verweigerung auf seiten der arbeitenden Bevölkerung (dazu, und zu damals kursierenden Anweisungen zum Simulieren in Form von Tarn-Druckschriften, s. Teil III, Abschn. 3). Im übrigen hatten sich deutsche Arbeitsphysiologen schon vor 1933 mit dem »pharmakologischen Arbeitsversuch« beschäftigt.[15] Im Dritten Reich widmeten sie dann ihre Aufmerksamkeit mehreren Stoffen, welche die Leistung der Arbeitenden anregen konnten – neben Haschisch, Meskalin und Cola[16] vor allem eben dem Pervitin.[17] Am enthüllendsten in bezug auf die NS-spezifischen Aspekte sind die Äußerungen des Tübinger Pharmakologen Haffner über Pervitin und Leistung: Während Kokain wegen der verheerenden Suchtfolgen zum Einsatz als leistungssteigerndes Mittel ungeeignet sei, hätten die neuen Stimulantien den gleichen positiven Effekt, aber ohne die suchtmachende Wirkung (wie durch zahlreiche Erfahrungen so gut wie erwiesen sei); so könne getrost »ihre Anwendung... höchstes Gebot werden, wenn es um den letzten Einsatz für das Ganze« gehe – sie würden dann als »chemischer Befehl« fungieren.[18]

Was aber war der Grund, daß im Jahre 1941, wiederum von Ärzten, öffentlich ein »Pervitinproblem« konstatiert und kritisch diskutiert wurde?[19] Die Ursache lag genau in dem, was der Pharmakologe Haffner drei Jahre vorher so kategorisch verneint hatte, ebenso wie seine amerikanischen Vorgänger: Die neuen Stimulantien, insbesondere das Pervitin, machten eben *doch* süchtig. Gerade ein Pharmakologe hätte als Fachmann angesichts der Tatsache, daß die enthemmende Wirkung solcher auf Amin-Basis entwickelten Mittel seit langem festgestellt und aufgeklärt war (s.o.), kritisch-skeptischer sein müssen. Vor allem hätte er auch wissen sollen, daß der zu Anfang des Krieges nochmals erfolgte nachdrückliche Hinweis darauf, daß die durch Pervitin bewirkte Herauslösung des Freisetzungsmechanismus des Nebennieren-Hormons Adrenalin aus seinem natürlichen, balancierten hormonell-vegetativen Regelsystem zu einer totalen, womöglich tödlichen Erschöpfung der Nebenniere führen konnte[20], nach Lage der Dinge keine neue Erkenntnis bedeutete. Unter diesen Umständen mußte der rezeptfreie Verkauf von Pervitin geradezu als kriminell erscheinen, auch nach NS-Begriffen. Einen Gipfel erreichte dieser Verkauf in den Geschäftspraktiken einer Süßwarenfabrik. Diese brachte Pralinen auf den Markt, die 14 mg Pervitin enthielten, und empfahl, bei Bedarf drei bis neun Stück davon zu essen – mit dem Hinweis, dies sei, im Vergleich zur Einnahme von Koffein, ganz unschädlich![21] Als Folge eines derart geförderten Mißbrauchs häuften sich ab 1938/39 in allen Lebens- und Arbeitsbereichen des NS-Regimes Belege für suchtmitteltypische Zusammenbrüche.[22]

Es war ausgerechnet L. Conti, als zweiter Reichsärzteführer (Nachfolger des 1939 verstorbenen G. Wagner) und »Reichsgesundheitsführer« der mächtigste NS-Mediziner, welcher das »Pervitinproblem« schon frühzeitig als solches erkannt hatte. Zunächst einmal wurde, offenbar auf Contis Veranlassung, bereits Anfang November 1939 die Rezeptpflicht für Amphetamin und Pervitin eingeführt.[23] Da die deutsche Pharma-Industrie dies durch ein inzwischen auf den Markt gebrachtes weiteres Amphetaminderivat

(Preludin) praktisch unterlief, folgte schnell auch dafür die polizeilich angeordnete Rezeptpflicht.[24] Offenbar verschrieben jedoch nunmehr die Ärzte um so großzügiger solche Mittel. Das kann man beispielsweise aus einer mahnend-drohenden Rede schließen, die Conti im März 1940 vor dem NS-Ärztebund hielt; hier heißt es: »Wer Ermüdung mit Pervitin beseitigen will, der kann sicher sein, daß der Zusammenbruch seiner Leistungsfähigkeit eines Tages kommen muß. Daß das Mittel einmal gegen Müdigkeit für einen Hochleistungsflieger, der noch zwei Stunden fliegen muß, angewendet werden darf, ist wohl richtig. Es darf aber nicht angewendet werden bei jedem Ermüdungszustand... Das muß uns Ärzten ohne weiteres einleuchten... Ich wünschte, daß diese Gedankengänge allen Ärzten eingehen möchten. Wer sie nicht begreift, der hat nach meiner Ansicht das Wesen des wahren Arzttums nicht erfaßt, er ist und bleibt ein Handwerker.«[25] Da auch dieser Appell an die Standesethik nicht viel half, setzte Conti durch, daß in der am 21. Juni 1941 erlassenen Novelle zum Betäubungsmittelgesetz (»Opiumgesetz«) die Stimulantien mit den Morphinderivaten gleichgesetzt, ihre Verbreitung und Anwendung also mit schweren Sanktionen belegt wurde.[26] Zur gleichen Zeit erschienen in offiziellen Ärzteblättern jene Beiträge von Speer und Grunwald, die den Pervitinmißbrauch vor allem mit dem Blick auf die Praxis der Ärzte scharf anprangerten.

Eine wenige Tage später (am 1. Juli 1941) ebenso hektisch erlassene Zusatzklausel der »Sechsten Verordnung des Reichsministers des Innern über die Unterstellung weiterer Stoffe unter die Bestimmungen des Opiumgesetzes«, nach welcher die Verwendung von Pervitin im Rahmen wissenschaftlicher Institutionen und »Anstalten« straffrei blieb[27], scheint allerdings zu zeigen, daß Contis Interventionen doch nicht hundertprozentigen Erfolg hatten. Oder war Conti etwa mit dieser doppelsträngigen Behandlung des »Pervitinproblems« einverstanden? Man weiß so etwas bei den oft widersprüchlichen Maßnahmen der nationalsozialistischen Führer und Funktionäre nie genau. Gleichviel: In der genannten Rede hatte Conti ja selber auf das Beispiel der »Hochleistungsflieger« angespielt, bei denen eine (kontrollierte und begrenzte) Anwendung von Stimulantien wie Pervitin durchaus erlaubt und sinnvoll sei.

Damit war einer der drei Bereiche angesprochen, in denen Pervitin auch nach seiner Unterstellung unter das Betäubungsmittelgesetz praktisch unbeschränkt angewendet werden durfte.

Zwar war man sich in der Führung von Hitlers Wehrmacht dieser Suchtgefahr durchaus bewußt, und ein Erlaß des Heeres-Sanitätsinspekteurs vom 17. April 1940 versuchte dementsprechend, einem exzessiven Verbrauch Grenzen zu setzen.[28] Aber in betontem Gegensatz zu Conti war man hier überzeugt, daß »Dauerschäden oder gar ein Zusammenbruch durch Pervitingaben nicht bekannt geworden« seien.[29] Immerhin sah man aber das Problem der Energie-Erschöpfung: 1944 kamen Forschungen zum vorläufigen Abschluß, deren Ergebnis in die Empfehlung mündete, die Verabreichung von Stimulantien wie Pervitin mit der gleichzeitigen Gabe von »Energetica« (Dextrose-, Laevulose-, Invertzucker-Gemische) zu kombinieren. Damit wollte man einer eventuellen Überschreitung der subjektiven Leistungsgrenze durch eine gewisse Erweiterung der objektiven Leistungsgrenzen entgegensteuern.[30] Diese vor allem von der Militärärztlichen Akademie geförderten Forschungen und ihre Ergebnisse schienen nunmehr eine faktisch uneingeschränkte Verwendung von Pervitin in allen militärischen Bereichen (also keineswegs nur in der Luftwaffe) zu rechtfertigen. Zeitgenossen werden sich wohl noch erinnern, daß in der Wehrmacht Gerüchte kursierten, denen zufolge die sogenannte »Fliegerschokolade« (sehr begehrt), die in vielen Einheiten zu haben war, nicht nur Koffein und/oder Cola-Zusätze, sondern (neben Dextrose) auch Pervitin enthalten haben soll.

Die Arbeitsphysiologen, welche an diesen das Militär betreffenden Forschungen beteiligt waren, bildeten mit ihrem angestammten Forschungsbereich, den Leistungsbedingungen am Arbeitsplatz, ein zweites »Refugium« für das Pervitin. Hier, allen voran im Dortmunder Institut für Arbeitsphysiologie, wurde bis Kriegsende an Versuchspersonen das Verhältnis von Tages-»Arbeitskurve« und arbeitstäglicher Adrenalinausschüttung, mit und ohne Gabe von Pervitin, experimentell untersucht.[31]

Der dritte Bereich, in welchem Pervitin nach wie vor große Geltung beanspruchen und besitzen durfte, war seine Rolle als Therapeutikum in der Psychiatrie. Zwar hatte Speer in seiner kritischen Diskussion des »Pervitinproblems« auch hier nachdrücklich gewarnt: »Für die Heilwirkung (von Pervitin)... gegenüber Depressionen... ergibt sich ein glattes Nichts... Ganz unverwendbar hat sich das Mittel in der übrigen Psychiatrie erwiesen.«[32] Gleichgültig ob dieses Verdikt, weil zu pauschal, übertrieben oder doch eingeschränkt berechtigt war: Die Anstaltspsychiatrie benötigte auf jeden Fall das Pervitin im Kriege, seit 1940/41, unter neuen, eine prinzipielle Wandlung des Gesamtkonzepts »Psychiatrie« anzeigenden Bedingungen. Es sollte nämlich die bisherige Funktion der Heil- und Pflegeanstalten als Bewahreinrichtungen aufgegeben werden. Diese Diskussion wurde, vor allem mit volkswirtschaftlichen Argumenten, bereits seit 1938 öffentlich geführt.[33] Danach sollte derjenige Teil der Kranken, der in solcher Hinsicht »verwendbar« schien, mit »aktiven therapeutischen Maßnahmen« wenigstens einer gewissen Arbeitsfähigkeit zugeführt werden, die ihrerseits gewährleisten sollte, daß auf diese Weise »nützliche Teilarbeiten für das Volksganze« geleistet werden konnten.[34] Vor allem die Psychiatrie-Professoren de Crinis, Nitsche, C. Schneider waren an der Planung einer derartigen Reorganisation der deutschen Anstaltspsychiatrie im von der NS-Führung erwarteten Sinn beteiligt.[35] Die »aktiven therapeutischen Maßnahmen« bestanden in Insulinschock, Kardiazolkrampf, Elektroschock. Bei diesen zum Teil äußerst drastischen Maßnahmen sollte Pervitin helfen, die Kranken schneller über die Schock-Nachwirkungen hinwegzubringen, beziehungsweise solche gar nicht erst aufkommen zu lassen.[36] In diesem Bereich der Therapie wurde, allem Anschein nach, das Pervitin bis zum Ende des Krieges unvermindert angewendet, ebenso in der neuen »Arbeitstherapie« selber, wie sie in den Anstalten durchgeführt wurde. Anzumerken ist noch, daß es auch hier bei der Pervitinverwendung keineswegs ohne Komplikationen abging.[37]

Die Darstellung der Rolle des Pervitins im Dritten Reich ist, um dies abschließend hinzuzufügen, noch aus zwei weiteren Gründen von besonderem Interesse: Einmal zeigt sich hier in typischster Weise der widersprüchliche Charakter des ganzen NS-Systems, seiner Pläne und Ziele. Das Streben nach nötigenfalls durch Stimulantien aufzuputschender, gegebenenfalls lebensgefährlicher Leistung kreuzte sich hier mit dem Bestreben, die »Volksgesundheit« nicht durch Produkte der pharmazeutischen Industrie »mehr gefährden als fördern« zu lassen[38], wobei man etwa auch ausdrücklich betonte, es sei nicht zumutbar, daß »ein ganzes Volk... massenhaft täglich alle möglichen Arzneimittel, z. B. Mittel ›gegen Unbehagen‹ und zur Erzeugung einer ›guten Laune‹ verdauen soll«.[39] Und zum anderen scheinen nach dem Kriege erschienene Sozialgeschichten des Dritten Reiches nichts mehr vom Pervitin zu wissen. Wenn etwa Grunbergers äußerst materialreiche Darstellung im Kapitel über die Arbeiter nur davon spricht, Firmen hätten Vitaminmangelerscheinungen bei ihren Arbeitern und Angestellten durch Verteilung von »Pillen« bekämpft[40], so ist hier offenbar lediglich an Vitamingaben gedacht; Vitaminpräparate wurden im übrigen auch in den Schulen des Dritten Reiches regelmäßig verteilt. Das ungleich weniger harmlose Stimulans Pervitin sollte demgegenüber nicht derart aus dem Blick verloren werden, wie dies etwa auch in dem die Arbeiter betreffenden Kapitel von Schoenbaums Pionierwerk[41] der Fall ist.

5. Ärzte und medizinische Verbrechen

a. Menschenexperimente

Am 20. August 1947 wurden vom I. Amerikanischen Militärgerichtshof in Nürnberg folgende Ärzte schuldig gesprochen:

Karl Brandt, Prof. Dr. med., Reichskommissar für das Sanitäts- und Gesundheitswesen, Begleitarzt Hitlers, Generalleutnant der Waffen-SS.

Karl Gebhardt, Prof. Dr. med., Chefarzt der Heilanstalt Hohenlychen, Oberster Kliniker beim Reichsarzt SS, Leibarzt Himmlers, Präsident des Deutschen Roten Kreuzes.

Waldemar Hoven, Dr. med., Lagerarzt im KZ Buchenwald, SS-Hauptsturmführer.

Joachim Mrugowsky, Prof. Dr. med., Chef des Hygiene-Institutes der Waffen-SS, Oberster Hygieniker, SS-Oberführer.

Diese vier Ärzte erhielten die Todesstrafe.

Verurteilung zu lebenslänglicher Haft:

Fritz Fischer, Dr. med., Assistenzarzt in Hohenlychen, Sturmbannführer der Waffen-SS.

Karl Genzken, Dr. med., Chef des Sanitätswesens der Waffen-SS, Generalleutnant der Waffen-SS.

Siegfried Handloser, Prof. Dr. med., Chef des Wehrmachts-Sanitätswesens und Heeres-San.-Inspekteur, Generaloberstabsarzt.

Gerhard Rose, Prof. Dr. med., Chef der Abteilung für tropische Medizin am Robert-Koch-Institut, Beratender Hygieniker und Tropenmediziner beim Chef des Sanitätswesens der Luftwaffe, Generalarzt d. R.

Oskar Schröder, Prof. Dr. med., Chef des Sanitätswesens der Luftwaffe, Inspekteur des Luftwaffen-Sanitätswesens (seit dem 1. Januar 1944), Generaloberstabsarzt.

Verurteilung zu zwanzig Jahren Haft:

Hermann Becker-Freyseng, Dr. med., Referent für Luftfahrtmedizin im Amte des Sanitätsinspekteurs der Luftwaffe, Stabsarzt.

Herta Oberheuser, Dr. med., Lagerärztin im KZ Ravensbrück, Assistenzärztin in Hohenlychen.

Verurteilung zu fünfzehn Jahren Haft:

Wilhelm Beiglböck, Prof. Dr. med., Oberarzt der I. Medizinischen Universitäts-Klinik in Wien (Prof. Eppinger), Stabsarzt.

Verurteilung zu zehn Jahren Haft:

Helmut Poppendick, Dr. med., Leitender Arzt im SS-Rasse- und Siedlungs-Hauptamt, Chef des persönlichen Büros im Stabe des Reichsarztes SS, SS-Oberführer.

Von den gegen sie erhobenen Beschuldigungen wurden freigesprochen:

Kurt Blome, Prof. Dr. med., Stellvertreter des Reichsgesundheitsführers, Stellv. Leiter der Reichsärztekammer.

Adolf Pokorny, Dr. med., Facharzt für Haut- und Geschlechtskrankheiten.

Hans Wolfgang Romberg, Dr. med., Abteilungsleiter an der Deutschen Versuchsanstalt für Luftfahrt.

Paul Rostock, Prof. Dr. med., Direktor der Chirurgischen Universitäts-Klinik, Berlin, Beratender Arzt der Armee, Amtschef der Dienststelle Medizinische Wissenschaft und Forschung, Generalarzt der Reserve.

Siegfried Ruff, Dr. med., Direktor des Fliegermedizinischen Institutes der Deutschen Versuchsanstalt für Luftfahrt e. V., Berlin.

Konrad Schäfer, Dr. med., Assistent am Chemotherapeutischen Laboratorium der Schering AG., Unterarzt im Stab des Forschungs-Institutes für Luftfahrtmedizin, Berlin.

Georg August Weltz, Prof. Dr. med., Chef des Institutes für Luftfahrt-Medizin, München, Oberfeldarzt.[1]

Verhandelt wurde gegen Ärzte, die, soweit sie nicht auch an der sogenannten »Euthanasie« mitgewirkt hatten, vor allem an Menschenversuchen in Konzentrationslagern beteiligt gewesen waren. Die hier abgeurteilten Fälle machen jedoch nur einen Bruchteil der inzwischen bekannt gewordenen aus. 350 unmittelbare Verbrecher unter den Ärzten haben nachweislich in Auschwitz, Buchenwald, Dachau, Mauthausen, Natzweiler und Schirmeck-Vorbruck, Neuengamme, Ravensbrück sowie in Sachsenhausen Menschenexperimente mit häufig tödlichem Ausgang durchgeführt oder zumindest an ihnen mitgewirkt.[2] Hauptverantwortliche für diese Verbrechen, wie der persönliche Referent des Reichsführers-SS, SS-Standartenführer Dr. jur. Rudolf Brandt, oder der Generalsekretär der Gesellschaft »Ahnenerbe« und Direktor des Institutes für wehrwissenschaftliche Zweckforschung der SS, SS-Standartenführer Wolfram Sievers, sowie Ärzte, die sich dieser Untaten schuldig gemacht hatten, wurden über die im Nürnberger Ärzteprozeß Angeklagten hinaus immer wieder zur Verantwortung gezogen. Bereits 1947 verurteilte ein Gericht in Kraków den Auschwitzer KZ-Arzt Prof. Dr. Johann Paul Kremer zum Tode. Man begnadigte ihn jedoch später zu lebenslänglichem Zuchthaus. Der Auschwitzer KZ-Arzt Prof. Dr. Carl Clauberg mußte sich nicht wegen seiner medizinischen Experimente, sondern wegen der Ermordung sowjetischer Staatsbürger 1948 in der Sowjetunion verantworten; er erhielt 25 Jahre Haft. Erst in einem neuerlichen Prozeß vor einem deutschen Gericht wurde er wegen seiner Menschenexperimente angeklagt; er starb jedoch 1957 im Kieler Untersuchungsgefängnis vor Prozeßbeginn. Andere lebten jahrelang unerkannt in Deutschland, in Lateinamerika oder in anderen Ländern der Welt. In der DDR wird 1966 der Auschwitzer KZ-Arzt Dr. Horst Fischer in Berlin zum Tod, im selben Jahr der Neuengammer KZ-Arzt Dr. Kurt Heißmeyer in Magdeburg zu lebenslangem Zuchthaus verurteilt. In der Bundesrepublik ist unter den Angeklagten des 1. Auschwitzprozesses 1963–1965 der Auschwitzer KZ-Apotheker Dr. Victor Capesius; der Auschwitzer KZ-Arzt Dr. Horst Schumann wird erst 1966 unter dem Druck der öffentlichen Meinung von Ghana an die Bundesrepublik ausgeliefert und 1970, allerdings vor allem wegen seiner Beteiligung an der sogenannten »Euthanasie«, vor Gericht gestellt. Sein Auschwitzer Kollege Dr. Josef Mengele lebt weiter unerkannt in Lateinamerika.

Mehrfach sind Berichte über Menschen-Versuche noch erhalten, wie der über die Versuche »aus großen Höhen« des Dachauer KZ-Arztes Dr. Sigmund Rascher (an Himmler persönlich gerichtet) oder die Abschrift des Stationstagebuches (durch den damaligen Stationsschreiber Eugen Kogon) über die Fleckfieber-Impfversuche des KZ-Arztes von Buchenwald, Dr. E. Ding-

Schuler. Im folgenden kann nur auf einiges Wesentliche, nicht auf alle Details eingegangen werden.

Auschwitz ist nach Anlage und Ausmaß das größte dieser »Laboratorien«. Von den dort durchgeführten Experimenten stechen die Sterilisationsexperimente an Frauen, durchgeführt vor allem von Clauberg, die Kastrationsversuche an Männern, vorgenommen von Schumann, und die Zwillingsversuche Mengeles hervor. Die beiden ersten Versuchsreihen sollten einem weiterreichenden Zweck dienen: Das Rasse- und Siedlungshauptamt der SS stand seit 1939 nach dem Überfall auf Polen vor der Aufgabe, eine Neuordnung des Ostens im nationalsozialistischen Sinne vorzubereiten. Der Generalplan Ost, der auf Anregung Himmlers wohl vor allem von diesem Amt ab 1940 erstellt wurde und der Ende 1941 abgeschlossen vorlag, sah als Fernziel vor, daß in den nächsten dreißig Jahren acht Millionen Deutsche in den Ostgebieten einschließlich der Ukraine, Westrußlands und des Baltikums anzusiedeln wären; die einheimische Bevölkerung wäre bis auf geringe eindeutschbare Reste umzusiedeln; bei den Russen wäre neben anderen Maßnahmen eine freiwillige Sterilisierung zu propagieren.[3] Daß man aber letztlich nicht nur an *freiwillige* Sterilisierung dachte, zeigt eine Denkschrift des Dermatologen Pokorny aus Komotau an Himmler, der ihn auf Arbeiten von Dr. G. Madaus, dem Hersteller homöopathischer Heilmittel aus Radebeul bei Dresden, hinwies, daß nämlich mit Hilfe des Schweigrohrsaftes Sterilisation erreichbar wäre. »Allein der Gedanke«, so Pokorny im Oktober 1941, »daß die drei Millionen momentan in deutscher Gefangenschaft befindlichen Bolschewisten sterilisiert werden könnten, so daß sie als Arbeiter zur Verfügung stünden, aber von der Fortpflanzung ausgeschlossen wären, eröffnet weitgehendste Perspektiven.« Himmler hat diesen Plan in der Tat weiterverfolgt, indem er sich um die Anpflanzung dieser südamerikanischen Pflanze in Radebeul bemühte. Die Züchtung erwies sich jedoch als schwierig; auch die Versuche mit Ratten in Radebeul wurden ergebnislos beendet.[4] Somit galt es jetzt andere Massen-Methoden zu finden. Da bot sich zunächst die Röntgenkastration an, die Brack, damals Oberdienstleiter in der Kanzlei des Führers, zum ersten Mal am 28. März 1941 Himmler vorschlug, um arbeitsfähige jüdische Frauen und Männer – Brack spricht von zwei bis drei Millionen – risikolos für die Kriegsindustrie gewinnen zu können.[5] Dies entspricht überhaupt der Tendenz, die Konzentrationslager forciert für deutsche Kriegswirtschaft ökonomisch zu nutzen.[6]

Auschwitz sollte der Ort dieser Experimente werden, für die Himmler Brack das entsprechende »Material« zur Verfügung stellen ließ; sie führte 1942–1944 Horst Schumann durch. Die an mindestens 152 Versuchspersonen praktizierten Versuche führten nur zu dem Ergebnis – so Brack an Himmler –, »daß eine Kastration des Mannes auf diesem Wege (das heißt durch Röntgenbestrahlung der Hoden) ziemlich ausgeschlossen ist oder einen Aufwand erfordert, der sich nicht lohnt. Die operative Kastration, die... nur 6–7 Minuten dauert, ist demnach zuverlässiger«. Die zunehmende Anwendung der Röntgen- oder operativen Kastration an Polen und Zigeunern zeigt die Richtung, in der die weitere Entwicklung intendiert war. Während Bracks Vorstellung der generellen Sterilisation von arbeitsfähigen Juden durch das Anlaufen der sogenannten »Endlösung« überholt war, zielten die Kastrations-Experimente nur noch auf die Anwendung dieser Methode bei einer geplanten Massensterilisierung von Fremdvölkischen im Osten.

In dieselbe Richtung, nämlich zur Vorbereitung einer sogenannten »negativen Demographie« bei den Ostvölkern, gingen die Sterilisationsversuche an jungen Frauen, die Clauberg vom August 1942 bis 1944 in Auschwitz durchführte. Carl Clauberg war Gynäkologe[7], galt als international anerkannter Forscher, seitdem er 1928/30 zusammen mit einem Chemiker-Team des Schering-Konzerns die Grundlage für die synthetische Herstellung des Follikel- und des Gelbkörperhormons gelegt hatte. Seit seiner Habilitation beschäftigen ihn Versuche mit Frauen, die durch Eileiterverschlüsse keine Kinder gebären können. Ihnen injiziert er das von Schering hergestellte Follikelhormon Progynon B, um ein künstliches Wachstum der Eileiter hervorzurufen. Bald galt er bei Himmler als Spezialist bei der Behebung von Gebärunfähigkeit. Himmler interessierte aber bereits etwas anderes, nämlich (und davon ist in einer Unterredung am 22. März 1940 bereits die Rede) Methoden, mit der fruchtbare Frauen schnell, sicher und irreversibel sterilisiert werden könnten; Himmler dachte an die sogenannte »negative Demographie« bei den Ostvölkern.[8] Er wollte die Clauberg-Methode zur Liquidierung des polnischen und tschechischen Volkes anwenden.[9]

Clauberg schlug Himmler die Gründung eines »Forschungsinstitutes für Fortpflanzungsbiologie« vor, wo sowohl die Fruchtbarkeit steriler, rassisch wertvoller Frauen wiederhergestellt, als auch operationslose Sterilisationsverfahren erprobt werden sollten. Für letztere entwickelt er folgende Methode: intrauterin wird eine Formalinlösung eingespritzt, die den Eileiter verklebt. Um das am Röntgenschirm nachweisen zu können, entwickelt der Apotheker von Schering, Dr. Goebel, die nötige Kontrastflüssigkeit. Clauberg setzte durch, im Sommer 1942 mit seinen Experimenten in Auschwitz beginnen zu können. Am anderen Teil seiner fortpflanzungsbiologischen Forschungen war Himmler weniger interessiert. Trotzdem war Clauberg an der Eröffnung einer »Stadt der Mütter« bei Kraków beteiligt. Das genannte »Reichsforschungsinstitut für Fortpflanzungsbiologie« war aber faktisch nichts anderes als der berüchtigte Block 10 des Konzentrationslagers Auschwitz. Clauberg und seine Helfer haben dort in brutaler Weise diese Eingriffe vorgenommen, die oft mit schweren Entzündungen verbunden waren. Von den Opfern, die danach gestorben sind, sind sechs namentlich bekannt.

Doch mit seiner Tätigkeit ist es 1944 noch nicht zu Ende. Im Januar 1945 sterilisierten Clauberg und Goebel in Ravensbrück mindestens 35 junge Zigeunerinnen.[10] »Die Experimentierphase ist beendet – Claubergs Methode erfährt in diesen letzten Wochen des Tausendjährigen Reiches in Ravensbrück ihre praktische Anwendung.«[11]

Die Ausrottung von Polen und Tschechen sollte den Raum im Osten für die deutsche Besiedlung freimachen. Doch war der Geburtenzuwachs bei der deutschen Bevölkerung nicht so groß, um diesen gigantischen Plänen zu genügen. Man hat nachträglich behauptet, der Auschwitzer KZ-Arzt Dr. Josef Mengele[12] habe durch seine Experimente mit Zwillingen herausfinden wollen, wie die Fortpflanzungsfähigkeit der deutschen Bevölkerung derart gesteigert werden könne, daß sie den Siedlungsplänen der Nationalsozialisten im Osten genüge. Ob diese Behauptung, die auf eine Aussage des bei Mengele arbeitenden Häftlingsarztes Dr. Nyiszli zurückgeht[13], Mengele selber als letzten Urheber hat oder nicht: Sie ist schlicht unsinnig und sollte deshalb auch nicht weiterverbreitet werden. Mengeles Forschungen und Experimente an Zwillingen und Zwergwüchsigen waren rein vererbungsbiologisch ausgerichtet. Nicht wenige Versuchs- beziehungsweise Studienobjekte wurden von ihm, nachdem er sie anthropologisch vermessen hatte, durch Phenolinjektionen getötet und seziert.

Darüber hinaus fanden jedoch in Auschwitz auch »ganz normale« medizinische Experimente statt, wie sie außerhalb der Konzentrationslager nirgends in dieser Form möglich gewesen wären. Insbesondere für die deutsche pharmazeutische Industrie war dies das gegebene Feld, ihre neuen Heilmittel zu erproben. Wir haben schon die Zusammenarbeit Claubergs und der Firma Schering in Verbindung mit den Sterilisationsversuchen kennengelernt. Eine weitere Dimension nahm dies bei IG-Farben an. Bekannt ist, daß die Deutsche Gesellschaft für Schädlingsbekämpfung, die das Zyklon B lieferte, von der IG-Farben kontrolliert wurde.[14] Außerdem weiß man inzwischen auch, daß die IG-Farben in Monowitz bei Auschwitz im Rahmen eines Privat-KZs Produktionsstätten für Buna und synthetischen Treibstoff errichten ließ, die allerdings letztlich nur eine geringe Menge Öl und überhaupt kein Buna produzierten. Hinzu kommt jedoch die Tatsache, daß IG-Farben sowohl das als Waffe vorgesehene Nervengas Tabun in den KZs erproben ließ, wie auch insgesamt die Möglichkeit ergriff, noch nicht klinisch erprobte Heilmittel durch die KZ-Ärzte Dr. Helmut Vetter, Dr. Friedrich Entress, Dr. Eduard Wirths und Dr. Fritz Klein in Auschwitz erproben zu lassen. Es wurden zum Beispiel Häftlinge mit Fleckfieber infiziert, um an ihnen einen neuen Impfstoff der Behring-Werke zu überprüfen.[15] Ebenso wurde Acridin erprobt, um künstlich hervorgerufene Gelbsucht zu therapieren. Arzneimittel mit den Deckbezeichnungen B 1012, B 1034 oder 3382 erlebten hier ihren ersten Test. Häftlinge wurden dabei zu Versuchszwecken von Bayer förmlich gekauft, wobei der Preis 700 Mark pro weiblichen Häftling betrug. Bei Tod des Probanden wurde für »Nachlieferung« gesorgt.[16]

Die ersten medizinischen KZ-Versuche überhaupt fanden jedoch nicht in Auschwitz, sondern in Dachau statt. Dort hat schon 1939

Dr. Sigmund Rascher Experimente mit einem Blutstillmittel durchgeführt. Seine Frau, mit ihren persönlichen Beziehungen zu Himmler, hatte ihm das ermöglicht. Diese Menschenversuche sollten seiner Habilitation dienen.[17]

Darüber hinaus waren es zwei Versuchsreihen militärischer Zwecksetzung, an denen Rascher im Konzentrationslager in Dachau maßgeblich beteiligt war, nämlich Unterdruck- und Unterkühlungsversuche. Zu den ersteren[18]: Wegen der größeren Gipfelhöhe englischer Jagdflugzeuge wurden deutsche Raketenjäger entwickelt, die bis zu einer Gipfelhöhe von 18000 m aufsteigen konnten. Die Höhenflugforschung spielte daher früh, das heißt seit 1941, eine große Rolle. Beteiligt waren daran das »Fliegermedizinische Institut der Deutschen Versuchsanstalt für Luftfahrt« unter Leitung von Dr. Siegfried Ruff und das »Institut für Luftfahrtmedizin« des Oberfeldarztes Prof. Dr. Georg August Weltz. Im Selbstversuch beziehungsweise mit freiwilligen Probanden hatte man besonders in Berlin bei Ruff das Verhalten des menschlichen Organismus in Höhen bis 12000 m und bei plötzlichem Drucksturz geklärt. Wegen heftiger Schmerzen wurden weitergehende Versuche abgebrochen. Nach einem Fortbildungsvortrag des Luftwaffenkommandos VII in München im Frühjahr 1941, in dem davon die Rede war, daß es »zwecks Klärung des Verhaltens des Fliegers bei ungenügender oder versagender Sauerstoffzufuhr in großen Höhen... notwendig sei, derartige Höhenumstellungsversuche... an weiteren Fliegerärzten und Fliegern zu wiederholen«[19], wandte sich Rascher am 15. Mai 1941 an Himmler um die Genehmigung, solche Versuche an Berufsverbrechern in der »Bodenständigen Prüfstelle für Höhenforschung der Luftwaffe« in München durchzuführen, »bei denen selbstverständlich Versuchspersonen sterben können«[20]. Mit der Einwilligung wandte sich Rascher an Weltz, der zurückhaltend reagierte. Bei einem Besuch des Sanitätsinspekteurs der Luftwaffe, Generaloberstabsarzt Prof. Dr. E. Hippke, in München, gab dieser die prinzipielle Einwilligung zu diesem Projekt. Trotzdem lehnte Weltz die Versuche zunächst ab, weil er sie nicht für vordringlich hielt, auch nachdem Rascher sich im November 1941 an sein Institut versetzen ließ. Erst Anfang 1942, als Weltz in Berlin am Ruffschen Institut vom dort laufenden Versuchsprogramm »Zur Rettung aus großen Höhen« erfahren hatte, für das jedoch nicht genügend Versuchspersonen zur Verfügung standen, beschlossen beide, von der Genehmigung Himmlers und Hippkes Gebrauch zu machen. Sie bildeten eine Arbeitsgruppe zur Durchführung dieser Versuche an Häftlingen im Konzentrationslager Dachau, die aus Weltz und Ruff selbst, sowie aus Rascher, auf dessen Teilnahme Himmler pochte, und aus Stabsarzt Dr. Hans Wolfgang Romberg aus dem Ruffschen Institut bestand. Weltz und Ruff trafen vor Ort die Vorkehrungen zu diesen Versuchen; so wurden die Unterdruckkammern von Berlin nach Dachau transportiert. Die Versuche sollten nur an Freiwilligen und zum Tode verurteilten Häftlingen durchgeführt werden, und sie begannen im Februar 1942; als Rascher den Bericht über sie an Weltz verweigerte, unter Berufung auf Himmler, daß es sich nämlich um eine Geheime Reichssache handele, setzte Weltz eine Unterbrechung der Versuche durch, die erst nach der Versetzung Raschers zu Ruff wiederaufgenommen wurden. In Selbstversuchen gingen Rascher und Romberg vorsichtig auf 12000-13500 m. Anders verhielt sich Rascher, wie er selbst an Himmler am 5. April 1942 berichtet, bei den Versuchspersonen.[21] Dauerversuche, sogenannte terminale[22] Versuche, wie sie Rascher selbst bezeichnete, führten den Tod der Versuchspersonen herbei, von 200 zumeist nicht freiwilligen – und schon gar nicht zum Tod verurteilten – Versuchspersonen starben siebzig bis achtzig bei solchen Tests. Romberg war, nach eigener Aussage, beim Tod von drei Versuchspersonen zugegen, ohne einzugreifen, obschon er ebenso wie Ruff, nach eigener Aussage, der Meinung war, daß Todesfälle bei Höhenversuchen nicht vorkommen dürften und auch in Berlin nicht vorgekommen waren.[23] Romberg berichtet darüber sofort in Berlin, doch fühlen sich Ruff und Romberg aufgrund der Weisungen Himmlers nicht berechtigt, sogleich gegen die Fortsetzung dieser Versuche Einspruch zu erheben. Tatsache ist, daß diese Dauerversuche nichts mit der ursprünglichen Frage nach dem Überleben in Höhen bis 21 km zu tun hatten. In der 2. Maihälfte 1942 wurden die Versuche abgeschlossen; im offiziellen, von Rascher, Romberg und Ruff unterzeichneten Schlußbericht wurden Todesfälle nicht erwähnt, doch war es aufgrund von diesen für Romberg, Ruff und Hippke beschlossene

Sache, die Versuche Raschers nicht fortsetzen zu lassen. Das konnten sie nur, indem sie vorschützten, die Unterdruckkammer für Berlin dringend zu benötigen; am 23. Mai 1942 war sie wieder in Berlin.[24] Im Juli 1942 erstatteten Romberg und Rascher einen persönlichen Bericht über diese Höhenversuche bei Himmler. Bei dieser Besprechung hat Himmler auch auf die Notwendigkeit von Menschenversuchen an KZ-Häftlingen betreffs langdauernder Unterkühlung hingewiesen.

Es handelte sich dabei um die Einführung des Menschenversuchs in ein bereits laufendes Forschungsprojekt.[25] Bereits am 24. Februar 1942 hatte der Kieler Physiologe Prof. Dr. Ernst Holzlöhner von Hippke einen Forschungsauftrag mit dem Thema »Die Wirkung der Abkühlung auf den Warmblüter« erhalten. Geklärt werden sollten Fragen, die sich im Laufe des Krieges durch den Absturz von Fliegern ins Meer ergeben hatten. Bei den Versuchen, die vom 15. August 1942 bis Anfang 1943 ebenfalls in Dachau an etwa 300 Versuchspersonen durchgeführt wurden (Rascher nahm, wie gesagt, auch hieran teil), starben achtzig bis neunzig Versuchspersonen. Diese Versuche waren wie die Höhenversuche auf die Beobachtung terminaler Zustände hin angelegt. So heißt es beispielsweise im Bericht der Arbeitsgruppe Holzlöhner-Rascher vom 10. Oktober 1942: »Im allgemeinen (in 6 Fällen) trat der Tod bei einer Senkung der Temperatur auf Werte zwischen 24,20 und 25,70 ein.« [26] Bis Ende Oktober 1942 wurden etwa fünfzig Versuchspersonen verwendet, von denen etwa 15 starben. Auf der anschließenden Nürnberger Tagung über Kältefragen berichtete Holzlöhner über diese Experimente und anschließend Weltz über Kälteversuche an Tieren. Deutlich wurde aus den Ausführungen von beiden: Weltz hatte mit seinen Versuchen an Tieren mehr erreicht als Holzlöhner mit seinen Menschenversuchen, bei denen es zu Todesfällen gekommen sein mußte. Offene Kritik an Holzlöhner oder Rascher über ihr Experimentieren wurde von keinem der Tagungsteilnehmer geübt, zu denen 19 Universitätsprofessoren und nur vier SS-Angehörige gehörten; dasselbe gilt auch von einem gleichlautenden Vortrag Holzlöhners auf einer Tagung der Beratenden Ärzte der Wehrmacht in Berlin im Dezember 1942. Holzlöhner war allerdings Ende Oktober 1942 selbst aus der Arbeitsgruppe ausgeschieden, weil er es als nutzlos empfand, weitere Experimente durchzuführen. Er weigerte sich auch, eine Auswertung dieser Versuche über die beiden Vorträge hinaus im Interesse seines wissenschaftlichen Namens vorzunehmen; sie erfolgte duch den Marburger Rassenhygieniker SS-Obersturmbannführer Prof. Dr. Wilhelm Pfannenstiel. Rascher hat daraufhin in Dachau allein weiterexperimentiert; vor allem die Versuche der Wiedererwärmung unterkühlter Personen durch animalische Wärme gingen auf ihn zurück. Diese Versuchsreihe entsprach einem persönlichen Wunsch Himmlers. Frauen aus dem Bordell des Konzentrationslagers Ravensbrück wurden dazu angefordert. Auch hier kam es zu Todesfällen; einmal, wie der Zeuge Neff bestätigt, dauerte es bei zwei russischen Offizieren fünf Stunden, bis der Tod eintrat.[27]

Die drei in diesem Zusammenhang in Nürnberg angeklagten und freigesprochenen Ärzte – Holzlöhner und Rascher waren schon tot –, nämlich Weltz, Ruff und Romberg, beriefen sich alle auf den Befehl Himmlers, gegen den sie nichts hätten unternehmen können. Sie räumten ein, daß der Hinweis Himmlers, durch diese Experimente könnten unzählige Soldaten gerettet und somit ein Beitrag zum Endsieg geleistet werden, nicht ohne Eindruck auf sie geblieben sei. Sie gaben vor, daß sie die Freiwilligkeit der Versuchspersonen angenommen und gemeint hätten, daß es sich um zum Tode verurteilte Verbrecher handele; sie verdrängten, ja ignorierten die Tatsache, daß es in der Situation des Konzentrationslagers keine Freiwilligkeit geben konnte. Dies alles führt in die Problematik des Menschenversuchs in der Medizin. Selbst für Prof. Andrew Conway Ivy aus Chicago[28], den amerikanischen Sachverständigen der Anklagebehörde, stand es wie für die Angeklagten fest, daß hier zwischen dem Arzt als Therapeuten und dem Arzt als Forscher/Experimentator zu unterscheiden sei: Für letzteren gelte das ethische Gebot »Nil nocere« nicht uneingeschränkt. Ebenso ist für Ivy die Verwendung von Verbrechern auf der Basis der Freiwilligkeit zulässig; Ivy selbst hatte in Illinois 800 Gefangene unter Vorlage einer Einverständniserklärung nach Aufklärung, auf der Basis der Freiwilligkeit, zu Malariaexperimenten herangezogen und erklärte dies ausdrücklich als im Einklang mit der ärztlichen Ethik stehend. Wieweit auch hier in der Situation des Gefängnisses überhaupt von echter Freiwilligkeit gesprochen werden kann, bleibt ebenfalls undiskutiert. Dies ist das Dilemma einer Medizin, die auch im klinischen Bereich den Versuch allzu bedenkenlos einsetzt. Denn – so der Kliniker Bernhard Naunyn schon zu Ende des vergangenen Jahrhunderts – »Medizin wird Wissenschaft«, d.h. »Naturwissenschaft«, »sein oder sie wird nicht sein«[29]. »Wenn ein Mediziner besonders der Forschung lebt, so ist er geneigt« – so Albert Moll 1902 in seiner *Ärztlichen Ethik* – »mehr oder weniger die Patienten, die sich ihm anvertrauen, unter diesem Gesichtspunkt zu betrachten. Er sucht gar zu leicht einen Kranken, der sich ihm anvertraut hat, für die Lösung eines wissenschaftlichen Problems zu benutzen, und er gelangt so dazu, das Interesse des Kranken hintanzusetzen.«[30] Die medizinischen Verbrechen in den Konzentrationslagern sind auf der Grundlage einer sich derart naturwissenschaftlich begreifenden Medizin im Dritten Reich durchgeführt worden. Versuche, auch Menschenversuche, waren von jeher ein – lange ethisch nicht in Frage gestelltes – Hilfsmittel. Wohl gab es bereits 1931 in Deutschland feste Regeln für den therapeutischen und wissenschaftlichen Versuch am Menschen.[31] Freiwilligkeit, Zulässigkeit des Menschenversuchs nur als Ergänzung des Tierversuchs und Verbot des planlosen Experimentierens am Menschen selbst waren schon 1931 absolutes Gebot; in Anlehnung an Aussagen in der Urteilsbegründung des Nürnberger Prozesses wurde all das in der Deklaration des Weltärztebundes, 1964 in Helsinki, weiter präzisiert. Doch andererseits heißt es auch dort in der Einleitung: »Ein wissenschaftlicher Fortschritt im Interesse der leidenden Menschheit ist nicht denkbar ohne die Übertragung der im Laboratoriumsversuch gewonnenen Erkenntnisse auf den Menschen.«[32] Dies ist das Spannungsfeld, vor dem auch das Weitere zu sehen ist.

Von Ärzten wie Rascher distanziert sich in seiner Aussage ein weiterer Angeklagter im Nürnberger Ärzteprozeß ausdrücklich. Es ist der Tropenhygieniker Prof. Dr. Gerhard Rose[33], im Gegensatz zu Rascher ein anerkannter Wissenschaftler. Er ist angeklagt wegen seiner Beteiligung an den Fleckfieber-Impfstoff-Versuchen im Konzentrationslager Buchenwald.[34] Fleckfieber war im Zuge des Rußland-Feldzuges 1941 zu einer großen Gefahr geworden. Am 29. Dezember 1941 fand ein Treffen im Reichsministerium des

Innern statt, an dem der Leipziger Physiologe Prof. Dr. Martin Gildemeister und SS-Oberführer Prof. Dr. Joachim Mrugowsky, oberster Hygieniker und Chef des Hygiene-Institutes der Waffen-SS, teilnahmen. Zwar konnte keine Einigung über den Wert einzelner Impfstoffe erzielt werden, doch erwähnte Gildemeister beiläufig, es sei mit Mrugowsky ein Versuchsplan abgesprochen worden. In einer zweiten Besprechung, an der zusätzlich der Reichsärzteführer Dr. Leonardo Conti und der Präsident des Reichsgesundheitsamtes, Prof. Dr. Hans Reiter, teilnahmen, forderte Conti die Durchführung von Infektionsversuchen bei Fleckfieber. »Da der Tierversuch keine ausreichend Wertung von Fleckfieberimpfstoffen zuläßt, müssen die Versuche am Menschen durchgeführt werden.«[35] Als er dabei nicht die nötige Unterstützung erhielt, trug er die Sache an die SS heran. Auf Veranlassung des Reichsarztes der SS, Dr. Grawitz, wurde im Einverständnis mit Himmler vom Hygiene-Institut der Waffen-SS im Konzentrationslager Buchenwald eine klinische Station der »Abteilung für Fleckfieber- und Virusforschung« eröffnet, der Ding-Schuler vorstand; bis Ende 1944 fanden dort 24 Versuchsreihen statt. Ding-Schulers Stationstagebuch, das Eugen Kogon gerettet hat, gibt uns genaue Auskunft über die Versuche. Es kam in der ganzen Zeit nicht, wie geplant, zu der Entwicklung und Herstellung eines SS-eigenen Impfstoffes, sondern es wurden nur vorhandene Impfstoffe geprüft, unter anderem der Impfstoff der Behring-Werke, der Weigl-Impfstoff aus Läusedärmen, der Durand-Giroudsche Impfstoff aus Kaninchenlungen vom Institut Pasteur in Paris und verschiedene Fleckfiebertherapeutika wie Nitroakridin, Methylenblau und Rutenol der IG-Farben-Industrie AG. Ding-Schuler ging so vor, daß er drei Gruppen von Versuchspersonen bildete, die alle künstlich infiziert wurden. Die erste Gruppe wurde unbehandelt gelassen, die zweite mit dem jeweiligen Impfstoff behandelt; eine dritte waren die sogenannten Passagepersonen, die dafür verwendet wurden, Fleckfieberstämme zu erhalten, um jederzeit Fleckfieberkranken-Frischblut zur Verfügung zu haben. Von diesen – im Monat drei bis fünf Personen – sind fast alle gestorben. Insgesamt waren an den Versuchen 450 Personen beteiligt, von denen 158 starben. Bei der hohen Letalität gab es nur zu Anfang Freiwillige, denen Zusatzkost in Aussicht gestellt wurde. Später wurden dazu wahllos aus den im Lager Festgehaltenen Versuchspersonen ausgewählt. Eugen Kogon war kein zum Tode verurteilter Häftling bekannt, der zu den Versuchen herangezogen wurde.[36] Am 17. März 1942 besuchten Gildemeister und Rose diese Abteilung. Gildemeister hatte Rose, der zunächst ablehnend war, mitgenommen. Roses Bedenken waren prinzipieller Natur. »Wenn dieses Verfahren Schule mache, könnten wir ja die ganze Immunitätslehre an den Scharfrichter abtreten und nächstens eine Scharfrichterschule am Institut aufmachen.«[37] »Gildemeister hatte auch zu Rose gesagt, daß es sich bei den Versuchspersonen nur um zum Tode verurteilte Verbrecher handele. Rose hatte diese Versuche zur Prüfung der Impfstoffe zunächst trotzdem prinzipiell abgelehnt. So äußerte er sich bereits Conti gegenüber, der auf die Notwendigkeit dieser Versuche hinwies, da es bereits zu Fleckfieberepidemien im Generalgouvernement gekommen sei und weitere unter den russischen Kriegsgefangenen zu erwarten wären. »In Kriegszeiten, wo Millionen der Besten... ihr Leben opfern müßten, müsse man auch vom Gemeinschaftsschädling seinen Beitrag zum allgemeinen Wohl fordern.«[38] Rose hat seine Ablehnung anläßlich eines Vortrages von Ding-Schuler auf der Dritten Arbeitstagung der Beratenden Ärzte der Wehrmacht in der Sektion Hygiene im Mai 1943 noch einmal unmißverständlich zum Ausdruck gebracht. Der Tagungsleiter verbat sich jedoch die Auseinandersetzung um prinzipielle ethische Fragen, obwohl allen klar war, daß es sich um Menschenversuche in Konzentrationslagern handelte.[39] Weder Rose noch ein anderer der Anwesenden hat aber aktiv weitere Versuche zu verhindern gesucht. Im Gegenteil, Rose hat sieben Monate später eine Versuchsreihe in Buchenwald mit dem Impfstoff Kopenhagen aus Mäuseleber veranlaßt. Am 2. Dezember 1943 bat er Mrugowsky um die Genehmigung, diesen Impfstoff in Buchenwald erproben zu können. Dies erfolgte in der Versuchsreihe VIII vom 8. März bis 18. März 1944 an zwanzig Personen; sechs Todesfälle waren dabei zu verzeichnen. Dieser Impfstoff, der sich im Tierversuch ausgezeichnet bewährt hatte, erwies sich beim Menschen als völlig ungeeignet. Rose hatte also, wie es scheint, seine Meinung inzwischen geändert und sich an diesen Versuchen beteiligt. Der Gerichtshof stufte ihn somit als

Haupt- und Mittäter ein und verurteilte ihn zu lebenslänglicher Haft.

Wie ist dieser Zwiespalt bei Rose zu erklären? Er geht, so scheint es, durch seine ganze Argumentation. Einerseits ist seine Kritik zunächst prinzipiell; es geht um die Methodik der Immunologie, es gilt den Anfängen zu wehren, auf daß Wissenschaftlichkeit in diesem Sinne bewahrt würde. Es könnten auch Physiologie und Immunitätswissenschaft, die schon mit dem Tierversuch im Urteil der Öffentlichkeit belastet seien, sich den Menschenversuch überhaupt nicht leisten, obschon er ungeheure Vorteile für die Forschung böte.[40] Andererseits hat Rose selbst den Vorteil dieser Versuche für die Forschung näher definiert; von den Fleckfieberversuchen in Buchenwald sagt er:

1. Sie haben gezeigt, daß der Glaube an die schützende Wirkung der Weiglschen Impfstoffe ein Irrtum war.
2. Sie haben gezeigt, daß die brauchbaren Impfstoffe zwar nicht vor Infektionen, aber so gut wie sicher vor dem Tode schützen.
3. Sie haben gezeigt, daß die Einwände gegen den biologischen Wert der Eidotter-Impfstoffe im Vergleich zu dem Läuse-Impfstoff ungerechtfertigt waren. Damit war der Weg zu einer Massenherstellung von Fleckfieber-Impfstoffen offen.
4. Sind durch die Buchenwald-Versuche aber auch mehr Impfstoffe rechtzeitig als unbrauchbar erkannt worden.[41]

Aus solcher Zwiespältigkeit heraus veranlaßt Rose Versuche in Buchenwald, trotz seiner Bedenken, ob man sie selbst an zum Tode Verurteilten durchführen darf. Hier erleichterte aber der Staat dem Arzt die Entscheidung: KZ-Häftlinge hatten ihr Leben gegenüber der »Volksgemeinschaft« verwirkt. Die Frage, ob einer zu Recht zum Tode verurteilt sei, stellt sich einem Arzt wie Rose deshalb nicht, obwohl er durchaus den Wandel von Rechtsvorstellugen insgesamt hervorgehoben hat, mit dem Hinweis auf relativ geringe Straftatbestände, auf die im NS-Staat bereits die Todesstrafe stand, wie Schwarzschlachtungen, Kriegsdienstverweigerung, Lebensmittelschiebungen und anderes mehr.[42] Sieht man von solchen Implikationen ab, so steht hinter den Widersprüchen bei Rose wieder eine verkürzte rein naturwissenschaftliche Blickrichtung. Immer taucht ferner in der Verteidigung aller Angeklagten das Argument auf, daß es Menschenversuche auch schon vorher gegeben habe. Rose führt in diesem Zusammenhang Prof. Richard P. Strong an, der als Public Health Officer in Manila sowohl Experimente mit abgeschwächten Pestbakterien als auch solche zur Klärung der Ursache der Beri-Beri-Krankheit bei mehreren zum Tode verurteilten Verbrechern durchführte.[43] Daß auch hier die gleiche nur naturwissenschaftliche Denkweise wie bei Rose vorliegt, kann keinem Zweifel unterliegen. Die Berufung auf sie – und darauf hat auch die Anklage in Nürnberg abgehoben – zur eigenen Verteidigung ist unzulässig. Denn vereinzelte Versuche, wie die Strongs, unterscheiden sich von denen in den Konzentrationslagern: Letztere wurden als Reihenversuche wahllos durchgeführt.

Zu diesen immunologischen Versuchen gehören auch die Sulfonamidversuche, die im Konzentrationslager Ravensbrück an Frauen vorgenommen wurden. Die Experimente, die in diesem Frauenkonzentrationslager erfolgten – es waren daneben Knochenregenerations-, Knochentransplantations-, Gelbfieber- und Typhusversuche –, gehören insgesamt wohl zum Widerwärtigsten dieser KZ-Medizin.[44] Für die Knochenregenerations- und Knochentransplantationsversuche zeichnete ebenso wie für die Sulfonamidversuche Prof. Dr. Karl Gebhardt verantwortlich[45], ein Jugendfreund Himmlers und Schüler Sauerbruchs. Den Sulfonamidversuchen ging 1942 eine Vertrauenskrise der Verwundeten vor allem an der Ostfront voraus; die Hilflosigkeit der Ärzte gegenüber dem sogenannten Gasbrand und die alliierten Flugblätter, die von Sulfonamiden und Penicillin als Schutz vor Infektion für die verwundeten alliierten Soldaten berichteten, veranlaßten Himmler, Humanversuche in Konzentrationslagern mit Sulfonamiden vorzuschlagen. Gebhardt zögerte zunächst; für ihn hatte die sofortige chirurgische Wundversorgung Vorrang. Nur das Fehlen einer genügenden Anzahl von Chirurgen an der Front ließ ihn die Einführung der Sulfonamide erwägen. Das Attentat auf Heydrich am 27. Mai 1942, sein Tod am 4. Juni nach einer Operation, schuf eine neue Situation; Gebhardt als beratender Chirurg der Waffen-SS war zugegen gewesen und wurde für den Tod Heydrichs wegen Nichtverwendung der Sulfonamide verantwortlich gemacht. Erprobungsversuche der Sulfonamidwirkung sollten unter dem Reichsarzt der SS Prof. Dr.

Ernst Grawitz sofort in Angriff genommen werden. Gebhardt konnte durchsetzen, daß ihm die Durchführung der Versuche im Konzentrationslager Ravensbrück anvertraut wurde. Er holte sich seinen Assistenzarzt in Hohenlychen, SS-Obersturmführer Dr. Fritz Fischer, als Mitarbeiter; die Lagerärzte SS-Obersturmbannführer Dr. Schiedlausky, SS-Untersturmführer Dr. Rosenthal und Dr. Herta Oberheuser wurden ihm beigeordnet. Grawitz, der das Lager besuchte, fand, daß die Hauptvoraussetzung, nämlich die Wirksamkeit der Sulfonamide bei Schußverletzungen festzustellen, noch nicht erfüllt sei. Dieser Anordnung, nämlich kriegsgleiche Wunden zu setzen, kamen Gebhardt und Fischer nicht nach, doch verschärften sie in der dritten Versuchsreihe die Versuchsbedingungen; jetzt kam es zu Todesfällen. »Mit Tetanus«, so die röntgenologische Fachärztin Dr. Zophia Maczka, selbst Häftling in Ravensbrück, »war Veronika Kraska infiziert. Sie starb in ein paar Tagen. Mit Gasbrandbazillus war Kazimiera Kurowska infiziert. Sie starb in ein paar Tagen. Mit Oedema malignum waren Aniele Lefanowicz, Zofia Kiecol, Alfreda Prus und Maria Kusmierzuk infiziert. Die ersten drei starben in einigen Tagen. Die Maria Kusmierzuk hat die Infektion überstanden. Sie lag mehr als ein Jahr krank, sie ist Krüppel geworden, aber sie lebt als Zeugin der Experimente.«[46] Übrigens hatten die Sulfonamidversuche (wie die zitierten Aussagen bestätigen) ein negatives Ergebnis; zu diesem Schluß kam auch Gebhardt.[47]

An letzter Stelle soll von Versuchen militärischer Zwecksetzung die Rede sein, deren Charakter von den bisher erörterten abweicht.[48] Aus den Erfahrungsberichten der Luftwaffe ab 1941 ging hervor, daß sich über dem Mittelmeer und dem Atlantik die Fälle von länger andauernder Seenot häuften, bei denen Flieger wegen Durst in großer Gefahr waren. Das Problem, das sich stellte, war die Trinkbarmachung von Meerwasser, das heißt seine Entsalzung. Es wurden dazu zwei Verfahren entwickelt. Das eine stammte von Dr. Konrad Schäfer, Unterarzt im Stab des Forschungsinstitutes für Luftfahrtmedizin, bei dem Meerwasser wirklich entsalzt und auch Magnesiumsulfat entfernt wurde; für dieses waren eigene Fabrikationsanlagen und Rohstoffe, wie Eisen und Silber, nötig. Zunächst, im Dezember 1943, gab auch das Technische Amt der

Luftwaffe, das für die Einführung dieses Mittels zuständig war, einen Auftrag an die IG-Farben zur Großherstellung dieses Präparats. Doch zur selben Zeit wurde ein zweites Verfahren von einem Ingenieur der Luftwaffe in Wien, auf der Basis des, wie sich später herausstellen sollte, ebenfalls zu den Mangelprodukten gehörenden Traubenzuckers entwickelt, das in jeder Zuckerwarenfabrik hergestellt werden konnte. Dieses Berka-Mittel verbesserte den Geschmack des Seewassers und steigerte angeblich durch seinen Vitamin-C-Gehalt die Kochsalzausscheidung der Nieren. Es wurde zunächst an Soldaten, die sich freiwillig zur Verfügung stellten, experimentell erprobt. Diese Versuche waren aber, wie der Referent für Luftfahrtmedizin in der Sanitätsinspektion der Luftwaffe, Dr. Hermann Becker-Freyseng, durch Augenschein feststellen konnte, unbrauchbar. Er lehnte daraufhin das Berkatit ab. Das Technische Amt änderte jedoch seine Meinung zur Herstellung des Schäfer-Mittels und legte sich auf die Einführung des Berkatit fest, das auch der Direktor der Ersten Wiener Medizinischen Universitätsklinik, Prof. Dr. Hans Eppinger, gebilligt hatte. Besprechungen am 19. und 20. Mai 1944 brachten keine Einigung, so daß man erwog, neuerliche Versuche, unter Umständen an Häftlingen, und zwar in den Laboratoriumsräumen des Konzentrationslagers Dachau, durchzuführen. In einer erneuten Sitzung in Berlin am 25. Mai wurden – vor allem auf Betreiben Eppingers – diese Dinge konkretisiert. Es wurde ein genaues Versuchsprogramm entworfen. Für seine Durchführung war der Oberarzt Eppingers, Stabsarzt Prof. Dr. Wilhelm Beiglböck, vorgesehen. Die vierzig Versuchspersonen wurden auf Vorschlag Becker-Freysengs von seinem Vorgesetzten, dem Sanitätsinspekteur der Luftwaffe, Prof. Dr. Oskar Schröder, sowie vom Reichsarzt der SS und Polizei, Dr. Grawitz, aus dem Kreis der Verurteilten, »Wehrunwürdigen« angefordert. Außerdem wurde Freiwilligkeit der Versuchspersonen verlangt. Auf Vorschlag der SS-Gruppenführer Glueck und Nebe wurden von Himmler auch Juden und Zigeuner als Versuchspersonen vorgesehen; es durfte sich jedoch nicht ausschließlich um solche handeln, da ansonsten die andersartige rassische Zusammensetzung die Ergebnisse der Versuche beeinflussen würde!

Beiglböck begann diese Versuche im August 1944 in Dachau. Sie sind, im Gegensatz zu den Unterdruck- und Unterkühlungsversuchen, nicht im Beisein oder unter der Beteiligung von SS-Ärzten durchgeführt worden, sondern sie lagen ganz in der Hand des Klinikers Beiglböck. Den Zigeunern gegenüber, die aus dem Konzentrationslager Buchenwald kamen, wurde nur von einem besseren Arbeitskommando gesprochen. Beiglböck behandelte die Versuchspersonen gut. Nur wenn sie trotzdem Wasser tranken, schimpfte er stark. 12 Tage sollten die Versuche dauern. Beiglböck brach sie aber aus Gründen der Gesundheit der Versuchspersonen nach fünf bis sieben Tagen ab; nur bei Versuchspersonen, die zwischendurch Trinkwasser zu sich nahmen, wurden sie bis zu neuneinhalb oder zehn Tagen fortgeführt. Todesfälle gab es bei diesen Versuchen keine. Es wurden auch nicht die erschwerenden Bedingungen der Seenot simuliert. Die Versuchspersonen wurden von Beiglböck in vier Gruppen eingeteilt, eine Gruppe, die hungern und dursten mußte, eine Gruppe, die reines Meerwasser bekam, eine Gruppe, die Meerwasser mit Berkazusatz bekam, und eine Gruppe, die Schäfer-Wasser zu trinken bekam. Obwohl die Versuche – vor allem wegen nicht erlaubten Trinkens von Frischwasser – nicht so exakt durchgeführt werden konnten, daß ihre Ergebnisse in einer wissenschaftlichen Zeitschrift hätten veröffentlicht werden können, ergab sich folgendes: Es zeigte sich, daß eine getrunkene größere Meerwassermenge gegenüber dem Nichttrinken (Durst) Nachteile bringt. Es zeigte sich, daß die Konzentrationskraft der Niere viel höher ist, als bisher angenommen. Sie wird durch Vitamine nicht wesentlich beeinflußt. Es zeigte sich, daß Meerwasser in vereinzelten Dosen keinen Durchfall hervorruft. Es zeigte sich, daß die Zufuhr kleiner Mengen von Salzwasser besser als Wasserkarenz ist – wie auch später englische und amerikanische Forscher bestätigten – und daß auch kleine Mengen Süßwasser, dazwischen getrunken, zuträglich sind. Alles in allem ging daraus hervor, daß das Schäfer-Mittel brauchbares Trinkwasser liefert, das Berkatit jedoch unbrauchbar ist. Beiglböck wurde dieser Versuche wegen zu 15 Jahren Haft verurteilt. Das Urteil ist umstritten. Denn mit diesen Versuchen befinden wir uns in der Grenzzone der Zulässigkeit oder der Notwendigkeit medizinischer Versuche am Menschen überhaupt.

In einem Gutachten stellten 1948 der Heidelberger Internist Curt Oehme, der Freiburger Internist Ludwig Heilmeyer und der Göttinger Pathologe Horst Schöne fest, daß Fehler in der Art und Auswahl der Versuchspersonen gemacht wurden sowie in der Wahl eines Konzentrationslagers als Versuchsort, daß aber diese Versuche nicht wesensmäßig verbrecherischer Natur waren, und damit an sich ebensowenig Verbrechen wie die zu bemängelnden Fehler.[49]

Im Verlauf des Prozesses hatte bereits der von der Verteidigung herangezogene Gutachter, der Frankfurter Internist Prof. Dr. Franz Volhard, festgestellt, daß von Verbrechen gegen die Humanität bei derartigen Versuchen nicht die Rede sein kann.[50] Er berichtet selbst von Durstversuchen, die der heutige Berliner Professor der Physiologie Dr. Ernst Schütte an seiner Klinik vorgenommen hatte; freiwillige Versuchspersonen waren dabei Ärzte und Medizinstudenten, die während des Versuchs ihre berufliche Tätigkeit fortsetzten. Es waren 11 Versuche in drei Gruppen; ihre Dauer betrug bis zu fünfeinhalb Tage. Nachwirkungen oder auch Spätschäden wären, auch in Anbetracht der heißen Jahreszeit, nicht aufgetreten.[51]

Hier muß jedoch die Frage nach Zulässigkeit und Notwendigkeit solcher Versuche insgesamt gestellt werden. Beiglböck konnte sich dabei auf Entscheidungen seiner Vorgesetzten und die Notwendigkeit des Krieges berufen. Legt man die Maßstäbe der Deklaration von Helsinki an die Versuche von Beiglböck an, so ist sicher die Fragwürdigkeit der Freiwilligkeit der Versuchspersonen zu bemängeln. Doch ist prinzipiell auch wieder die einseitig naturwissenschaftliche Blickrichtung zu bedenken. Sie hat bei Beiglböck aufgrund seiner integren Persönlichkeit keine Folgen für die Versuchspersonen gehabt. Bei Holzlöhner und Gebhardt, schon gar bei Schumann, Clauberg, Mengele, Rascher und Ding-Schuler sieht dies anders aus. Doch sind solche Einzelfälle nicht als isolierte abschreckende Beispiele zu sehen. Hier stellt sich letzten Endes die Frage des Humanversuchs insgesamt. Die Verteidigung hat als Versuch der Entlastung der Angeklagten mehrfach Beispiele von nichtdeutschen Humanversuchen zitiert.

Wichtig sind dabei Versuche bei Typhus exanthemicus zwischen 1908–1916[52], bei denen jeweils eine Gruppe aus schutzgeimpften Versuchspersonen gebildet wurde. Diese Versuche wurden überwiegend an Häftlingen durchgeführt. Gerade sie haben Hans Luxemburger und Erich Hans Hahlbach in ihrem Gutachten *Der Menschenversuch in der Weltliteratur* besonders in den Vordergrund gestellt.[53] Danach wurden nachweislich neun Versuchsreihen an Häftlingen durchgeführt:

1. 800 Häftlinge aus drei amerikanischen Gefängnissen wurden nach freiwilliger Meldung (ohne Aussicht auf Belohnung) unter Leitung von Ivy in Illinois künstlich mit Malaria infiziert.
2. An 11 zum Tode Verurteilten wurden toxikologische Versuche angestellt (Freiwilligkeit nicht erwähnt).
3. Eine große Anzahl von zum Tode Verurteilten wird in der Türkei mit Fleckfieber infiziert (Freiwilligkeit nicht erwähnt).
4. An 12 amerikanischen Häftlingen wird Pellagra erzeugt (Versprechen von Straferlaß).
5. Versuche mit abgeschwächten Pestkulturen in Manila bei mehreren zum Tode verurteilten Verbrechern (Freiwilligkeit nicht erwähnt).
6. Auf Hawaii wurde ein zum Tode verurteilter Verbrecher mit Lepra infiziert. Einverständnis lag vor, nach dem Versprechen des Erlasses der Todesstrafe. Der Delinquent starb an Lepra.
7. An 25 amerikanischen Häftlingen wurden Streptokokken-Einspritzungen vorgenommen (Freiwillige).
8. Das Worcester-Institut in Manila prüfte laufend neue Arzneimittel an Häftlingen (Freiwillige).
9. An 77 amerikanischen Häftlingen wurden durch ein Komitee des Oberbürgermeisters von New York Versuche mit Haschisch vorgenommen.

Gefährliche Versuche stehen hier neben mäßig gefährlichen. Die genannten Autoren meinen, daß aber nicht das Kriterium der Gefährlichkeit den Ausschlag für ihre Durchführung im Gefängnis und an Verbrechern gegeben hätte, sondern daß dieses vielmehr in der Tatsache der Gleichmäßigkeit und der Kontrollierbarkeit liege, die für Massenversuche nötig wären. Andererseits ist jedoch gerade die Freiwilligkeit in den Gefängnissen höchst zweifelhaft; in den Konzentrationslagern war sie einfach nicht gegeben. Doch auch in der Situation der Klinik muß man sie relativieren. Hier ist stets der Informationsvorsprung des Arztes ebenso in Rechnung zu stellen wie die Einsichts- und Entscheidungsfähigkeit des Patienten, die von seiner Sozialisierung und von seiner Gesamtsituation entscheidend abhängig ist. So wird bei Humanversuchen, gerade auch bei solchen, die im Urteil von Nürnberg und in der Deklaration von Helsinki als zulässig bezeichnet wurden, die Frage der ärztlichen Ethik zum entscheidenden Kriterium ihrer Durchführung. Doch damit kommen wir in erneute Schwierigkeiten. Ärztliche Ethik kann nie isoliert und abgehoben vom gesamten Kontext der Zeit und Gesellschaft betrachtet werden; sie ist stets nur Teil der Ethik ihrer Zeit und als solche stets Situationsethik und somit Individualethik. Hiermit erhalten die Verbrechen in den Konzentrationslagern ihre eigentliche Dimension. Denn ein Kennzeichen des Nationalsozialismus war ja gerade das Fehlen jeder Individualethik (s. o. Teil I Abschn. 1), wie sie für den Arzt, auch als Experimentator, selbstverständlich sein müßte.

Dies ist jedoch nur die eine Seite, von der aus wir diese medizinischen Verbrechen, ja die medizinischen Humanversuche insgesamt kritisch betrachten müssen. Die andere liegt, wie gesagt, in der Tradition der Medizin als Naturwissenschaft selbst begründet. In ihr ist das Experiment am Menschen fast so alt wie die Ausbildung der theoretischen Fächer in der wissenschaftlich orientierten Medizin im Abendland selbst. Das intensive Fragen nach ihrer ethischen Zulässigkeit ist jedoch eine Sache des 20. Jahrhunderts. Für uns sind sie allerdings nach den hier geschilderten Ereignissen fragwürdiger denn je geworden; hier saß letzlich die »einäugig« naturwissenschaftliche Medizin auf der Anklagebank. »Weil die angeklagten Taten von einer überlebten Art von Medizin aus geschahen«, so Viktor v. Weizsäcker 1947, »die in sich selbst keine Hemmungen gegen unsittliches Handeln enthält, darum fanden sie auch in dieser Art Medizin keinen Schutz und keine Warnung gegen mögliche unsittliche Handlungen. Denn es kann wirklich kein Zweifel darüber bestehen, daß die moralische Anästhesie gegenüber den Leiden der ... zu Experimenten Ausgewählten begünstigt war durch die Denkweise einer Medizin, welche die Menschen betrachtet wie ein chemisches Molekül oder einen Frosch oder ein Versuchskaninchen.«[54]

Zum Schluß sollte noch zweierlei beachtet werden: Die meisten der in den KZs betriebenen medizinischen Forschungen und Experimente darf man nicht als »pseudomedizinisch« bezeichnen.[55] Von Ansatz und Zwecksetzung her gesehen waren sie durchaus seriös, und als solche grundsätzlich zu unterscheiden etwa von den »Forschungen« des Anatomen Prof. August Hirt, der an den Schädeln von zu diesem Zweck eigens getöteten »jüdisch-bolschewistischen Kommissaren« deren »Untermenschentum« naturwissenschaftlich »exakt« dokumentieren wollte.[56] Zum anderen: Die meisten der an solchen Forschungen und Menschenexperimenten beteiligten Ärzte waren weder nachweisbar »abartig«, noch waren sie derart »dämonische« Persönlichkeiten wie etwa der ehemalige KZ-Experimentator und nach dem Krieg unter falschem Namen praktizierende Chirurg, der eine der Hauptfiguren in F. Dürrenmatts Roman »Der Verdacht« darstellt. Vielleicht ließen sich, ausreichende Quellenlage vorausgesetzt, lebensgeschichtlich für Clauberg und Hirt noch psychopathologische Züge rekonstruieren. Dies wären dann aber offenbar weit eher Ausnahmen als Regelfälle gewesen – und das macht in Wirklichkeit die Sache, um die es hier geht, noch schrecklicher.

b. Sterilisation, Euthanasie, Selektion

Wenn Sterilisation im vorigen Abschnitt von der experimentellen Seite her, und als Maßnahme zur Bereitstellung fortpflanzungs»unwürdiger« Arbeitskräfte, erörtert wurde, so steht nun hauptsächlich ihre Rolle als NS-Maßnahme zur Eindämmung oder Ausrottung der Erbkrankheiten zur Diskussion.[1]

Das am 14. Juli 1933 verabschiedete »Gesetz zur Verhütung erbkranken Nachwuchses« bildete die rechtliche Grundlage dafür. Die Nationalsozialisten konnten hier auf frühere Gesetzentwürfe und juristische Diskussionen zurückgreifen.[2] Was die NS-spezifischen Unterschiede dazu betrifft, so geht es in unserem Zusammenhang nicht so sehr um die Freiwilligkeit der Sterilisation, obwohl auch sie wichtig genug ist, sondern um zwei andere Charakteristika des neuen Gesetzes. Zum einen ist bemerkenswert, daß dabei von Anfang an, und ganz offen, der strengen Wissenschaftlichkeit, das heißt dem Nachweis der Erblichkeit bei den vom Gesetz angesprochenen Krankheiten und Defekten, gar keine sehr große Beachtung geschenkt wurde. Wie die beiden Ärzte im offiziellen Kommentar zum Gesetz, der Psychiater E. Rüdin und der Allgemeinpraktiker A. Gütt, einer der frühesten NS-»Kämpfer«[3], oder etwa einer der nationalsozialistischen Kommentatoren in der Standespresse, Medizinalrat L. Vellguth, betonten, ging es eigentlich nur um die »Wahrscheinlichkeit« der Erblichkeit, oder es kam sogar »in vielen Fällen gar nicht auf Erblichkeit an«[4]. Zum anderen war von vornherein, für die Praktizierung des Gesetzes, eine enorme Ausdehnung des Betroffenenkreises weit über die in § 1 des Gesetzes definierte Gruppe von Krankheiten und Defekten hinaus intendiert. Nicht nur stärker Kurzsichtige oder Klumpfußträger, sondern auch alle, die das Ziel der Volksschule letztlich nicht erreichten[5] – ja ganz generell alle die »Schwächlinge«, von denen überdurchschnittliche oder selbst durchschnittliche Leistungen »im Sport, im Leben, im Kriege« nicht zu erwarten waren[6], wurden als »Parasiten« oder »Ballastexistenzen« angesehen, die man sterilisieren zu müssen meinte.

Ärztlichen Widerstand gegen diese wiederum von Ärzten unterstützten, wenn nicht geradezu initiierten Pläne und Praktiken gab es bereits 1933 wenigstens vereinzelt. Am Fall A. Niedermayer (vgl. dazu oben Abschn. 2) zeigte sich freilich, daß dies den Kritiker schwer gefährden konnte. Dennoch besaß etwa auch der Gynäkologe L. Seitz Mut und Verantwortungsgefühl genug, der wissenschaftlich dubiosen Vagheit des Gesetzes und seiner Kommentierung sowie den Gefahren schrankenloser Praktizierung eine sachliche Kritik entgegenzusetzen.[7] (Der Sohn Seitz', Internist, war später – worauf der antifaschistische Arzt W. Leibbrand in seiner unveröffentlichten Autobiographie hinweist – mit der Journalistin R. Andreas-Friedrich verheiratet, die wir in Teil III wegen ihrer Hilfe für Verfolgte und ihrer Kontakte mit Widerständlern zu erwähnen haben werden; dies mag als weiteres Zeichen für die Gesinnung dieser beiden Ärzte im Dritten Reich genommen werden.) Doch solche Kritik bewirkte de facto nichts – um so weniger, als das NS-System sich hierin des Beifalls ausländischer Fachleute wie etwa des Ehrenpräsidenten der Eugenics Research Association, Dr. C. G. Campbell, erfreuen konnten.[8]

Allein im Jahre 1934 gab es, auf der Basis des neuen Gesetzes, mindestens 65000 Anträge auf Sterilisierung, wovon mindestens 45000 bis 50000 positiv entschieden worden sein dürften.[9] Auch in den folgenden zwei Jahren waren die Zahlen mindestens ebenso hoch. 1939 wurde dann jedoch Sterilisierung auf der Basis des Erbkrankengesetzes auf »dringende« Fälle beschränkt, und zwar im Zuge der sogenannten Erbpflegeverordnung; man fürchtete jetzt vielleicht doch einen zu starken Geburtenrückgang (was allerdings durch die nun einsetzenden Massentötungen der »Euthanasie« konterkariert wurde). Wie viele Menschen in diesem Zusammenhang sterilisiert worden sind, läßt sich nicht sagen; Schätzungen schwanken, für die Zeit des Dritten Reiches insgesamt, zwischen 200000 und 350000 Personen.

War die derart durchgeführte Sterilisierung ein Mittel der »Ausmerze«, so war es die Euthanasie in der Art, wie sie im NS-Staat praktiziert wurde, erst recht. Der Begriff »Euthanasie« hatte im Laufe der Zeit eine typische Wandlung erfahren. Von »gutem Sterben/Tod« (=Erleichterung des Sterbevorgangs) wechselte er zu der Bedeutung »Gnadentod« (=Tötung). Dieser Wandel vollzog sich unter der Vorstellung, daß – um es auf eine Formel Ernst Haeckels zu bringen – bestimmte »unglückliche Kranke« sowohl selber eine »ungeheure Summe von Schmerz und Leid« verkörpern als auch eine »namenlose Fülle von Trauer und Sorge für ihre Familien« bedeuten, und daß sie darüber hinaus eine Belastung »für die Gesamtheit« darstellen.[10] Haeckel, wie andere neben ihm, empfiehlt »Tötung« (jedenfalls bei »neugeborenen verkrüppelten Kindern«), die in solchem Falle »vernünftigerweise nicht unter den Begriff des Mordes fallen« könne. Diese Ideen und Forderungen gipfelten, vor 1933, in dem verbreiteten und einflußreichen Buch *Die Freigabe der Vernichtung lebensunwerten Lebens, ihr Maß und ihre Form*, Leipzig 1920 (2. Aufl. 1922), dessen Verfasser der Strafrechtler K. Binding und der Psychiater A. Hoche waren. Man darf sagen, daß, als letzte Glieder einer längeren Entwicklung, diese beiden Autoren- mit ihrer Definition von »Defektmenschen« oder »Menschenhülsen«, ihren Kosten-Nutzen-Rechnungen, ihrer Ablehnung des Mitleides als Kriterium für die Behandlung solcher Kranker und Krüppel, ihrer Bekämpfung eines »überspannten Humanitätsbegriffs« – endgültig die intellektuelle Basis für die Euthanasieaktionen des Dritten Reiches gelegt haben.

Die Praktizierung der so verstandenen »Euthanasie« stand im NS-Staat unter einer eigentümlichen, aber für das System und zugleich für die Einschätzung der damaligen öffentlichen Meinung erhellenden Diskrepanz. Einerseits wurde weder im Erbkrankengesetz noch sonst in öffentlichen Druckschriften von Tötung »lebensunwerter« Kranker oder sonstiger »Ballastexistenzen«, etwa der »Asozialen/Gemeinschaftsunfähigen«, gesprochen. Es war sogar durch Ministerialerlaß verboten, dieses Thema zur Sprache zu bringen; bei Pressekonferenzen und ähnlichen Gelegenheiten gab es immer wieder Hinweise auf dieses Verbot.[11] In diesem Licht ist auch die Tatsache zu sehen, daß jener »Erlaß« Hitlers, durch den die Euthanasieaktionen eine NS-spezifische »Legitimierung« erfahren sollten, auf persönlichem Briefpapier Hitlers geschrieben[12], und als solcher nur einem begrenzten Kreis von Personen bekannt gemacht worden ist. Nach Wesen und Selbstauffassung des NS-»Führer-Staates« war damit durchaus geltendes Recht geschaffen. Darin erhielten übrigens die Nationalsozialisten Unterstützung von prominenten Juristen wie Carl Schmitt, der 1934 in der *Deutschen Juristenzeitung* schrieb, daß »der Führer... im Augenblick der Gefahr... unmittelbar Recht schafft«, und daß dies »höchstes Recht«, gegebenenfalls »der höchste Grad richterlich rächender Verwirklichung dieses Rechts« sei.[13] Es handelte sich ja in der Tat bei den Erbkrankheiten um eine »Gefahr«, die in der martialischen Sprache der Nationalsozialisten im »Kampf besiegt« werden mußte, wobei die »Rächer« natürlich Menschen zu »opfern« hatten. Kein Wunder also, daß, wie ein beteiligter Arzt beim Nürnberger Ärzteprozeß aussagte, einer kleinen Gruppe ausgewählter Ärzte Anfang Februar 1940 in Berlin von Juristen erklärt wurde, es gehe bei den nun anlaufenden Euthanasie-Massenaktionen »um eine legale Angelegenheit«, es sei »ein Gesetz Hitlers, beziehungsweise ein gesetzkräftiger Erlaß – rechtskräftiger Erlaß«[14]. Wer heutzutage – man hört und liest dergleichen gelegentlich – als Jurist argumentiert, ein Euthanasiearzt wie etwa W. Catel habe durchaus im Rahmen des damals geltenden Rechts gehandelt, sollte genau die in diesem Argument enthaltenen Implikationen bedenken.

Andererseits lief nun aber, neben solcher Geheimhaltungs- oder Verschleierungstaktik, eine die Bevölkerung auf die »Euthanasie« einstimmende massive Propaganda. Nehmen wir nur den Bereich des Films: Ein Beispiel, das wiederum die zweigleisige Taktik der NS-Führung illustriert, ist der Spielfilm *Ich klage an* des Regisseurs Wolfgang Liebeneiner, gedreht 1941. Während es hier eindeutig um den ärztlicherseits zu gewährenden »Gnadentod« für eine unheilbar an multipler Sklerose Leidende ging, verbot eine streng vertrauliche Presseanweisung den Filmkritikern das direkte Ansprechen des Themas »Euthanasie«[15]. Es gab weitere Filme und Filmpläne dieser Art.[16]

Praktiziert aber wurde – dies ist der dritte, für die geschilderte Widersprüchlichkeit bezeichnende Aspekt der Sache – die Euthanasie tatsächlich schon lange vor 1939/40 in psychiatrischen Anstalten. Für die Aussage des 1948 in Sachsen hingerichteten Euthanasie-Psychiaters Prof. H.P. Nitsche, daß »gleich nach der Machtübernahme von vielen NSDAP-Gauleitern, wie ich annehmen muß, heimlich Euthanasiemaßnahmen in einzelnen Irrenanstalten veranlaßt worden« seien[17], fehlen zwar dokumentarische Beweise; sie ist deshalb aber nicht weniger glaubwürdig. Hierbei schon wurde offenbar die »Heimlichkeit« in typisch zwiespältiger Weise gehandhabt, etwa wie in einer am 28. August 1933 gehaltenen Rede des inzwischen zum Professor und Staatskommissar für das Gesundheitswesen im Bayerischen Innenministerium avancierten Alt-SA-Arztes W. Schultze. Er erklärte offen, die Sterilisation allein reiche nicht aus, es sei auch radikalere »Ausmerze« notwendig, und »diese Politik« habe »ihren Anfang teilweise schon in unseren heutigen Konzentrationslagern gefunden«. Ebenfalls in der Frühzeit des Dritten Reiches erkundigte sich in der Anstalt Schussenried ein Vertreter des Reichsgesundheitsamtes, wie es hier neben der Sterilisation mit der Vernichtung lebensunwerten Lebens stehe. Diese halbverhüllte, halbprovozierte Praxis muß in den folgenden Jahren in den Anstalten weitergelaufen sein. So ist beispielsweise 1939 noch vor Kriegsausbruch in sächsischen psychiatrischen Anstalten mit »Dämmerschlafkuren« getötet worden.[18] Und unabhängig von dem erwähnten »Erlaß« und der diesem vorangehenden Planung (zu dieser gleich im Anschluß) fanden unmittelbar nach Kriegsbeginn in Westpreußen und Pommern Massenerschießungen von aus Anstalten zu diesem Zweck abtransportierten Geisteskranken durch SS-Einheiten statt (mit ärztlicher Hilfe).[19]

Dann kam, Ende Oktober 1939 (auf den 1. September rückdatiert), der »Erlaß« Hitlers, der »Reichsleiter Bouhler und Dr. med. Brandt unter Verantwortung beauftragt, die Befugnisse namentlich zu bestimmender Ärzte so zu erweitern, daß nach menschlichem Ermessen unheilbar Kranken bei kritischster Beurteilung ihres Krankheitszustandes der Gnadentod gewährt werden kann«. Dem waren im Laufe des Jahres 1939 Beratungen und Planungen bezüglich einer Kinder- sowie einer Erwachsenen-Euthanasie vorangegangen. Dem die Kindereuthanasie planenden Gremium gehörten folgende Ärzte an: K. Brandt (Hitlers Begleitarzt, einer der beiden im »Erlaß« angesprochenen Hauptverantwortlichen); W. Catel (Ordinarius für Kinderheilkunde in Leipzig); H. Heinze (Leiter der Anstalt Brandenburg-Görden); E. Wentzler (von Conti empfohlener Kinderarzt); Hellmuth Unger (Augenarzt und bekannter Schriftsteller, dessen Roman »Sendung und Gewissen« dem Film *Ich klage an* zugrunde lag). Die Planungen dauern von Februar bis Mai.[20] Das Gremium konstituierte sich dann als »Reichsausschuß zur wissenschaftlichen Erfassung von erb- und anlagebedingten schweren Leiden«, mit Sitz in Berlin.[21] Seine Hauptaufgabe war, Fragebögen, die von Gesundheitsämtern, Hebammen, Ärzten, Kliniken und Anstalten mit entsprechenden Angaben nach Berlin zu senden waren, zu prüfen und über die einzelnen Fälle – es handelte sich zunächst ausschließlich um idiotische und mißgebildete Kinder – zu entscheiden. Gegebenenfalls wurden dann vom Reichsausschuß »Ermächtigungen« zur Euthanasie an die »Kinderfachabteilungen des Reichsausschusses« (psychiatrische Anstalten wie etwa Eichberg) gesandt, wo die Tötung erfolgte. Später scheinen in diesen »Kinderfachabteilungen« auch gesunde, aber rassisch diskriminierte Kinder getötet worden zu sein; darauf deutet die Aussage einer Oberschwester der Anstalt Hadamar hin, wonach etwa im Mai 1943 eine Gruppe von »Mischlings«kindern (Halbjuden) durch Injektionen getötet worden sein soll.[22] Wieweit der »Reichsausschuß« oder einzelne seiner Mitglieder auch dafür verantwortlich waren, scheint sich nicht mehr klären zu lassen.

Zur Person Catels noch ein Wort: In Büchern, die in der Nachkriegszeit erschienen, hat dieser ohne Zweifel bedeutende Kliniker betont, wie er seit etwa 1920 mit schwer mißgebildeten Kindern konfrontiert wurde, und wie er von Anfang an überzeugt war, daß hier nur »Gnadentod« in Frage kam. Nach dem Kriege wurde ihm von deutschen Gerichten attestiert, er sei von der »Rechtmäßigkeit« der Euthanasie und seiner eigenen Beteiligung daran überzeugt gewesen, es könne ihm also »das Bewußtsein der Rechtswidrigkeit nicht nachgewiesen werden«.[23] So wurde Catel schließlich endgültig »entlastet«.[24] Was er bis zu seinem Tode (1981) unermüdlich zum Thema verlautbarte, steht auf jenem sozialdarwinistischen Boden, den wir an Haeckel exemplifizierten, und zeugt darüber hinaus für einen erschreckenden Mangel an Takt und zugleich Hang zur Selbstglorifizierung.

Die Erwachsenen-Euthanasie wird im Sommer 1939 geplant.[25] Dem zuständigen Gremium gehören (neben dem Leiter der Parteikanzlei Martin Bormann und dem Chef der Reichskanzlei Heinrich Lammers, und neben höchsten NS-Arzt-Funktionären wie Conti und K. Brandt) folgende Psychiater an: die Professoren B. Kihn, de Crinis, Heyde, Nitsche, C. Schneider; die Anstaltspsychiater Bender und Pfannmüller, und darüber hinaus einige schon aus der Kinder-Euthanasie bekannten Ärzte. Was später hinzukommende Euthanasie-Gutachter angeht, so existiert eine maschinengeschriebene Liste[26]; sie enthält, neben den bereits genannten, die Namen folgender Ärzte: Assmussen (»Forschung Görden«); Baumhardt; H. Becker (»in der Zentrale«); Begusch; Berner, Bertha; Borm; Bunke; Eberl; Endruweit; Faltlhauer; Fehringer; Gorgass; Hebold (»in der Zentrale«); Heene; Hefter; Hennecke; Jekelius; Kaldewey; Lonauer; Mauz; Mennecke; Müller; Rob. Müller (»in der Zentrale«); Munkwitz; Panse; Pohlisch; Ratka (»in der Zentrale«); Rauch (»Forschung Heidelberg«); Reisch; Renno; Rodenberg; Runckel (»in der Zentrale«); Schmalenbach (»in der Zentrale«); W. Schmidt; Schmieder (»Forschung Heidelberg«); Schmitz; Schmorl (»Forschung Heidelberg«); G. Schneider (»in der Zentrale«); Schreck; Schulz; Schumacher (»Forschung Görden«); Schumann; Sorger; Steinmeyer; Straub (»in der Zentrale«); Suckow (»Forschung Heidelberg«); Ullrich; Villinger; Wagenknecht;

Wendt (»Forschung Heidelberg«); Wischer (»in der Zentrale«); Worthmann; Zucker. Folgende Organisationen dienten der Ausführung der Euthanasieaktionen in den Anstalten: Die »Reichsarbeitsgemeinschaft der Heil- und Pflegeanstalten«; die »Gemeinnützige Stiftung für Anstaltspflege«; die »Gemeinnützige Krankentransportgesellschaft«.[27] Wichtige Tötungsanstalten im Rahmen der Erwachsenen-Euthanasie waren Grafeneck, Brandenburg, Hartheim, Sonnenstein. Die Zentrale der gesamten Organisation befand sich in Berlin, Tiergartenstr. 4; sie und ihre Mitarbeiter wurden mit der Abkürzung »T4« bezeichnet.

Schätzungen sprechen in diesem Zusammenhang von über 70000 Getöteten bis zum Jahre 1941. Von diesem Zeitpunkt an herrschte offenbar große Unruhe – in der Bevölkerung, bei betroffenen Ärzten, bei Juristen, bei Ministerialräten und Ministern und in den beiden christlichen Konfessionen.[28] Was Ärzte betraf, so hatten die Psychiatrie-Professoren Ewald und Kleist sowie einige Anstaltspsychiater Bedenken, die bis zur Verweigerung gingen.[29] Aber im ganzen gilt für die Ärzte das gleiche, was Klee mit Blick vor allem auf die kirchlichen (evangelischen) Anstalten unter der Formel »Nicht einer wurde zum Mitmachen gezwungen« beschreibt[30]: Es wurde viel zu wenig Widerstand geleistet. Gleichwohl: Kirchliche Proteste beim Reichsjustizminister, denen sich von ärztlicher Seite der einflußreiche Sauerbruch anschloß[31], bewirkten, daß Hitler Ende August mündlich einen Stop der Euthanasieaktionen befahl.[32] Trotzdem gingen diese im wesentlichen bis Kriegsende weiter. Dabei wurde etwa auch der ursprünglich auf die Kinder-Euthanasie beschränkte »Reichsausschuß« in seinen Funktionen ausgedehnt.[33] Inzwischen wurden auch mißliebige (und nicht etwa schwer erbkranke) KZ-Häftlinge im Zuge der sogenannten »Aktion 14f13« der »Euthanasie« zugeführt.[34] Die Gesamtzahl der auf solche Weise während des Dritten Reiches Getöteten läßt sich, so scheint es, auch nicht annähernd mehr eruieren. Die Tötungsmechanismen waren vielfältig: Neben medikamentöser Tötung oder Erschießen war auch Vergasung oder Tötung durch Hunger gebräuchlich.

Zur Unruhe unter den Fachleuten (Ärzten, Juristen, Ministerialbeamten) scheint erheblich beigetragen zu haben, daß die ganze Angelegenheit, trotz des »Erlasses«, letztlich eben doch nicht derart »gesetzlich« zu sein schien, wie man das als loyaler Staatsdiener erwartete. So erklären sich wohl Bestrebungen, doch noch zu einem Euthanasie-Gesetz zu kommen. Es sollte »Gesetz über Gewährung der letzten ärztlichen Hilfe bei unheilbar Kranken« oder ähnlich heißen.[35] Erhalten sind Protokolle einer Besprechung der Strafrechtskommission vom 11. August 1939 und 24. Januar 1941[36]; ihnen zufolge sollten die beiden ersten Paragraphen offenbar so lauten: »§ 1 Wer an einer unheilbaren, sich oder andere stark belästigenden, oder sicher zum Tode führenden Krankheit leidet, kann auf sein ausdrückliches Verlangen mit Genehmigung eines besonders ermächtigten Arztes Sterbehilfe durch einen Arzt erlangen. § 2 Das Leben eines Menschen, welcher infolge unheilbarer Geisteskrankheit dauernder Verwahrung bedarf und der im Leben nicht zu bestehen vermag, kann durch ärztliche Maßnahmen unmerklich schmerzlos für ihn vorzeitig beendigt werden.« Erhalten sind ferner, in den aus dem Besitz Nitsches stammenden sogenannten »Heidelberger Dokumenten« (jetzt bei der Staatsanwaltschaft Frankfurt a. M.) und in der Heyde-Anklageschrift (ebd. Ks 2/63), Stellungnahmen von rund dreißig Ärzten, Gesundheitsbeamten und Juristen zu diesem Gesetzesplan. Wie wichtig man ihn nahm, zeigt sich daran, daß sogar SD-Chef Heydrich an der Formulierung beteiligt war.[37] Hitler verschob aber die Sache bis zum »Endsieg«.

Was man schließlich als ärztliche »Selektionen« bezeichnet, fand sowohl in psychiatrischen Anstalten wie in Konzentrationslagern statt. Quellenmäßig ist hier von besonderem Wert, daß von zwei Selektions-Ärzten persönliche Aufzeichnungen erhalten sind: Einmal die umfangreiche Korrespondenz von F. Mennecke (hauptsächlich mit seiner Frau) sowie dessen schriftliche »Diagnosen« bei KZ-Häftlingen[38]; zum anderen das Tagebuch von J. P. Kremer.[39] Beide Dokumenten-Konvolute sind auszugsweise in einer Publikation Langbeins herangezogen worden[40], bedürften aber vielleicht noch einmal einer eingehenderen Untersuchung.

Die *Selektion in der Heilanstalt* – so der Titel eines nach dem Kriege erschienenen Buches eines Psychiaters, der im Dritten Reich sich die Menschlichkeit bewahrt hat[41] – betraf die »Euthanasie« im engeren Sinne, das heißt die Auswahl derjenigen Anstaltspatienten, die den »Gnadentod« erleiden sollten. Jüngeren Ärzten wie Mennecke wurde dies attraktiv gemacht unter dem Etikett »wichtige Sonderaufgabe«.[42] Mennecke nennt diese Tätigkeit, welche von ihm in den Anstalten durchzuführen war – man reiste dabei von einer zur anderen – ein »Verkarten« von Patienten; er ist stolz darauf, »sehr gute Quoten, die die meisten nicht erreicht haben«, zu schaffen. Noch attraktiver war aber offenbar für Ärzte wie ihn die Selektionstätigkeit in KZs. Hier ging es nicht um Geisteskranke, welche den Anstaltspatienten vergleichbar waren, sondern um »Untersuchungen« von »besonderem Wert für eventuelle spätere wissenschaftliche Auswertung«, deren Gegenstand »ausschließlich ›Antisoziale‹, und zwar in höchster Potenz« waren.[43] Die ärztliche »Diagnose« sah in solchem Falle etwa so aus: Der betreffende Häftling zeigte als Hauptsymptom »eingefleischten Kommunismus« und war demnach ein unheilbarer »asozialer Psychopath«.[44] Dergleichen bot die ärztliche Rechtfertigung für »Euthanasie« im spezifischen KZ-Kontext. Ein wissenschaftlicher Anreiz ergab sich für gewisse Ärzte auch noch aus anderen Aspekten: Kremer, der sich »schon lange für Veränderungen im menschlichen Organismus als Folge von Hunger interessiert« hatte, fand in Konzentrationslagern bei solchen Häftlingen, die man im Lagerjargon »Muselmänner« (oder »-frauen«) nannte, ideale Studienobjekte. Er ließ sich die »wegen eines weit fortgeschrittenen Aushungerungsprozesses« auffallenden Häftlinge nach »genauer« Besichtigung »reservieren« und dann durch Injektionen töten, um so »lebendfrisches Material« aus Leber, Milz und Bauchspeicheldrüse der Betreffenden entnehmen zu können.[45]

Die von solchen »reisenden« Ärzten, oder ebenso von SS-Lagerärzten ausgeübte Selektionstätigkeit in den KZs läßt sich in drei Kategorien unterteilen: Selektion im Häftlingskrankenhaus[46]; Selektion im Lager[47]; Selektion an der Rampe (das heißt, wenn ein neuer Häftlingstransport per Zug eintraf).[48] Die Häftlinge wurden in allen drei Bereichen nach »Arbeitsfähigkeit« beziehungsweise -unfähigkeit selektiert. Alle SS-Lagerärzte, abgesehen von ganz wenigen, die sich weigerten, wie Dr. Münch, dürften in der einen oder anderen Weise Selektion geübt haben. Für Auschwitz sind solche Lagerärzte in exemplarischer Weise erfaßt.[49] Hierfür seien die bereits genannten durch die folgenden Namen ergänzt:

F. v. Bodmann; O. Dienstbach; K. J. Fischer; W. Frank; E. Helmersen; E. Heschl; B. Kitt; König; F. Lucas; H. Plaza; M. Popiersch; W. Rhode; W. Schatz; S. Schwela; K.-H. Täuber; H. Thilo; K. Uhlenbroock; B. Weber. Für einige von den Auschwitz-Ärzten war es möglich, mehr oder weniger ausführliche Biographien zu geben.[50] Es handelt sich dabei durchweg um normale bürgerliche Lebensläufe, um Söhne aus dem – teilweise gehobenen – Mittelstand.

Über das Faktische hinaus enthüllen persönliche Aufzeichnungen wie die von Mennecke und Kremer etwas über die Mentalität solcher Ärzte: In Menneckes höchst frohgemuten Schilderungen seiner Selektionstätigkeit und, im gleichen Atemzug, seiner Freude an gutem Essen, Trinken, Musik, und ebenso in Kremers Verquikkung der Schilderung der Selektionstätigkeit mit Anmerkungen zu seinen wissenschaftlichen Erfolgen oder Mißerfolgen in Münster, seinem gekränkten Ehrgeiz, seiner Scheidung, seiner Anteilnahme an seinem Kanarienvogel (nicht dagegen an den Häftlingen!) – in all dem zeigt sich wahrhaft das, was Hannah Arendt die »Banalität des Bösen« genannt hat.

Hier sei nachdrücklich auf das in Anm. 9 genannte neue Buch hingewiesen (das wir nicht mehr voll in unsere Darstellung einarbeiten konnten): Ein Genetiker stellt hier kritisch und offen die Fragwürdigkeit entscheidender wissenschaftlicher Grundauffassungen der an Sterilisation, Selektion und »Euthanasie« beteiligten Ärzte dar und zeigt, wie unbelehrt und unbekehrt einige von ihnen nach Ende des Dritten Reiches geblieben sind.

Teil III:
Ärzte als Helfer von Verfolgten, Kritiker von NS-Maßnahmen, Gegner des Dritten Reiches

1. Zur Einführung: Was war *nicht* Widerstand?

Die Definition des Begriffs »Widerstand« scheint seit der Erstveröffentlichung des Buches von Rothfels, *Die deutsche Opposition gegen Hitler* (1948), bis heute schwierig und umstritten zu sein.

Wenn zu Anfang des Krieges ärztliche NS-Funktionäre kritisch vermerkten, »daß viele Ärzte in dieser Zeit versuchen, sich auf eine Insel der unpolitischen, rein dem Berufsleben gewidmeten Daseinsform zu retten«, dann mag man das als »innere Emigration« bezeichnen.[1] Dieser nach dem Krieg oft von Deutschen für ihr Verhalten im Dritten Reich reklamierte Begriff ist von Rothfels als eine Form der »schweigenden Opposition« oder des »potentiellen« Widerstands klassifiziert worden.[2] Aber sind Leute, die erklärtermaßen »geschwiegen« und keinen Widerstand in irgendeiner Form geleistet haben, wirklich als »Oppositionelle« einzustufen? Leistete man tatsächlich schon Widerstand, wenn man zu der Personengruppe gehörte, auf welche die von NS-Funktionären häufig geäußerte Formel »Wer nicht für uns ist, ist gegen uns« sich bezog?

Gewiß wird man Rothfels zugeben dürfen, daß »solch eine Haltung der Abstinenz nicht ohne Gefahr war«. Um auch dies wieder an Ärzten zu exemplifizieren: In einer Kleinstadt notierten Hoheitsträger der NSDAP über ein Zahnarztehepaar, seine Einstellung sei »nach außen hin bejahend, ohne überzeugend zu wirken«; und eine praktische Ärztin falle den Leuten durch »die Bemalung und die lackierten Fingernägel aufs Gemüt«.[3] Letzteres verstieß eindeutig gegen das NS-Gebot »die deutsche Frau schminkt sich nicht«, war vielleicht sogar als eine Art Protestgeste gemeint. Beobachtungen dieser Art wurden als »politische Beurteilung« schriftlich festgehalten. Sie mögen durchaus dafür zeugen, daß der Nationalsozialismus, zum Teil zumindest, in seinen Ansprüchen und seiner Praxis manchen, vielleicht nicht wenigen, irgendwie »widerstand«. Und darin mochte für die Betreffenden eine potentielle Gefährdung gelegen haben. Nimmt man nun so etwas als »Widerstand«, dann müßte man wohl zahlreiche Ärzte zur »deutschen Opposition gegen Hitler« zählen.

Genau das ist letztlich die Tendenz eines nach dem Krieg veröffentlichten Beitrags des ärztlichen Standespolitikers G. Bittner, der damals Vorsitzender des Saarländischen Ärztesyndikats war. Er hebt zwar einerseits hervor, daß viele deutsche Ärzte sich im Dritten Reich tatsächlich »ganz auf den eigentlichen medizinischen Sektor und die rein ärztliche Tätigkeit« zurückgezogen hätten[4], und daß dies eine »innere Emigration«, allenfalls ein »stiller Protest«, nicht aber »Widerstand« gewesen sei – ja, daß damit geradezu eine »Schwächung« eines möglichen ärztlichen Widerstands bewirkt worden sei. Andererseits jedoch setzt Bittner pauschal voraus, daß damals Ärzte in »ganz überwiegender Zahl« sich strikt an den Hippokratischen Eid gehalten, und die ihn verletzenden »Zumutungen des Systems« abgewehrt hätten[5]; so hätten beispielsweise Ärzte »tausendfach« jede Beteiligung an allem, was zur »Euthanasie« gehörte, verweigert.

Derart pauschale Behauptungen sind unbewiesen und werden unbewiesen bleiben. Eine Gegenüberlegung: Auch die NS-Rassenlehre mit all ihren Implikationen, etwa der Eheschließungskontrolle und der Zwangssterilisation, war eine gegen den Geist des Hippokratischen Eides verstoßende »Zumutung«. Es ist durch nichts zu belegen, daß deutsche Ärzte sich »tausendfach« dagegen gewehrt hätten.

Ferner setzt Bittner »viel stilles, unpolitisches Heldentum«, und das heißt für ihn, einen »stillen, unpolitischen Widerstand« von Ärzten voraus, wenn er annimmt, viele von ihnen hätten »Verfolgten und Bedrohten« geholfen.[6] Auch das ist eine unbewiesene Behauptung, die schon durch die Überlegung, daß damals zur Hilfe etwa für Juden wirklich *Mut* gehörte, ihre Glaubwürdigkeit als Pauschalannahme einbüßt. Denn damals war eben, wie der Originaltitel von Leuners Buch es ausdrückt, *Mitleid ein Verbrechen* in den Augen des NS-Systems.

Es trägt auch nicht zur Klärung bei, wenn man darauf verweist, »nur« 350 von rund 90000 deutschen Ärzten hätten damals medizinische Verbrechen gegen die Menschlichkeit begangen, und dem stünden eben »zahllose« Ärzte gegenüber, die nur ihrer ärztlichen

Ethik gefolgt seien.[7] Bittner muß hier bereits selber darauf verweisen, daß sich die Zahl von 350 beträchtlich vergrößern würde, »wenn man diejenigen Ärzte hinzurechnet, die sich zwar nicht auf medizinischem Sektor vergangen, jedoch auf andere Weise als Helfershelfer des NS-Systems schuldig gemacht haben«. Wie weit muß denn aber der Begriff »auf andere Weise« genommen werden? Auf diese bitterernste Frage gibt der Arzt A. Mitscherlich, selber ein wirklicher Widerständler und als solcher im Dritten Reich verfolgt[8], eine höchst bedenkenswerte Antwort[9]: Das »System« brauchte einen »Apparat«; und da gilt es, sich zu »vergegenwärtigen, wie weit wir selbst ›Apparat‹ waren.« Solche Vergegenwärtigung, ehrlich betrieben, wird gleichfalls mißtrauisch machen müssen gegen Pauschalannahmen wie die bei Bittner vorgebrachten.

Die Hilfe für Verfolgte und Bedrohte hat nun wiederum in der Nachkriegsdiskussion über das, was Widerstand war oder nicht war, einen eigenen, kontroversen Platz. Ich habe schon früher darauf hingewiesen, wie problematisch etwa ein Fall wie der eines Frankfurter SA-Arztes ist, der einem untergetauchten, zu ihm als Patient kommenden Juden – es handelte sich um einen Notfall – faktisch dadurch half, daß er ihn nicht anzeigte.[10] Was war dabei das Motiv dieses Arztes? Man wird jedenfalls sein Verhalten schwerlich als »stilles Heldentum« oder »unpolitischen Widerstand« werten können. So darf also generell solche Hilfe nicht pauschal, einfach als solche, in allen geschehenen Fällen positiv beurteilt werden, sondern man muß offenbar differenzieren. Einige sind freilich so weit gegangen, Hilfe für Verfolgte und Bedrohte im Dritten Reich überhaupt nicht als »Widerstand« zu sehen, sondern den Begriff nur für die »bewußt politische Opposition« zu reservieren.[11] In dieser Hinsicht stimme ich Löwenthal zu: Das scheint eine Einengung zu sein, »die den nicht bewußt politischen Formen Unrecht tut«.

Nur darf man eben nicht pauschal die Existenz solcher »nicht bewußt politischen Formen« von Widerstand gegen bestimmte Dogmen und Praktiken des Dritten Reiches als weithin gegeben voraussetzen, vor allem auch nicht unter den Ärzten. Daher werden wir uns im Folgenden, sofern es um solche Formen des Widerstands geht, an *bezeugte*, und als solche unmißverständlich motivierte Fälle halten.

Zu den »nicht bewußt politischen Formen« läßt sich auch einiges zählen, was man neuerdings als »Widerstand in den nationalsozialistischen Konzentrationslagern« erfaßt hat. Wenn hierbei »selbstverständlich auch alle Aktionen, die die allgemeinen Bedingungen im Lager verbessern sollten«, zum Begriff »Widerstand« gerechnet werden[12], dann geht das auch unser Thema an: Es gab SS-Ärzte, die dort dergleichen taten. Wir haben uns entschlossen, auch diese Spielart eines Widerstandes als solche anzuerkennen. Deshalb haben wir die betreffenden Ärzte nicht im Abschnitt »Hilfe für Verfolgte« (worunter ihre Bemühungen auch hätten klassifiziert werden können), sondern unter »Punktuelle Kritik/Verweigerung« besprochen, weil es hier auf die Motive, also besonders auf einen bestimmten Aspekt des Verhaltens dieser Ärzte ankommt.

Daß Emigration nicht eo ipso mit »Widerstand« identisch ist, sollte sich von selbst verstehen. Als zur Auswanderung Gezwungene waren die Emigranten im Prinzip genauso Opfer des NS-Systems wie die in Deutschland oder in den von Deutschland besetzten Gebieten verbliebenen Verfolgten. Es mag nun durchaus sein, daß manche Vertreter akademischer Berufe, wären sie nicht emigriert, sondern in der Heimat geblieben, dort zu den »erklärten oder doch wenigstens zu den potentiellen Gegnern des Regimes« gehört hätten.[13] Doch pauschal vorauszusetzen, daß dies »mit Bestimmtheit... überwiegend« der Fall gewesen wäre, verzerrt ganz sicherlich die Proportionen, verdunkelt vor allem auch ungebührlich die individuelle Problematik des Widerstand-Leistens *im* nationalsozialistischen System. Spricht man in diesem Zusammenhang, wie Bittner es tut, von »Verlusten infolge äußerer Emigration«, von einer »Einbuße«, die die »Resistenz der deutschen Ärzteschaft gegen den Nationalsozialismus« auf diese Weise erlitten habe, dann klingt dies verdächtig nach Vorwurf und Entschuldigung zugleich.

Zu Widerständlern wurden emigrierte deutsche Ärzte dann, wenn sie von außen gegen den Nationalsozialismus, oder allgemein gegen den Faschismus, kämpften. Zu ihnen gehörten in erster Linie einige der in Teil I, Abschnitt 2 behandelten Ärzte, die in den zwanziger Jahren Mitglieder des Vereins sozialistischer Ärzte gewesen waren und im Exil weiter politisch aktiv blieben. Zwei Beispiele dafür: M. Hodann, dem der Schriftsteller Peter Weiss in seinem Roman *Die Ästhetik des Widerstands* ein Denkmal gesetzt hat, kämpfte als Antifaschist im spanischen Bürgerkrieg.[14] Die Ärztin K. Frankenthal hat in der Emigration bis 1936 kritische Artikel über das NS-System in deutschsprachigen Zeitungen Wiens und Prags veröffentlicht[15] und 1936 als Leiterin des Immigrationsdienstes der Jüdischen Gemeinde in Prag emigrierten Verfolgten geholfen.[16] Aber man mache sich keine Illusionen: Solche exilierten deutschen Ärzte waren gewöhnlich so sehr mit dem Kampf ums tägliche Brot beschäftigt, daß ihnen kaum Zeit und Möglichkeit für einen aktiven Widerstand blieb.

Eine andere Form des Widerstandes gegen den Nationalsozialismus leisteten jene kriegsgefangenen deutschen Militärärzte, die sich in Rußland dem 1943 gegründeten »Nationalkomitee Freies Deutschland« anschlossen und über dessen Zeitung und Sender aktiv wurden.[17] Will man solchen ärztlichen Widerstand außerhalb Deutschlands so vollständig wie möglich erfassen, dann müßten auch nichtdeutsche, aber deutscher Kultur und Sprache spezifisch verbundene Ärzte berücksichtigt werden wie etwa der in Slowenien aufgewachsene Schweizer Staatsbürger Paul Parin, der im Krieg in Titos Partisanenarmee gegen den innerjugoslawischen Faschismus und gegen den deutschen Nationalsozialismus gekämpft hat.[18] Des weiteren wäre noch der damals vorwiegend als Journalist tätige jugoslawisch-österreichische Arzt Theodor Balk (= Fodor Dragutin), ebenfalls Spanienkämpfer[19], zu nennen.

Wir jedoch konzentrieren uns im Folgenden auf diejenigen Spuren ärztlichen Widerstands, die nach Lage der Dinge wohl das unmittelbarste Interesse beanspruchen können: die innerdeutschen.

2. Punktuelle Kritik/Verweigerung

Hier soll nun über Reaktionen und Aktionen deutscher Ärzte im Dritten Reich berichtet werden, die »intentional nicht direkt gegen das NS-Regime als solches gerichtet« waren, »sondern sich nur gegen bestimmte Einzelakte von NS-Unrecht wendeten«.[1] Es handelt sich dabei, nach Löwenthal, um eine wohl eher »nicht bewußt politische Form« von Widerstand, ähnlich der im Anschluß zu erörternden Hilfe für Verfolgte.

Ein Musterbeispiel dafür bietet der berühmte Chirurg Sauerbruch. Sein Verhalten beleuchtet zugleich auch besonders exemplarisch die inhärente Problematik dieser Form von Widerstand. Sauerbruchs punktuelle Kritik äußerte sich öffentlich vor allem in zwei Bereichen[2]: Er tadelte NS-Eingriffe in die Freiheit von Forschung und Lehre an der Universität, sowie bestimmte Einzelaspekte nationalsozialistischer Ideologie; und er protestierte gegen die NS-Euthanasie. Diesem Verhalten kommt unbestritten ein sehr positiver Stellenwert zu – ein positiverer auf jeden Fall als dem Umstand, daß sich Sauerbruch in privaten Zirkeln wie der Berliner »Mittwochsgesellschaft« gelegentlich kritisch, auch über Hitler selber (den er seit 1920 persönlich kannte), geäußert hat. Die »Mittwochsgesellschaft« war nämlich keineswegs, wie man öfter gemeint hat, im Kern eine »oppositionelle Gruppe«, und wurde es auch nicht dadurch, daß ihr einige Mitglieder der »aktiven Opposition« angehörten.[3] Denn andere Mitglieder dieses Zirkels blieben bis zum Schluß überzeugte Anhänger des Nationalsozialismus, so etwa Sauerbruchs Kollege, der Anthropologe E. Fischer (mit dem Sauerbruch hier entsprechende Dispute hatte). Wesentlich für die Gesamtbeurteilung von Sauerbruchs punktueller Kritik an Nationalsozialistischem erscheinen uns zwei Tatsachen: Er war und blieb in seiner Grundhaltung konservativ-national, und Deutschlands »Größe« war ein Leitbegriff seiner Haltung und seines Verhaltens. Aus dieser Einstellung heraus verweigerte er dem NS-System nirgends seine Mitarbeit – ausgenommen darin, daß er nicht NSDAP-Mitglied wurde, weil er den nationalsozialistischen Antisemitismus nicht mochte.[4] Sauerbruch stellte sich dem Regime oft nachdrücklich, auch öffentlich, zur Verfügung und stützte es letztlich dadurch.

Die Spannbreite der hier zu dokumentierenden »nicht bewußt politischen Form« ärztlichen Widerstands ist fast extrem groß. Der Internist P. Krause, Ordinarius in Münster, fühlte sich durch bestimmte NS-Bestrebungen, die die Rolle der Heilpraktiker im neuen Staat betrafen, herausgefordert.[5] Punktuelle Kritik auch hier, die in diesem Fall im tragischen Pathos einer gleichsam totalen Verweigerung gipfelte: Nach maßloser NS-Hetze gegen ihn, und angesichts des opportunistischen Verhaltens seiner Fakultätskollegen, erschoß sich Krause aus Protest gegen den, wie er in seinem Abschiedsbrief schrieb, »furchtbaren terroristischen Druck« im Mai 1934 am Grabe des Freiherrn vom Stein. Hinzuzufügen bleibt, daß dieser Arzt, wie Sauerbruch, alles »Linke« ablehnte und weltanschaulich weit rechts, ungefähr im Umkreis der Deutsch-Nationalen Volkspartei, stand. Am anderen Ende des Spektrums findet sich etwa eine Geste wie der Protest einiger Ärzte gegen die Entfernung eines Bildes, das bis dahin in der betreffenden Klinik öffentlich aushing. Das Gemälde stammte von einem jüdischen Künstler.[6] Gesten wie diese, harmlos wie sie vergleichsweise sind, sollten gleichwohl als Zeichen einer, nach Lage der Dinge bemerkenswerten, »Menschlichkeit« (Leuner) festgehalten werden.

Von größerem Gewicht ist die Tatsache, daß deutsche Ärzte gegen die Euthanasie-Aktion, wie sie vom NS-Regime begründet, geplant und durchgeführt wurde, kritischen Einspruch erhoben. Zu nennen sind hier, neben dem bereits erwähnten Sauerbruch, vor allem Psychiater, unter anderen auch die Professoren Ewald und Kleist.[7] Der Freiburger Ordinarius für Pathologie F. Büchner, praktizierender Katholik, besaß den Mut, 1941 in einem Vortrag über ärztliche Ethik vor dem Volksbildungswerk in Freiburg insbesondere die Euthanasie scharf zu kritisieren. Derartige ärztliche Aktionen und Reaktionen gegen bestimmte NS-Praktiken wurden nach dem Krieg von alliierter Seite lobend gewürdigt. Hier liegt, auf seiten der betreffenden Psychiater, vor allem der Anstaltsärzte, nicht nur punktuelle Kritik, sondern de facto punktuelle Verweigerung vor.[8]

Wenn im Falle der Euthanasie solche Kritik/Verweigerung schließlich sogar nützte, so war dies bei den vereinzelten ärztlichen Stimmen gegen die Massen-Sterilisation nicht der Fall; hier trugen die Kritiker allenfalls schwere persönliche Nachteile davon (s. dazu Teil II Abschn. 2 und Abschn. 5 b).

Von den für das NS-System typischen Menschenversuchen stießen die die Luftwaffe interessierenden Unterkühlungsversuche auf eine ärztliche Kritik, an welcher neben anderen wieder Prof. Büchner beteiligt gewesen war.[9] Bei diesen an KZ-Häftlingen vorgenommenen Versuchen hatte es Todesfälle gegeben. Die Experimentatoren hatten über die Versuche mehrfach auf Fachtagungen berichtet. In der sich daran anschließenden Diskussion wurde offenbar vor allem gerügt, daß Tierversuche mindestens gleiche, wenn nicht wissenschaftlich überzeugendere Ergebnisse gebracht hätten, und Menschenversuche hier unnötig gewesen seien (s. dazu auch Teil II Abschn. 5 a). In privaten Gesprächen scheinen einige Teilnehmer die Menschenexperimente auch aus ärztlich-ethischen Gründen kritisiert zu haben. Offizieller ärztlicher Einspruch dagegen erfolgte jedoch nicht. Bedenkenswert ist A. Mitscherlichs abschließendes Urteil über diesen Fall von punktueller Kritik: Ein »formeller dienstlicher Einspruch gegen so schwere Verletzungen der ärztlichen Ethik... hätte naturgemäß ein Risiko in sich geschlossen. Immerhin hätte der Einspruchserhebende... der moralischen und sachlichen Unterstützung durch höchste Sanitätsoffiziere sicher sein können.«

Einen Sonderfall von punktueller Kritik, ja gegebenenfalls sogar Verweigerung stellt das Verhalten einiger SS-Ärzte in Konzentrationslagern dar. Drei bezeugte Fälle seien als Beispiele hierfür genannt: H. Langbein, selber KZ-Häftling, beschreibt den von ihm genau beobachteten Arzt Dr. E. Wirths als einen Mann, der »den Mordtrieb von Anbeginn innerlich ablehnte«[10] und die Lebensbedingungen für kranke KZ-Häftlinge beträchtlich bessern half. Das kam, nach Lage der Dinge, einem Verstoß gegen sonst übliche NS-Praktiken und -ziele gleich. Zur Motivation zitiert Langbein Aussagen des berüchtigten Auschwitz-Kommandanten H. R. Höß über diesen Arzt: Er konnte, wie Höß aus Gesprächen mit Wirths berichtet, »die von ihm verlangten Tötungen mit seinem Gewissen nicht vereinbaren«; mehr noch, »die gesamte Judenvernichtung brachte ihm Gewissensskrupel«. E. Kogon, ebenfalls KZ-Häftling, erwähnt in seinem klassisch gewordenen Buch über die KZ-Lager den Fall des SS-Hauptsturmführers Dr. Hofer, der als Lagerarzt »die Zahl der Toten auf ein Minimum« senken wollte und, als ihm dies von seinen Vorgesetzten untersagend vorgehalten wurde, sich an die Front versetzen ließ.[11] Ähnlich verhielt sich Dr. H.-W. Münch, der deswegen sogar nach dem Krieg von einem polnischen, über Auschwitz-Verbrechen urteilenden Gericht freigesprochen wurde.[12] Diese Beispiele von Verweigerung beweisen, daß der nach dem Krieg von NS-Tätern und ihren Verteidigern vor Gericht so oft beschworene »Befehlsnotstand« in Wirklichkeit so gravierend gar nicht sein mußte. Als SS-Arzt in KZ-Lagern konnte man »Verlangtes« verweigern, ohne deshalb unmittelbar für Leib und Leben fürchten zu müssen.

So positiv uns manches in diesem Abschnitt Dargestellte auch berühren mag: Insgesamt überwiegt, so scheint es, bei der Bewertung der von deutschen Ärzten am Nationalsozialismus geübten punktuellen Kritik, der punktuellen Verweigerung das Gefühl einer Bedenklichkeit. Ist Sauerbruchs Kritik an bestimmten Punkten der NS-Ideologie, ja ist selbst die Kritik an der Euthanasie wirklich als Widerstand gegen den Nationalsozialismus zu bezeichnen? Wir haben uns entschlossen, das zu tun. Aber die Bedenklichkeit weicht damit doch nicht völlig, sie wird eher größer, wenn wir erfahren, daß der Münchner Ordinarius für Psychiatrie, O. Bumke, der auch zu den Kritikern der Zwangssterilisation bei Geisteskranken gehörte[13], seine kritische Reaktion darauf offenbar selber nicht als Widerstand auffaßte. Jedenfalls schrieb er nach dem Krieg in seinen Erinnerungen über das Dritte Reich einige Gedanken auf, die man mit Recht als ärgerlich, gar unmoralisch (Werle) empfinden mag, denen man aber wohl besser sine ira et studio kritisch nachsinnen sollte: »Wer Widerstand leistete, kam ins Konzentrationslager. Gewiß, man hätte hineingehen können, wenn – ja, wenn damit irgend etwas genützt worden wäre. Davon aber war überhaupt keine Rede… Für Don Quichoterien aber habe ich – außer im Roman – niemals etwas übrig gehabt.«[14]

Wir meinen, daß dagegen das im folgenden Abschnitt zu Schildernde ohne Bedenken, ohne den möglichen Beigeschmack von Peinlichkeit, als eine Art von »nicht bewußt politischem« Widerstand genommen werden darf.

3. Hilfe für Verfolgte

Der Westberliner Senat begann 1960 eine Umfrage nach »unbekannten Helden, die bei Gefahr für Leben und Freiheit uneigennützig die Opfer rassischer Verfolgung geschützt haben«.[1] Sie sollten geehrt werden. Anwärter mußten nachweisen, daß sie solche Hilfe »auf mehr als oberflächliche Weise« geleistet hatten, und daß ihr Motiv nicht Gewinnstreben gewesen war. Es fanden sich über tausend Personen, die diesen Nachweis erbrachten. Das gilt für Westberlin. Umfragen in weiteren deutschen Städten und Gemeinden hätten sicher noch etliche tausend legitimierte Kandidaten mehr für eine solche Ehrung zusammengebracht.

So erfreulich die Feststellung ist, daß es neben den »Millionen, die sich dem Druck des Hitlerregimes unterwarfen«, immerhin »Tausende« gab, »die ihm widerstanden«[2], so müssen doch drei nachdenkliche Fragen anläßlich der Westberliner Aktion erlaubt sein: Ist es nicht beschämend, daß man Handlungen, die eigentlich als selbstverständlich, einfach als normale Zeichen menschlicher Gesittung vorauszusetzen gewesen wären, als »Heldentum« einzuschätzen hat? Hätten nicht viel mehr Deutsche derart helfen müssen? Und sollte man nicht bei solchen Umfragen, neben der Hilfe für aus rassischen Gründen Bedrohte, auch an Unterstützung von aus politischen Gründen (KPD-, SPD-, Zentrums-Mitglieder) Gefährdeten denken?

Quellenmaterial zu dem, was im Folgenden an Beispielen darzustellen ist, ist genügend vorhanden. Dabei handelt es sich um erinnernde Aussagen entweder der Unterstützten oder der Helfer. Häufig haben Institutionen nach dem Ende der NS-Diktatur diese Erinnerungen durch nachdrückliches Interesse provoziert. Neben der Westberlinger Frageaktion wären etwa die in der Wiener Library in London aufbewahrten, ebenfalls von Leuner benutzten eidesstattlichen Versicherungen zu nennen. Oder Verfolgte, bei Helfern Untergetauchte, haben später in Buchform Zeugnis abgelegt. Ein für uns ergiebiges Beispiel ist M. Krakauer, *Lichter im Dunkel*, 1947 erschienen (eine von Leuners weiteren Quellen), ein anderes sind die von V. Senger zuerst 1978 publizierten Erinnerungen *Kaiserhofstraße 12.*[3] Daneben gibt es autobiographische Schriften von Personen, die von solchen Helfern wußten. Besondere Authentizität besitzen schließlich tagebuchartige Aufzeichnungen aus der Zeit selber, beispielsweise R. Andreas-Friedrichs Buch *Der Schattenmann*, zuerst erschienen 1947, das hauptsächlich von Menschen berichtet, die im Dritten Reich »jahraus, jahrein Leben und Freiheit dafür eingesetzt haben – ohne Hilfe fremder Staaten, ohne Unterstützung irgendeiner Organisation oder mächtiger Parteistellen –, wo immer sie nur konnten der Menschlichkeit zu dienen«[4] – Helfer, zu denen auch die Autorin gehörte, und unter denen sich Ärzte befanden.

Da solche Hilfe riskant für beide beteiligte Parteien war, ist man zunächst geneigt, anzunehmen, daß der Helfer möglichst allein, ohne Mitwisser, agierte. Doch ließ sich das in Wirklichkeit schwerlich durchführen. So hat etwa der schon erwähnte Frankfurter SA-Arzt (sein Name: Dr. K. Hanf-Dreßler), nach Aussagen des mit seiner Familie in Frankfurt lebenden russischstämmigen Juden V. Senger, nicht nur diesem geholfen, sondern weitere Juden außerhalb der Sprechstunde in seiner Praxis behandelt. Er beschäftigte auch eine jüdische Kollegin unter falschem Namen in seiner Privatklinik und hielt ein jüdisches Ehepaar eine Zeitlang in seinem Jagdhaus versteckt. V. Senger berichtet weiter, daß der Arzt diesem auch beim illegalen Grenzübertritt geholfen habe.[5] Zumindest die Ehefrau des Arztes dürfte davon gewußt haben, und wohl auch dabei mitgeholfen haben, vielleicht waren auch andere Personen, Mitarbeiter in der Privatklinik etwa, eingeweiht. Oder: Sauerbruch hat sich bei seiner mehrfach bezeugten Hilfe für im Dritten Reich Gefährdete[6] sicher auf die Mithilfe einiger Vertrauter verlassen können.

Versucht man, die Motive dieser beiden ärztlichen Helfer zu ergründen, so wird man bei Sauerbruch zum Teil wohl einfach eine Portion Abenteuerlust (er half etwa auch dem Kommunisten Ernst Toller nach der mißglückten Räterepublik-Affäre[7]), andererseits sicher auch spontane Menschlichkeit voraussetzen dürfen. Der Fall des SA-Arztes ist schwieriger zu beurteilen. Wir hatten es oben abgelehnt, sein Verhalten als »stilles Heldentum« oder »unpolitischen Widerstand« zu werten. Vielleicht war er ein »alter Kämpfer«, von denen manche – gerade auch SA-Mitglieder – mit der späteren Entwicklung des Nationalsozialismus, und mit der Praxis des Dritten Reiches insbesondere, unzufrieden waren. Vielleicht hatte er auch, wie Göring (»wer Jude ist, bestimme ich«), irgendwie etwas für Juden übrig.

Zurück zum Problem der Mithelfer: Daß Dr. Knorr, leitender Arzt am Evangelischen Krankenhaus in Köslin, seine regimetreue Hausgehilfin entlassen mußte, um einem jüdischen Ehepaar ungefährdeter helfen zu können[8], beleuchtet drastisch die Risiken der Hilfsaktionen, mit denen wir uns hier beschäftigen. Zumindest diejenigen, die sich einer Institution bedienten, um – wie jener Berliner Chefarzt, der in seinem Krankenhaus einen verletzten Rabbiner »vor den Spürnasen der Gestapo« verbarg[9] – Verfolgten Unterstützung zu gewähren, setzten sich der Gefahr der Beobachtung und Anzeige durch das Personal dieser Institute aus.

Doch zeigt andererseits der Fall des Dr. Knorr, daß solche Helfer nicht selten zu Zirkeln Gleichgesinnter gehörten: Dieser Arzt war engagiertes Mitglied der »BK« (Bekennenden Kirche), einer Richtung innerhalb des Protestantismus, dessen Gegenströmung die nationalsozialistisch gesinnten »Deutschen Christen« waren. Zugleich gehörte Dr. Knorr zu einem spezifischen Helferkreis, dem etwa auch der Zahnarzt Dr. v. Malinowsky (der dem genannten jüdischen Ehepaar weiterhalf) angehörte.[10] Aus dieser Zugehörigkeit ergibt sich auch die besondere, nämlich christliche Motivation dieser beiden Ärzte als Helfer.

Ärztliche Hilfe für Verfolgte brauchte nicht nur in Krankenbehandlung oder verbergender Unterbringung zu bestehen. Der Berliner Arzt Frank Matthis, der Ende 1940 Kontakt zum Kreis um R. Andreas-Friedrich aufnahm[11], stellte falsche Atteste für jüdische Untergetauchte aus und beschaffte durch Sammlungen Lebensmittelmarken für sie[12]; gegen Ende des Krieges organisierte er einen Einbruch in eine Dienststelle, zur Beschaffung von Ausweisformularen, um Untergetauchten gefälschte Personalpapiere zu besorgen.[13] Chirurgische Chefärzte des Stuttgarter Robert-Bosch-Krankenhauses und des Berliner Gertrauden-Krankenhauses (katholisch) nahmen an Juden bestimmte Operationen vor (oder täuschten solche vor), um den Betreffenden damit die drohende Deportation zu ersparen oder diese wenigstens hinauszuzögern.[14] Andere Ärzte, wie Dr. Schattauer in Berlin, liquidierten absichtlich von jüdischen Patienten besonders hohe Summen, die dann – das war wenigstens eine Zeitlang möglich – aus deren gesperrten Bankkonten an den Arzt ausbezahlt wurden; dieser übergab das so wieder freigemachte Geld den Betreffenden zur finanziellen Hilfe.[15] Dr. M. Helmy, mehrfach bezeugter ärztlicher Helfer in Berlin-Charlottenburg, wagte sich sogar zur Gestapo, um einen seiner Schützlinge, der abgeholt worden war, freizubekommen.[16]

Derart eingestellte Ärzte halfen nicht nur denjenigen, die Verfolgte im NS-spezifischen, bisher geschilderten Sinne waren: Als gegen Ende des Krieges die »Volkssturmkrankheit« – das heißt der Versuch, sich durch Krankschreibung der Einberufung zum Volkssturm zu entziehen – immer stärker grassierte, half der schon genannte F. Matthis einem Mitglied seines Kreises von Gleichgesinnten. Er verabreichte diesem spezifisch wirkende Mittel, die eine schwere Nierenerkrankung mit Bluthochdruck vorübergehend erzeugten beziehungsweise vortäuschten.[17] Übrigens kursierten Tarnschriften, die Anleitungen zum Simulieren von Krankheiten (als Mittel des Widerstands) enthielten[18]; durchaus möglich, daß auch entsprechend gesinnte Ärzte solche Schriften benutzten und verbreiteten. Die Lyrikerin Oda Schaefer, Ehefrau des Romanciers und Lyrikers Horst Lange, und wie ihr Mann mit antinationalsozialistisch eingestellten Schriftstellern wie G. Zivier und G. Birkenfeld befreundet, schildert[19], wie die Ärzte Dr. K. Grieger und Dr. J. Gescher, beide ebenfalls Antinationalsozialisten, manche befreundeten deutschen Soldaten, die verwundet oder krank in Ostfrontlazaretten lagen, nach Deutschland »anforderten« und ihnen dadurch entscheidend halfen.

Mit Sicherheit könnte noch so mancher Arzt ausfindig gemacht werden, der – wie etwa die Ärztin Dr. Stoltenhoff[20] – ganz spontan NS-Verfolgten half oder sonst durch Hilfsaktionen, die nicht im Sinne des Systems und seiner Forderungen waren, eine entsprechende Einstellung zum Ausdruck brachte. Es scheint uns demgegenüber ein zu pauschales, einseitiges Urteil zu sein, wenn man zweifelt, »ob Ärzte an Hilfsaktionen für von SA und SS Bedrohte und Verfolgte im Vergleich zur übrigen Bevölkerung besonders beteiligt waren«, und diesen Zweifel damit begründet, daß vermutlich die »›nationalsozialistische Säuberungspolitik‹ mit ideologischer Billigung eines Großteils der Ärzte« erfolgt sei, da diese »überproportional hoch« in NS-Einrichtungen »organisiert« gewesen seien.[21] Abgesehen von der Tatsache, daß es durchaus NS-»Organisierte« gab, die sich im Verlauf des Dritten Reiches zu Nicht-, ja zu Antinationalsozialisten, bisweilen auch zu Helfern entwickelten, weil ihre »Illusionen zerbrochen waren«[22], und abgesehen davon, daß es zumindest fraglich ist, ob Ärzte »überproportional hoch« in NS-Organisationen vertreten waren, denn die betreffenden Zahlen moderner Historiker beruhen auf Hochrechnungen, in die auch Tierärzte mit einbezogen sind: Wenn insgesamt die Zahl der Helfer von Verfolgten im Dritten Reich wohl – leider – nicht besonders groß war, so waren Ärzte unter ihnen, im Vergleich zu Nicht-Ärzten, zwar sicher nicht »*besonders* beteiligt«, aber sie waren hier gewiß auch nicht unterproportional vertreten.

Wenn wir am Schluß dieses Abschnitts nochmals auf die Frage der Motivation ärztlicher Helfer von Verfolgten zurückkommen, dann hier vor allem mit dem Blick auf die beiden folgenden Abschnitte. Wir hatten diese Form von Widerstand, von Verweigerung gegenüber bestimmten NS-Forderungen mit R. Löwenthal als »nicht bewußt politisch« eingestuft. Zumindest einige der von uns genannten ärztlichen Helfer zeigen aber, daß es hier fließende Übergänge zum Politischen hin gab. Dr. Grieger und Dr. Gescher werden als »antifaschistisch«, als »grimmige Feinde des Systems« mit »Widerstandskraft gegen das Dritte Reich« geschildert.[23] Das bedeutete vielleicht zunächst nichts weiter, als daß ihnen der Nationalsozialismus »widerstand«, und sie sich in einer »inneren Emigration« fühlten. Dazu paßt, daß Gescher, verheiratet mit der Witwe des Dichters Ringelnatz, befreundet war mit dem Arzt und Dichter Gottfried Benn[24], der sich bekanntlich auch, nach anfänglicher Begeisterung, in eine innere Emigration begeben hatte. Aber solche Leute kannten einander, tauschten im kleinen Kreis ihre Meinungen aus – und das lief dann bereits auf eine politische Stellungnahme, wenn auch eine von zunächst sehr privater Art, hinaus. Ein Schritt weiter: Der Arzt F. Matthis war befreundet mit dem Arzt

J. Thäler, der in Berlin »gemeinsam mit ihm den Nazismus in der Charité zersetzte«.[25] Matthis war ursprünglich ein »Romantiker«, ein »Pfadfinder« nach Art der Jugendbewegten gewesen.[26] Die »zersetzende« Tätigkeit in der Klinik mag zunächst in nichts weiter als in Gesprächen mit humanitären Argumenten bestanden haben. Dahinein mußte sich aber zwangsläufig immer mehr genuin »Politisches« mischen. Wenn dann solche Ärzte etwa halfen, »Volkssturmkranke« zu produzieren, dann betrieben sie nach NS-Begriffen »Wehrkraft*zersetzung*«. Und wenn die Mitglieder ihres Zirkels die Flugblätter der Münchner »Weißen Rose« zugespielt bekamen und für deren Vervielfältigung und Weiterverbreitung sorgten[27], dann war das von einem »bewußt politischen Widerstand« kaum noch zu trennen – zumal wenn man hier auch von politisch strukturierten Widerstandsgruppen wie etwa der, in welcher der nachher zu besprechende Arzt G. Groscurth wirkte, wußte, und an ihrem Schicksal Anteil nahm.[28]

4. Politischer Widerstand: Grundsätzliche Bemerkungen

Beim Versuch, die ärztlichen Widerständler nach persönlicher Vorgeschichte und Motivation zu gruppieren, mußte der Doktorand K.-P. Werle bald bemerken, daß es für diejenige Form, die R. Löwenthal »bewußt/offen politische Opposition« nennt, zwei recht verschiedene Ausgangssituationen gab: Entweder wurde man erst im Verlauf des Dritten Reiches, durch die Praxis des »Nationalsozialismus an der Macht«, zu einem derartigen Widerstandskämpfer; oder man hatte von vornherein Verbindung zu einer anti-nationalsozialistischen politischen Partei gehabt. Dies übernehmen auch wir als Gliederung in den beiden folgenden Abschnitten.

Die Erkenntnis, daß manche bewußt politischen Widerstandskämpfer erst durch die Praxis des Dritten Reiches zu solchen geworden waren, und daß in manchen Fällen deren weltanschauliche Herkunft eine andere, weit eher NS-bejahende Haltung hätte vermuten lassen (s. im folgenden Abschnitt vor allem R. Degkwitz sowie die Geschwister Scholl), läßt uns an der Hauptvoraussetzung der einschlägigen DDR-Dissertation von K. Kühn zweifeln. Dieser meint, daß der bewußt politische Widerstand deutscher Ärzte im Dritten Reich als solcher »an der Seite der deutschen Arbeiterbewegung« stattgefunden habe.[1] Diese These, die die offizielle DDR-Version repräsentiert, entspringt der bekannten vulgärmarxistischen Doktrin, daß Widerstand ein politisches Bewußtsein erfordert, welches nur die Arbeiterklasse als solche, sozusagen ihrem Wesen nach, besitzt. So konnte nach DDR-Auffassung etwa ein Arzt wie J. Rittmeister zum bewußt politischen Widerstand nur in Zusammenarbeit mit einer »Gruppe Neuköllner Arbeiter« kommen.[2] In Wirklichkeit waren die weltanschauliche Motivation und der Werdegang Rittmeisters als Widerständler, wie wir sehen werden, etwas viel Komplexeres, wobei Kontakte mit der »Arbeiterklasse« offenbar so gut wie gar keine Rolle spielten. Das zeigt sich übrigens auch bei der Nachprüfung des Werdegangs jener jungen

Kommunistin, welche Rittmeister angeblich zu »Neuköllner Arbeitern« geführt hatte. Ursula Goetze war zwar Mitglied des Kommunistischen Jugendverbandes Deutschland (KJVD), aber selber durchaus keine Arbeiterin, sondern eine aus bürgerlichem Hause stammende Studentin[3]; und die Neuköllner Gruppe des KJVD, um die es hier geht, wird in U. Goetzes offizieller DDR-Biographie auch gar nicht als eine spezifische »Arbeiter«-, sondern neutral als »Jugend«-Gruppe bezeichnet. Dieser Fall zeigt beispielhaft, daß, wenn man unser Thema möglichst unvoreingenommen angehen will, Differenzierung dringend nottut (Kühn selber widerlegt in seinen detaillierten biographischen Darstellungen de facto seine eigene, im Titel ausgedrückte Grundthese mit nicht wenigen Fällen).

Als Nächstes mußte auffallen, daß nicht alle Ärzte, die bewußt politischen Widerstand gegen das NS-System leisteten, sich einer der existierenden Widerstandsgruppen anschlossen. Es gab auch ärztliche »Einzelkämpfer«[4] wie etwa R. Fetscher. Dieser und ähnliche Fälle zeigen dann freilich auch, daß solche Personen doch nicht völlig isoliert wirkten. Sie hatten oft gewisse persönliche Kontakte zu Mitgliedern von regelrechten Gruppen, und vielleicht auch einen mehr oder weniger lockeren Kreis von Gleichgesinnten um sich herum – aber sie wollten sich offenbar nicht an eine Organisation binden.

Das Beispiel Fetschers weist nun auch auf eine dahinterstehende, tiefere Problematik hin: Obwohl solche Ärzte durchaus eine Art von politischem Standpunkt hatten – mochte dieser sich auch zunächst nur eben als »antinationalsozialistisch« ungefähr definieren lassen –, so wollten sie doch nicht einer politischen *Partei*, auch keiner definitiv anti-nationalsozialistischen, dienen.[5] Das erinnert an die eigentliche Bedeutung des Begriffs »unpolitisch«, den der deutsche Ärztestand schon im wilhelminischen Kaiserreich für sein Selbstverständnis so betont in Anspruch genommen hatte: Dies hieß keineswegs a-politisch, aber es hieß, daß man sich nicht politischen Parteien verpflichtet fühlen wollte.

Nun gab es durchaus nicht-parteigebundene politische Widerstandsgruppen, wie etwa die »Weiße Rose«, oder den »Kreisauer Kreis«[6], an die sich ähnlich gesinnte Ärzte hätten anschließen können. Doch waren auch hierfür offenbar die Bindehemmungen bei Ärzten wie R. Fetscher oder auch R. Degkwitz, der nicht Mitglied der Hamburger »Weißen Rose« war, obwohl er mit wichtigen Mitgliedern dieser Widerstandsorganisation in engem Kontakt stand, zu stark.

Blickt man auf die parteipolitisch geprägten Widerstandsgruppen, dann bemerkt man zwangsläufig, daß auch von hier aus betrachtet die oben angesprochene DDR-These sich nicht mit der Wirklichkeit deckt. Die »Arbeiterklasse«, soweit sie durch die beiden sozialistischen Parteien SPD und KPD im Untergrund in Widerstandsgruppen repräsentiert wurde, war sich in sich selber keinesfalls so einig, daß »Bürgerliche«, also etwa die uns hier interessierenden Ärzte, ohne weiteres hätten an ihrer »Seite« Widerstand gegen das NS-System leisten können. Das hing mit der historischen Gegnerschaft der beiden genannten Parteien untereinander zusammen, insbesondere aber mit der verhängnisvollen, sowjet-offiziellen Definition des »Hauptfeindes« – dieser sei die Sozialdemokratie, nicht der Faschismus/Nationalsozialismus –, und schließlich mit tiefen Spaltungen innerhalb der beiden sozialistischen Parteien; auf seiten der Sozialdemokraten: SPD und USPD, neben anderen Absplitterungen; bei den Kommunisten: Moskau-Flügel und die Gegenrichtungen. Es gab im Dritten Reich im Untergrund intensive, ja verzweifelte Bemühungen, eine Einheitsfront gegen den »Hauptgegner« hic et nunc, also eben die Nationalsozialisten und ihre Herrschaft, zustande zu bringen. So versuchten etwa Sozialdemokraten wie J. Leber und Ad. Reichwein, sich über An- und Absichten kommunistischen Widerstandes zu informieren, mit Hilfe von Kontakten zur kommunistisch geführten Saefkow-Jacob-Bästlein-Gruppe, die der zum politischen Widerstand gestoßene Arzt J. Kreiselmeier vermittelte.[7] Diese Versuche gipfelten in der Gründung einer »Europäischen Union« Mitte 1943[8], die vor allem von dem Chemiker R. Havemann (dem späteren bekannten DDR-Kritiker) und dem Arzt G. Großcurth vorbereitet wurde und die die verschiedensten politischen Überzeugungen, sofern sie nur antinationalsozialistisch ausgerichtet waren, vereinigen sollte. Gegen dieses Konzept gab es heftige Kritik, deren Ursprünge sich aus der offiziellen DDR-Interpretation, man habe versucht, hier »eine mehr auf der Grundlage der Kommunistischen Partei Deutschlands orientierte« Linie durchzusetzen, erahnen lassen. Wie bitter das schließlich vergebliche Ringen um eine antifaschistische Einheitsfront auf nationaler und internationaler Ebene war, spiegelt auch der schon erwähnte Roman von Peter Weiss. Der Schriftsteller schildert neben den Bemühungen Herbert Wehners in dieser Richtung auch den Versuch des sozialistischen Arztes Max Hodann, ein die Parteigrenzen übergreifendes sozialistisch-humanes, antifaschistisches Konzept zu entwickeln.

Die Rolle der Kommunisten beim deutschen Widerstand gegen das NS-System hat weitere Fragen aufgeworfen, die gerade auch im Zusammenhang mit unserem Thema nicht beiseite gelassen werden sollten. Zweifellos waren einige der Widerstandsgruppen, an denen Ärzte beteiligt waren, kommunistisch organisiert. Das gilt für die schon erwähnte Saefkow-Jacob-Bästlein-Gruppe, ferner für die Uhrig-Gruppe, mit der G. Großcurth zeitweise eng verbunden war[9], und mindestens in gewissem Grad auch für die »Rote Kapelle«. Ihr gehörten nicht nur Ärzte wie Rittmeister, der sich von seinem Wesen her gegen jede parteipolitische Bindung sträubte[10], sondern auch Frau Dr. E. Paul an, die im Gegensatz dazu offenbar schon früh Kommunistin war.[11] Mag man nun diesen Teil des deutschen Widerstandes *Moskau*-gesteuert nennen wollen[12] oder nicht, denn es gab ja, wie gesagt, im deutschen Kommunismus selber auch eine Anti-Moskau-Strömung: Wahr ist, daß Funktionäre wie W. Guddorf (den man den »Reichsleiter der KPD« genannt hat) auf die Uhrig-Gruppe, die Schulze-Boysen/Harnack-Gruppe (»Rote Kapelle«) und andere Gruppen dieser Art Einfluß nahmen. So konnten auch internationale Beschlüsse der kommunistischen Parteien, etwa die Beschlüsse über die Bekämpfung des Faschismus, Eingang in diese deutschen Gruppen finden.[13]

Die Existenz eines »bewußt kommunistischen« Widerstandes hat nun also nach dem Krieg die Frage aufkommen lassen, was diese Kommunisten mit ihrem Widerstand gegen das NS-System denn letztlich bezweckten – »die Wiederherstellung eines freiheitlichen und rechtsstaatlichen Deutschlands«, oder »lediglich die Ablösung der braunen Diktatur durch eine rote«?[14] Diese Frage wurde akut durch den Leserbrief eines jungen, aus der DDR stammenden

Mediziners aufgeworfen. Er hatte dort am eigenen Leibe erfahren, wie die inzwischen in der DDR zur Professorin avancierte Ärztin Dr. Paul – sie gehörte, wie schon erwähnt, im Dritten Reich zum kommunistischen Widerstand – nun Studenten, die der DDR-Führung mißliebig waren, mit falschen Beschuldigungen denunzierte.[15] Wird nun dies betont, und zugleich festgestellt, daß insbesondere, ja ausschließlich die kommunistischen Widerstandsgruppen im Dritten Reich »sich oft nicht scheuten, sich der Grenze zwischen Hoch- und Landesverrat sehr zu nähern und etwa mit Kriegsgefangenen zu konspirieren«[16], dann können wir doch gewisse Bedenken nicht unterdrücken. Gewiß, bei Bittner ist eine ohne Zweifel sehr ernste, nachdenkenswerte Frage angeschnitten. Schließt dieser Autor aber dann ohne weiteres, daß bei Frau Dr. Paul, weil sie kommunistisch eingestellt war, eo ipso »der Verdacht naheliegt«[17], daß ihr Widerstand gegen das NS-System lediglich den Machtinteressen der KPD (und des dahinterstehenden Sowjetstaates) dienen sollte, so scheint ein mißlicher Ton in die Sache hineinzukommen. Es ging ja doch wohl im Dritten Reich allen aktiven Gegnern dieses Systems primär um nichts mehr und nichts weniger als um dessen Schädigung, wenn nicht Niederwerfung. Hierzu sollten dann allerdings alle verfügbaren Mittel recht gewesen sein – auch ein konspirativer Kontakt mit Kriegsgefangenen und Zwangsarbeitern, die ja ihrerseits Opfer der nationalsozialistischen Angriffskriege waren. Man sieht an diesem Beispiel, wie der Begriff »Landesverräter«, den man ja auch in bundesrepublikanischen Wahlkämpfen im Zusammenhang mit aus der Emigration zurückgekehrten Politikern hat hören müssen, auch in der Widerstandsforschung eine nicht unbedenkliche Rolle spielen kann. Will man etwa so weit gehen, solche kommunistischen Widerstandskämpfer, die wie der Arzt Dr. G. Benjamin von den Nationalsozialisten wegen Vorbereitung zum *Hoch*verrat verurteilt wurden[18], als sozusagen ehrenhaftere von anderen, im Dritten Reich mit Ausländern konspirierenden Kommunisten zu unterscheiden und diese nachträglich als »Landesverräter« zu bezeichnen?

Die Frage des Verhältnisses zum Kommunismus und zur Sowjetunion rief übrigens auch im deutschen Offizierswiderstand – auf den sich Widerstandsforscher wie Rothfels und Hoffmann vorzugsweise konzentriert haben – gewisse Meinungsverschiedenheiten hervor. Ein Beispiel: Peter Sauerbruch, Sohn des berühmten Chirurgen und Oberst im Generalstab, war als Freund Stauffenbergs dem Widerstandskreis um diesen eng verbunden. Er saß deshalb auch nach dem mißglückten Attentats- und Putschversuch in Gestapohaft. Stauffenberg gegenüber hielt P. Sauerbruch ein »Arrangieren mit dem Osten« für wünschenswert, mindestens für diskussionswürdig; Stauffenberg jedoch, strikt antisowjetisch gesinnt, suchte nur mit dem Westen Kontakt.[19]

Dies bringt uns zu der Frage: Gab es irgendwelche Beziehungen zwischen dem Offizierswiderstand, vertreten durch Namen wie Stauffenberg oder den Kreis um Canaris, und Ärzten, speziell Militärärzten, als politisch bewußten Widerständlern? Offenbar nicht. Der im Kriege einen hohen militärischen Rang bekleidende Chirurg Sauerbruch, der, wie wir sahen, Kontakt zu Personen der aktiven Opposition hatte (durch einige Mitglieder der »Mittwochsgesellschaft«), wußte im groben von den Verbindungen seines Sohnes; aber mit den Attentatsplänen hatte er nicht das geringste zu tun, war nicht einmal informiert darüber.[20] Was den im bewußt politischen Widerstand stehenden Arzt G. Großcurth betrifft, so wäre interessant zu wissen, ob er mit dem Generalstabsoffizier H. Groscurth, der als eine »Schlüssel«figur des Offizierswiderstandes[21] dem Kreis um Canaris angehörte, verwandt war. Brüder waren die beiden nicht: Der Offizier (1898 geb.) war Pfarrerssohn aus Lüdenscheid[22], der Arzt (1894 geb.) Bauernsohn aus Unterhaun, Bez. Kassel.[23] Aber das Sauerland und Hessen grenzen ja aneinander, und der Offizier H. Groscurth wäre selber sehr gern Bauer geworden[24] – vielleicht gab es Familienzusammenhänge? Falls ja, so ist freilich schwer vorstellbar, daß zwischen dem zum Kommunismus tendierenden Arzt und dem eher konservativ eingestellten Offizier Gemeinsamkeit in den Grundkonzepten des Widerstands gegen das NS-System bestanden hätte.

Militärärzte im Kreise des Offizierswiderstandes sind uns, wie gesagt, nicht bekannt. Bittner bietet folgende Erklärung für dieses Manko: Militärärzte seien so ausschließlich und bis zur völligen Erschöpfung ärztlich tätig gewesen, daß sie sich nicht »eingehend mit der Entwicklung der militärischen und politischen Dinge« beschäftigen konnten.[25] Das klingt nicht überzeugend. Gerade von Militärärzten hätte man, aufgrund ihrer Berufsethik, erwarten können, daß sie, wenn sie ausgesprochene Verbrechen – etwa Massenerschießungen von Juden, Polen, Russen, unter Einbeziehung kleiner Kinder – zu Gesicht bekamen, sensibilisiert wurden, darüber nachdachten, und von daher in ihrer Einstellung zum System sich wandelten. Wie statt dessen bestenfalls in solchen Situationen reagiert wurde, kann der dokumentarisch belegte Fall des Oberstabsarztes und Kompanieführers Dr. Möller veranschaulichen[26]: Angehörige von dessen Kompanie (darunter fünf Ärzte) beobachteten im Oktober 1939 auf dem Judenfriedhof in Schwetz (Westpreußen) eine von einer SS-Einheit durchgeführte »standrechtliche Erschießung« von circa dreißig Polen, darunter Kinder im Alter von zwei bis acht Jahren. Dr. Möller vernahm die betreffenden Kompanieangehörigen als Zeugen und meldete das Vorkommnis offiziell »an den Obersten Befehlshaber der Wehrmacht und Führer des Deutschen Volkes, Adolf Hitler«. Dieser ließ die Sache durch einen hohen SS-Offizier untersuchen – mit dem Ergebnis, es habe sich (angeblich) bei den Erschossenen um Mitglieder einer bestimmten polnischen Organisation, welcher »antideutsche Aktionen zur Last gelegt wurden«, gehandelt. Dies ist ein bemerkenswertes Beispiel dafür, wie derlei SS-Aktionen Irritationen bei Wehrmachtsangehörigen hervorriefen. Ein Unteroffizier sagte als Zeuge aus, er sei fortgegangen, »weil ich der Erschießung dieser Kinder nicht zuschauen konnte und wollte«. Genauso werden die anderen Zeugen, darunter die Ärzte, gefühlt haben. Daß sie alle zusammen dadurch zu einer Meldung an Hitler persönlich motiviert wurden, ist als ein – nach Lage der Dinge – mutiger Versuch einer Art von moralischer Distanzierung zu werten. Es war aber ebenso auch eine naive Handlung, die, nach der verbreiteten Formel »wenn das der Führer wüßte!«, davon ausging, daß auch im NS-System Recht zu erlangen war, wenn man sich nur an die richtige Instanz wandte. Kaum überraschend also, daß es kein Anzeichen dafür gibt, daß einer der beteiligten Ärzte, etwa Dr. Möller selber, nach diesem Erlebnis zum bewußt politischen Widerstand gegen das NS-System gestoßen wäre. Eher mögen sie sich mit dem Ergebnis der »Untersuchung« der Sache zufriedengegeben haben.

Schließlich muß einem der relativ große Anteil Jugendlicher – in unserem Falle: von Studenten der Medizin – am bewußt politischen Widerstand auffallen. So erfreulich dies ist, so hat es doch auch seine Probleme. Der Jugendwiderstand, neuerdings vor allem durch den Essener Historiker Peukert untersucht[27], manifestierte sich zum Teil in einem bestimmten Verhalten, das uns in diesem Zusammenhang banal vorkommen mag, damals aber seinen sehr beziehungsreichen Stellenwert innerhalb des NS-Staates hatte. Gemeint ist hier die »Swing-Bewegung«. Wichtig ist nun, daß es aus diesem Protest-»Spielen« heraus Impulse für ernstere Widerstandspläne geben konnte: In Hamburg hatten Vertreter der »Swingboys« solche Pläne, und sie standen in Verbindung mit Studenten, auch Medizinstudenten, wie G. Rothe, die zur Hamburger »Weißen Rose« gehörten.[28] Zu einem andern Teil stand romantisch getönte Abenteuerliebe hinter einigen dieser Jugendgruppen. Das drückte sich schon in den Gruppennamen aus: »Weiße Rose« und »Edelweißpiraten« sind deutliche Beispiele. Wir hatten auch bei dem jungen, im »nicht bewußt politischen« Widerstand stehenden Arzt F. Matthis romantisch-pfadfinderhafte Züge zu konstatieren. Dabei galten gesellschaftliche Unterschiede nichts: Sowohl die sich aus der Arbeiterjugend rekrutierenden »Edelweißpiraten« wie die aus Oberschülern bestehende »Swingbewegung« und die ebenfalls aus dem Bürgertum stammenden Mitglieder der »Weißen Rose« liebten auffallend das Volksliedhafte, besonders das Liedgut der Wander- und Jugendbewegung, oder Schlager, die auf populärem Liedgut gründeten. Der Medizinstudent H. Scholl, einer der Gründer der Münchner »Weißen Rose«, mag als Beispiel dienen: Er spielte und sang leidenschaftlich gern Volkslieder (vor allem russische und norwegische), er liebte die »Schöpfung«, die »Steine und Pflanzen«.[29] Andere, wie der Medizinstudent W. Graf, waren Mitglieder einer Organisation der Jugendbewegung gewesen.[30]

Das Problematische beim Jugendwiderstand lag zum einen in der schwer kontrollierbaren Spontaneität: Es war nie vorauszusagen, ob es zu Aktionen – und wenn ja, wann, und welcher Art – kommen würde. Für einen straff organisierten politischen Widerstand gegen das NS-System war mit diesen Jugendgruppen schwer zu rechnen. Ein anderer Umstand ist der, daß diese oft kein wirklich politisches

Verständnis des Systems, gegen das sie rebellierten, hatten. Das zeigt sich auch an den ersten vier »Flugblättern der Weißen Rose« vom Sommer 1942, die philosophisch, elitär, mit zahlreichen Literaturzitaten versehen, die deutlich nur für Intellektuelle gemeint waren, dafür aber ohne eine klare »politische Analyse des Nationalsozialismus und seiner Ursachen« waren.[31] Mit den »Edelweißpiraten« stand es, vergleichsweise, ebenso. Erst allmählich trat bei der Münchner »Weißen Rose« eine politische Reifung ein, wohl unter dem nun stärkeren Einfluß Älterer, etwa des Philosophie-Professors Huber.[32]

Wenn man all das in diesem Abschnitt Geschriebene überdenkt, drängt sich die Frage auf: Was konnte ein derart zersplitterter, in sich so heterogener Widerstand denn bewirken? War er nicht von vornherein zur Wirkungslosigkeit verurteilt, so wie es O. Bumkes vorhin zitierte, fast zynische Bemerkung ja voraussetzt?

Denkt man so, dann bedenkt man nicht, daß tatsächlich jede Form von Nicht-Nationalsozialist-Sein, Verweigerung, Opposition das NS-System irritierte, daß dieses also, wie seine Reaktionen zeigen, im Grunde höchst verwundbar war. So war es zunächst einmal schon wichtig, daß Antinationalsozialisten eine *Solidarität* mit- und füreinander ausbildeten. R. Löwenthal erkennt dies auch für den bewußt politischen, parteipolitisch strukturierten Widerstand: Man erkannte hier, »daß in Abwesenheit einer akuten Krise des Regimes die Hauptaufgaben des politischen Widerstandes die Wahrung des eigenen Zusammenhalts, die solidarische Hilfe für Opfer der Verfolgung und ihre Familien... waren«.[33] So hat man auch für die Hamburger »Weiße Rose« betont: »Eine der wichtigsten politischen Aktionen... war die Solidaritätskampagne für Klara Huber (Ehefrau des hingerichteten Münchner Philosophieprofessors) und ihre Kinder« – eine Aktion, die der NS-Volksgerichtshof so wichtig nahm, daß er sie mit dem Hinweis, sie sei nach dem Vorbild der kommunistischen »Roten Hilfe« organisiert, zu diskreditieren suchte.[34] Solche Solidarität hat auch Kriegsgefangene und -verschleppte mit einbezogen. So hat der Arzt R. Fetscher Fremdarbeiter mit Lebensmitteln und Medikamenten versorgt.[35]

Eine andere Hauptaufgabe des politischen Widerstandes war nach Löwenthal die »Fortentwicklung des *politischen Informa-*

*tions*standes«. Sie geschah unter anderem durch Abhören ausländischer Sender. Hierbei ist wieder der Kontakt mit Fremdarbeitern bemerkenswert, denen Ärzte wie F. Gietzelt[36] oder J. Rittmeister[37] auf solche Weise Informationen weitergaben. Nach P. Hoffmann wäre dies eine den Tatbestand des Landesverrats streifende »Konspiration« – aber einen recht persönlichen Kontakt mit Fremdarbeitern und Kriegsgefangenen gab es oft bei Deutschen, die gegen das NS-System eingestellt waren, und keineswegs nur bei Kommunisten. Besonders krassen »Landesverrat« hätte, für Hoffmann, wohl der Arzt G. Großcurth begangen, der politische und militärische Informationen, die er von führenden NS-Funktionären (seinen Patienten) erhalten hatte, an Kommunisten wie den Widerstandsgruppenleiter R. Uhrig, aber auch an ausländische Zwangsarbeiter weitergab.[38] Jedoch, wie schon gesagt: Dies alles war notwendiger Bestandteil eines politischen Widerstandes, dessen Hauptziel darin bestehen mußte, das NS-System mit allen Mitteln zu schädigen. Hier sollte man mit dem Begriff »Landesverrat« bedachtsamer umgehen.

Ein anderes Stichwort für die Frage, was politischer Widerstand damals bewirken konnte und wie Effektivität zu erreichen war, ist *Sabotage*. Das wenige, was Rothfels hierzu anführt[39] – es betrifft vor allem den Bereich der Ministerien – läßt sich von unserem Thema her wesentlich ergänzen. Wenn in den Flugblättern der Münchner »Weißen Rose« Sabotage auf allen Gebieten und auf jede Weise gefordert wurde[40], so ist das ein sehr breiter, pauschaler Anspruch. Enger und konkreter konnten gerade Ärzte Sabotage leisten, indem sie wie R. Fetscher[41], F. Gietzelt[42] und J. Kreiselmeier[43], Männer, die zum Wehrdienst einberufen werden sollten, mit medizinischen Mitteln untauglich machten, Facharbeitern, die nicht in der Rüstung eingesetzt werden wollten, durch falsche Atteste gesundheitliche Schäden bescheinigten, und Rüstungsarbeiter möglichst oft und lange krankschrieben. Im Prinzip das gleiche taten auch Ärzte wie F. Matthis, über die wir schon im Zusammenhang mit der »Volkssturmkrankheit« referierten. Während dies hier aber wohl eher eine »nicht bewußt politische« Hilfsmaßnahme war, haben Fetscher und die anderen genannten Ärzte dies ausdrücklich als »Sabotage« aufgefaßt und in einem entsprechenden politischen Bewußtsein ausgeführt.

Schon oben war gesagt worden, daß dies alles, nach NS-Sprachgebrauch, »Wehrkraftzersetzung« bedeutete. Und damit sind wir beim letzten wichtigen Stichwort – der »*Zersetzung* des Nationalsozialismus«, wie R. Andreas-Friedrich die in Gesprächskontakten bestehende antinationalsozialistische Aktivität der Ärzte F. Matthis und J. Thäler in der Berliner Charité bezeichnet hat. Solche »zersetzenden« Kontakte pflegten sicher auch andere gleichgesinnte Ärzte oder Ärztegruppen in Krankenhäusern, bestimmt etwa der »Kreis oppositioneller Mediziner«, der für die Universitätskliniken in Hamburg-Eppendorf bezeugt ist.[44] »Zersetzend« in diesem Sinne wirkte auch der Hamburger Pädiater R. Degkwitz im Kreise von Studenten, und zwar nicht nur bei denen, die ihm unmittelbar gesinnungsmäßig nahestanden[45], sondern öffentlich in Kollegs, wie wir noch sehen werden. Und ganz besonders »zersetzend« konnten natürlich wirkungsvoll verfaßte Flugblätter sein.

Nicht nur die »Weiße Rose« hat Flugblatt-Aktionen unternommen, sondern auch andere politische Widerstandsgruppen. Als Beispiel dafür sei der von Dr. G. Sacke geprägte und geleitete Freundeskreis genannt, der der Schumann-Engert-Kresse-Gruppe angeschlossen war[46], und zu dem der Arzt Dr. J. Schölmerich und die Ärztin Dr. M. Blank gehörten. Hier bestanden Verbindungen zum »Nationalkomitee Freies Deutschland« – was zeigt, daß die zuletzt genannte Organisation nicht nur in Rußland eine Rolle spielte, wie viele meinen, sondern daß es auch in Deutschland in den letzten beiden Kriegsjahren Ableger davon gab.

Die Breite des Spektrums ärztlicher Widerstandstätigkeit gegen das NS-System, vor allem auch der bewußt politisch begründeten, beweist, daß O. Bumkes abschätzige Bemerkung, grundsätzlich gemeint, unberechtigt war; als persönlich gemeinte fällt sie auf ihren Urheber selber zurück. Wiederholen wir: Das NS-Regime war höchst irritierbar; auf jede, auch auf eine in unseren Augen unscheinbare Äußerung nicht-nationalsozialistischer Haltung reagierte es extrem heftig. Hätten dies alle nicht-nationalsozialistisch gesinnten Deutschen, unter ihnen entsprechend denkende Ärzte, frühzeitig begriffen und danach gehandelt, dann wäre doch wohl vieles anders gekommen. Um so erfreulicher, daß wenigstens einige dies begriffen und sich zum Widerstand entschlossen haben, ohne Angst vor den möglichen persönlichen Konsequenzen.

5. Durch NS-Praxis motivierter politischer Widerstand

Sogar ursprünglich begeisterte Nationalsozialisten konnten zum politischen Widerstand gelangen. Für Mediziner dienen uns folgende Beispiele: R. Degkwitz; J. Kreiselmeier; einige Medizinstudenten der Münchner »Weißen Rose«.

Als »Gegenrevolutionär« wurde der dreißigjährige Degkwitz 1919 Freikorpskämpfer[1], traf Rudolf Heß, kam durch diesen zur frühen Hitlerbewegung und machte 1923 den Marsch auf die Feldherrnhalle mit. Ob, gegebenenfalls wodurch, und inwieweit er schon vor 1933 Distanz zum Nationalsozialismus gewann, ist nicht klar. Sicher ist aber, daß Degkwitz, inzwischen Ordinarius für Pädiatrie in Hamburg, schon zu Beginn des Dritten Reiches, zunächst punktuell durch NS-Attacken gegen die deutsche Professorenschaft oder durch Ereignisse wie den Reichstagsbrandprozeß, dann generell durch die Gesamtheit der NS-typischen Vorstellungen und Maßnahmen (z.B. Antisemitismus, Haltung gegenüber den Kirchen, Reglementierung der Wissenschaft) veranlaßt, in eine immer stärker werdende Gegenposition zum NS-System geriet. Er kritisierte dieses öffentlich in Vorlesungen, in der Klinik, in vielen privaten Gesprächen. Gleichgesinnte Studenten und ärztliche Mitarbeiter bestärkte er in dieser Haltung. Dank seiner frühen Beziehungen zur NSDAP und zu hohen Funktionären war es ihm andererseits noch lange möglich, Freunde und Verwandte (darunter einen seiner Söhne), die wegen »defätistischer« oder »staats- und kriegsfeindlicher Äußerungen« in Gestapohaft waren, freizubekommen. Besonders unterstützte er die Widerstandsgruppe »Weiße Rose« in Hamburg. Dies alles führte im Herbst 1943 zu seiner Verhaftung und zu einem Verfahren vor dem Volksgerichtshof Ende Februar 1944, der ihn zu einer erstaunlich milden Strafe – sieben Jahre Zuchthaus – verurteilte. Wahrscheinlich hielt der Präsident des Volksgerichtshofes, R. Freisler, den »alten Kämpfer« Degkwitz immer noch für besserungsfähig. Es ist bemerkenswert, daß

Reichsjustizminister Thierack dieses milde Urteil rügte, da es sich bei Degkwitz' politischen Widerstandsaktivitäten um einen »schweren Fall der Wehrkraftzersetzung« gehandelt habe.[2] Anfang April 1945 kam Degkwitz aus dem Zuchthaus frei; er überlebte das Dritte Reich.

J. Kreiselmeier, 1892 geb., scheint in den zwanziger Jahren politisch unauffällig gewesen zu sein.[3] Ab 1935 stellt er sich dem NS-System aktiv zur Verfügung: Bannarzt der HJ; förderndes Mitglied der SS; Mitglied der NSDAP. Seine Motivation zum politischen Widerstand kam augenscheinlich erst spät: Nach DDR-Darstellung (Kühn) sei der Auslöser der »vertragsbrüchige Einmarsch in die Sowjetunion« gewesen; wahrscheinlicher ist, daß erst Stalingrad und die Ausrufung des »totalen Krieges« bei Kreiselmeier (wie bei vielen Deutschen) als endgültig ernüchternder Schock gewirkt haben. Der Arzt schloß sich spätestens Anfang 1944 der Saefkow-Jacob-Bästlein-Widerstandsgruppe als Helfer an, bekannte sich dabei aber nicht zum Kommunismus. Mitte 1944 wurde er verhaftet, im Herbst zum Tode verurteilt und hingerichtet.

Der 15jährige Hans Scholl, später als Medizinstudent Mitbegründer der Münchner »Weißen Rose«, war 1933 begeisterter Hitlerjunge[4], wurde dann aber durch punktuelle Ereignisse, zum Beispiel das Verbot, eine selbstentworfene Fahne bei der HJ zu benützen, oder zugleich weiterhin der »Bündischen Jugend« anzugehören, wobei auch offizielle Bestrafungen für dergleichen erfolgten, immer weiter vom Nationalsozialismus abgedrängt. Zu Beginn des Medizinstudiums, Ende 1939, lernte er Personen kennen, die dem NS-System von vornherein ablehnend gegenüberstanden, so den Medizinstudenten A. Schmorell, und die einen starken Einfluß auf Scholl ausübten. Im Gegensatz zu Bittner wird man sagen dürfen, daß ferner Kriegserlebnisse in Rußland die Einsicht Scholls, und damit sein Konzept des politischen Widerstands, wesentlich gefördert haben.[5] Seine eigenen Worte bestätigen, daß der Krieg als solcher und die deutsche Besetzung fremder Gebiete ihm so verabscheuenswert schienen, daß es ihn zur politischen Widerstandstat drängte. Die entscheidende Flugblattaktion, am 18. Februar 1943, führte dann zur Verhaftung und nach einem Schnellprozeß des Volksgerichtshofs unter Vorsitz von Freisler zur Hinrichtung.

Im Gegensatz zu ihm und ähnlich strukturierten Münchner Mitgliedern scheinen die Hamburger »Weiße Rose« und ihr nahestehende Gruppen im wesentlichen frei von ursprünglichen bündischen und/oder nationalsozialistischen Neigungen gewesen zu sein. Bei einigen von ihnen, etwa dem konfessionell engagierten Medizinstudenten F. Geussenhainer[6], mag von Anfang an eine mindestens latente Antihaltung gegenüber dem NS-System bestanden haben. Die Medizinstudentinnen T. Lafrenz und G. Rothe hatten als Schülerinnen der Hamburger Lichtwark-Schule 1936 an literarischen Leseabenden teilgenommen[7], wo, nach Angaben eines weiteren Teilnehmers, eine »stillschweigende Ignorierung... des nazistischen Ungeistes« herrschte, wo aber »wohl nicht der Keim zu konsequent antifaschistischen Positionen gelegt wurde«. Andererseits hörten die beiden Mädchen zur gleichen Zeit bereits heimlich Sendungen des »Deutschen Freiheitssenders«. Ihre sicher durch die Praxis des Dritten Reiches entfachte Motivation zu politischem Widerstand muß also recht früh mindestens in Ansätzen vorhanden gewesen sein, weit früher jedenfalls als etwa diejenige des Unterarztes Dr. C. Voll[8], eines Kommilitonen von H. Scholl. Dieser war erst durch die russische Kriegsgefangenschaft (seit Sommer 1943) zu der von außen gegen das NS-System arbeitenden Widerstandsorganisation »National-Komitee Freies Deutschland« gestoßen.

In etwa den genannten Medizinstudentinnen vergleichbar, dürfte der an sich zunächst wohl eher »unpolitische« Zahnarzt H. Himpel[9] (1907 geb.) schon früh dadurch, daß ihm die NS-Rassendiskriminierung von vornherein mißfiel – er verlobte sich demonstrativ zu Beginn des Dritten Reiches mit einer »Nicht-Arierin« –, mindestens latent zum politischen Widerstand prädisponiert gewesen sein. Er schloß sich schließlich mit seiner Verlobten der Berliner Schulze-Boysen/Harnack-Gruppe (»Rote Kapelle«) an, wurde 1943 zum Tode verurteilt und hingerichtet.

Ein letztes Beispiel, R. Fetscher[10], läßt uns die Spannbreite der Möglichkeiten für »gewordenen« politischen Widerstand gegen das Dritte Reich noch größer erscheinen. Dieser 1895 geborene Arzt verabscheute als Soldat den Ersten Weltkrieg und begrüßte die Oktoberrevolution. Andererseits war er, als junger Wissenschaftler (Hygieniker, speziell Sozialhygieniker), Vertreter einer der nationalsozialistischen Anschauung nicht sehr fernstehenden Rassentheorie und Eugenik. Trotz einiger freundschaftlicher Kontakte zu Mitgliedern des Vereins Sozialistischer Ärzte, in der Endphase der Weimarer Republik, war Fetschers Weltanschauung zu jener Zeit so wenig geklärt oder gefestigt, daß er im Herbst 1933 sich dem NS-System durch eine entsprechende Veröffentlichung anzudienen suchte. Das erste, ihn wirklich zum Widerstand motivierende Erlebnis war, daß dieser Versuch fehlschlug und Fetscher aus dem Hochschuldienst entlassen wurde. Von da ab hatte er immer mehr Kontakt zu politischen Gegnern des Systems. Seine alte Bewunderung für Sowjetrußland belebte sich wieder, ohne daß er je Kommunist geworden wäre. Der Krieg brachte Fetschers politisches Reifwerden zum ihm möglichen Höhepunkt. Was er unterstützend für Widerstandsgruppen und Unterdrückte (Fremdzwangsarbeiter) getan hat, wurde schon erwähnt. Fetscher wurde freilich im Dritten Reich nie existentiell durch Überwachung oder Verhaftung bedroht, hatte vielmehr sogar einigen Erfolg darin, mehrere nicht NS-gläubige Polizeibeamte auf eine Teilnahme an möglichen bewaffneten Auseinandersetzungen mit dem NS-System einzuschwören. Am 8. Mai 1945 fiel Fetscher durch tragischen Zufall den Kugeln einiger Amok laufender SS-Leute zum Opfer.

Es ist abschließend dem allen gegenüber als bedeutsam festzuhalten, daß gerade solche spezifisch die Ärzte angehenden NS-Praktiken wie etwa die Euthanasie zwar zu punktuellen Protesten und Verweigerungen, aber offenbar nicht zu politischem, gegen das NS-System als solches gerichtetem Widerstand geführt haben.

6. Weltanschauliche Vorprägung zum politischen Widerstand von Anfang an

Hierbei wird man in erster Linie an jene Sozialdemokraten und Kommunisten denken wollen, die ihrer politischen Überzeugung auch unter dem »Nationalsozialismus an der Macht« treu blieben.[1] Um Beispiele für Ärzte zu finden, müßte man vor allem den »Verein Sozialistischer Ärzte« beziehungsweise, nach dessen Auflösung zu Beginn des Dritten Reiches, seine ehemaligen Mitglieder heranziehen.

Doch ist hier mehrererlei zu bedenken: Nicht wenige der parteipolitisch »links« Orientierten sind sofort zu Beginn des Dritten Reiches emigriert; von Ärzten wäre, neben den schon öfter erwähnten K. Frankenthal und M. Hodann, etwa der spätere Medizinhistoriker E. Ackerknecht – Pseudonym »Bauer« – zu nennen.[2] Andere einigermaßen bekannte Angehörige des ehemaligen »Vereins Sozialistischer Ärzte« wurden sofort nach Hitlers Machtantritt in »Schutzhaft« genommen und kamen in ein KZ. So etwa der international renommierte Bonner Ordinarius für Zahnheilkunde A. Kantorowicz[3], der als sozialdemokratischer Stadtverordneter und Mitglied des VSÄ – obendrein war er Jude – 1933 nach Börgermoor, später in das sächsische Arbeitslager Lichtenburg verschleppt wurde. Wolfgang Langhoff erwähnt ihn in seinem bekannten, frühen Widerstands- und KZ-Bericht *Die Moorsoldaten*. Durch ausländische Intervention kam Kantorowicz nach einiger Zeit frei, konnte dann sogleich emigrieren (in die Türkei) und überlebte so das Dritte Reich. Wieder andere ehemalige Mitglieder des Vereins Sozialistischer Ärzte, die in Deutschland blieben, haben, um das Dritte Reich einigermaßen zu überstehen, sich politisch nicht zu auffällig verhalten. Als Exempel sei hier der Psychiater und spätere Medizinhistoriker W. Leibbrand genannt, dessen unveröffentlichte Autobiographie noch der Auswertung harrt.[4]

Für die in Deutschland verbliebenen Mitglieder des aufgelösten VSÄ, welche hier einen politischen Widerstand praktizierten, ist ein Hauptbeispiel G. Benjamin. Doch auch hier ist Ähnliches wie im

Falle Kantorowicz zu bedenken: Solche Ärzte waren in der Mehrzahl von ihrer politischen Arbeit (und den entsprechenden beruflichen Funktionen) aus der Weimarer Republik her so bekannt – Benjamin etwa war Berliner Bezirksschularzt gewesen –, daß sie von vornherein kaum eine Chance hatten, im NS-Deutschland als Widerständler zu agieren, ohne über kurz oder lang von der Gestapo verhaftet zu werden. So blieben Benjamin nach Entlassung aus der »Schutzhaft« Ende 1933 nur knappe drei Jahre für das, was ihm dann 1936 im Prozeß als »Vorbereitung zum Hochverrat« angekreidet wurde – »politische ... illegale Arbeit für die KPD«.[5] Damit war einerseits das Übersetzen und Weiterverbreiten ausländischer Zeitungsartikel gemeint, die Kritik am deutschen und internationalen Faschismis äußerten, zum anderen das Anfertigen von Berichten über die Stimmung in der Bevölkerung, vor allem in Betrieben[6] (ähnlich wie auch die Auslandsleitung der SPD in dieser Zeit, aus Schilderungen von in Deutschland verbliebenen Genossen und anderen Gewährsleuten, die geheimen »Deutschlandberichte der Sopade« erstellen ließ, die heute öffentlich zugänglich sind). Unter den gegebenen Umständen »verbot sich persönlicher, freundschaftlicher Verkehr mit Genossen schon aus Gründen der Illegalität«[7] – was bedeutete, daß Benjamin offenbar auch mit Kollegen wie der kommunistischen Ärztin Dr. K. Heldt, die mit ihm zusammen in einem NS-ärztlichen »Ehrengerichtsverfahren« bestraft worden war[8], keinerlei Verbindung mehr haben konnte. 1936 wurde ihm dann der erwähnte Prozeß gemacht; er kam über Zuchthäuser und Arbeitslager schließlich ins KZ Mauthausen, wo er 1942 umgebracht wurde.

Wenn führende ärztliche NS-Funktionäre wie der erste Reichsärzteführer Dr. G. Wagner während des Dritten Reiches ohne weiteres öffentlich davon sprachen, daß es ärztliche Widerständler, aufgrund einer »anderen weltanschaulichen Grundhaltung«, gab[9], dann spielten sie damit freilich nicht nur auf die bisher besprochenen, durch entsprechende Parteizugehörigkeit von vornherein als »links« ausgewiesenen Ärzte an. Es gab auch solche von komplizierterer, nicht parteipolitisch geprägter und festgelegter »anderer weltanschaulicher Grundhaltung«, wie Wagner sehr genau wußte. Auch für diese galt seine Bemerkung, daß man all diese Ärzte besonders »wichtig« nehmen müsse; auch bei ihnen hatte die »weltanschauliche Grundhaltung« als Vorprägung zum Widerstand von vornherein gedient.

Der relativ unkomplizierteste Fall dieser Art dürfte wohl der des Arztes F. Gietzelt (1903 geb.) gewesen sein.[10] Hier lag zunächst ein typischer Generationskonflikt vor – Antihaltung eines jungen Menschen gegen das kaisertreue, national-konservative, »stockbürgerliche« Elternhaus. Aus solcher Einstellung heraus war das »Andere« interessant, Schriftsteller wie G. Hauptmann, H. Mann, der junge Brecht, Tucholsky. Wichtiger aber noch war Gietzelts Interesse an entsprechender politischer Literatur: Er las vor 1933 intensiv Marx, Engels, Liebknecht, auch Lenin. Das führte nicht zum Eintritt in eine dazu passende politische Partei, schuf aber offenbar eine dauerhafte weltanschauliche Vorprägung. Nach 1933 erwog er Emigrationspläne, die aber nicht zur Ausführung kamen. Die Hinwendung zum aktiven politischen Widerstand – Anschluß an eine Leipziger Widerstandsgruppe – kam Mitte 1939; unmittelbarer Auslöser war ein Patient (Kommunist), doch wird Gietzelt wohl schon vorher an aktiven Widerstand gedacht und vielleicht auch entsprechende Kontakte gehabt haben. Die persönliche Tragik eines Widerständlers, die Gefahr, auch von seinen Mitmenschen her und nicht nur von seiten der Staatsmacht, spiegelt sich hier darin, daß Gietzelt 1942 von seiner geschiedenen Frau und deren Mutter bei der Gestapo angezeigt wurde. Mitte 1944 erfolgte die Verhaftung. Man warf ihm offenbar illegalen Kontakt zu Fremdarbeitern, Sabotage, Wehrkraftzersetzung vor. Ende 1944 zum Tode verurteilt, wurde Gietzelt, anscheinend aufgrund der Proteste zahlreicher Leipziger Kollegen, zunächst nicht, wie vorgesehen, hingerichtet. Dies ermöglichte ihm nach einem Bombenangriff die Flucht in den Untergrund, wo er das Ende des Dritten Reiches überlebte.

Nicht ganz so klar ist die zweifellos vorhanden gewesene weltanschauliche Vorprägung bei G. Großcurth (1904 geb.) auszumachen.[11] Die »humanistisch-demokratische« Grundeinstellung, die dieser Arzt, nach DDR-Darstellung, als Student durch die Lektüre deutscher Klassiker entwickelt haben soll, bleibt als solche zu vage, um als weltanschauliche Vorprägung zum Widerstand gegen den Nationalsozialismus dienen zu können. Ungleich wichtiger war wohl der frühe Kontakt mit Freunden wie R. Havemann und dem Architekten H. Richter-Luckian. Diese von Anfang an »links« gesinnten Männer übten offenbar prägenden Einfluß auf den jungen Großcurth aus. Gleichwohl bedurfte es erst des Krieges, um diesen Arzt endgültig zum Widerstandskämpfer zu machen. Auch dann waren immer noch hohe Nationalsozialisten unter seinen Patienten, und er blieb zunächst unangefochten Dozent, nutzte aber nun seine NS-Patienten als Informationsbeschaffer für seine Arbeit in der Widerstandsgruppe Uhrig. Großcurths Beteiligung an der »Europäischen Union« als Versuch einer antinationalsozialistischen Einheitsfront war schon erwähnt worden, ebenso seine Unterstützung ausländischer Zwangsarbeiter. Im ganzen scheint, bei mancher Unklarheit der politischen Haltung, Großcurth mehr dem Kommunismus zugeneigt zu haben als Gietzelt. Im Herbst 1943 zusammen mit Havemann und Richter-Luckian verhaftet, wurde er vom Volksgerichtshof zum Tode verurteilt und genau ein Jahr vor dem Ende des Dritten Reiches hingerichtet.

Psychologisch besonders vielschichtig ist der Fall des Psychiaters J. Rittmeister (1898 geb.).[12] Daß sein Widerstand nicht ursächlich mit der »Arbeiterklasse« in Verbindung zu bringen ist, haben wir bereits gesehen. Eher ist die Vorprägung hier in einer spezifischen Verbindung von Freudscher Psychotherapie mit dem Suchen nach einem »neuen Humanismus« auf dem Boden eines »radikalen Sozialismus«, der auf historisch frühe Formen wie etwa das Urchristentum zurückwies, zu sehen. Diesen neuen Lebensentwurf wollte der aus großbürgerlichem Haus kommende Arzt – offenbar wieder, wie Gietzelt, ein Fall von Generationen- und Sozialmilieu-Konflikt – als Gegen- und Heils-Vision gegen das Bürgertum setzen. Diesbezügliche Äußerungen und Aktivitäten hatten ihn in der Schweiz, wo Rittmeister sich in den ersten Jahren nach Hitlers Machtergreifung aufhielt, in den Geruch eines »Kommunisten« gebracht, weshalb er auch 1937 von dort ausgewiesen wurde. Am Berliner »Institut für psychologische Forschung und Psychotherapie« sammelten sich dann Jüngere um ihn. Die dort in Diskussionen artikulierte Ablehnung des NS-Systems blieb eher moralisch-ästhetisch, bis Rittmeister 1941 mit H. Schulze-Boysen, das heißt mit der Widerstandsgruppe »Rote Kapelle« zusammenkam. Hier verfaßte der

Psychiater illegale Schriften, die wieder jene radikal-sozialistischen Ideen propagierten. Von Rittmeisters Kontakten zu ausländischen Zwangsarbeitern und seiner Hilfe für Verfolgte war bereits die Rede gewesen. Im Herbst 1942 wurde er mit anderen Mitgliedern der »Roten Kapelle« verhaftet, im Mai 1943 hingerichtet. Seine Tagebuchaufzeichnungen aus dem Gefängnis sind erhalten und harren, wie andere ähnliche Dokumente (etwa W. Leibbrands Autobiographie, s. o.), noch der Auswertung.

Anmerkungen

Einleitung

1 Für einschlägige Titel s. die Bibliographie bei W. Wuttke-Groneberg, Medizin im Nationalsozialismus.

2 Arzttum im Dritten Reich. Ärztliches Berufsgeheimnis, Tötung von mißgebildeten Neugeborenen, Euthanasie, in: Deutsches Ärzteblatt 63, 1966, S. 785-787.

3 s. W. Wuttke-Groneberg, Medizin im Nationalsozialismus, Dok. 158, 1-8 sowie ebd. S. 395.

4 Einige Dissertationen werden in der Bibliographie bei W. Wuttke-Groneberg genannt; sonst siehe G. Fichtner, Index wissenschaftshistorischer Dissertationen. Verzeichnis abgeschlossener Dissertationen auf dem Gebiet der Geschichte der Medizin, der Pharmazie, der Naturwissenschaften und der Technik, Nr. 1: 1970-1980, Tübingen 1981 (siehe Sachindex, Stichwort »Nationalsozialismus«).

5 A. Thom/H. Spaar (Hrsg.), Medizin im Faschismus, Berlin (Ost) 1983.

6 Benutzt in R. Grunberger, A social history of the Third Reich, Harmondsworth 1974 (Penguin-Books), Kap. 15 (»Health«); vgl. ebd. S. 623 Anm. 1.

7 Vgl. etwa die in der Bibliographie bei D. Schoenbaum, Die braune Revolution. Eine Sozialgeschichte des Dritten Reiches, Köln 1968, S. 364 aufgeführten Titel »Die Überwindung der Klassengegensätze und der Staatseinfluß in der faschistischen und der nationalsozialistischen Arbeitsordnung«, 1943, und »Die nationalsozialistische Ständeentwicklung im Vergleich mit der faschistischen Wirtschaftsverfassung«, 1935.

Ärzte als Anhänger der NS-»Bewegung«

1 Steininger hatte die Nr. 643 (Eintritt: Anf. Januar 1920), Gutberlet 2515 (Eintritt: 24. 11. 1920); für beide vgl. auch O. Katz, Prof. Dr. med. Theo Morell, Hitlers Leibarzt, Bayreuth 1982, S. 87f.

2 Dazu vgl. Tyrell, ›Trommler‹ S. 175-177 u. S. 197 Anm. 102.

3 Vgl. R. Rietzler, ›Kampf in der Nordmark‹. Das Aufkommen des Nationalsozialismus in Schleswig-Holstein, Neumünster 1982, S. 431.

4 Zu dessen früher SA-Karriere s. A. Werner, SA und NSDAP. SA: ›Wehrverband‹, ›Parteitruppe‹ oder ›Revolutionsarmee‹? Studien zur Geschichte der SA und der NSDAP 1920-1933, Diss. phil. Erlangen-Nürnberg 1964, S. 87.

5 Dazu s. G. Franz-Willing, Putsch und Verbotszeit der Hitlerbewegung,

November 1923 – Februar 1925, Preußisch Oldendorf 1977, S. 114f. u. S. 116 Anm. 180.

6 Zu diesen vier Ärzten siehe die Gauleiterliste bei A. Tyrell, Führer befiehl... Selbstzeugnisse aus der ›Kampfzeit‹ der NSDAP. Dokumentation und Analyse, Düsseldorf 1969, S. 373-378 (ebd. die Nummern 13; 1b; 27; 11a u. d).

7 Dazu vgl. F. Kudlien/Chr. Andree, S. 204.

8 Für ihn s. W. Maser, Der Sturm auf die Republik. Frühgeschichte der NSDAP, Frankfurt/Main usw. 1981 (Ullstein-Tb.), S. 143; 205; 257; 284. Hitler erwähnt ihn im Völkischen Beobachter vom 22. 2. 1922 lobend (»ausgezeichnete Rede unseres Hauptreferenten des Abends, des Herrn Dr. Dingfelder«; s. E. Jäckel u. a., Hitler. Sämtliche Aufzeichnungen 1905-1924, Stuttgart 1980, Nr. 363).

9 Vgl. Tyrell, ›Trommler‹ S. 221 Anm. 349.

10 Dazu s. ebd., S. 55f.

11 Bundesarchiv Koblenz Sign. NS 26-230.

12 Zu all dem s. ausführlicher den Aufsatz von F. Kudlien, »Der Ärzte-Anteil in der frühen NS-Bewegung: Ein soziologisch-soziographisches Problem« (erscheint demnächst im Medizinhistorischen Journal).

13 Dazu s. M. H. Kater, Frauen in der NS-Bewegung, Vierteljahrshefte f. Zeitgesch. 31, 1983, S. 209.

14 Eine interessante, tiefgründige Deutung dieser Haltung in: K. Theweleit, Männerphantasien, 2 Bde., Reinbek b. Hamburg 1980/1 (rororo).

15 Vgl. M. H. Kater, a. a. O., (Anm. 13), S. 202 mit Anm. 3.

16 Ebd., S. 204.

17 Vgl. B. Vieten, S. 170.

18 Hierzu und zum Folgenden s. I. Weyrather, Numerus clausus für Frauen – Studentinnen im Nationalsozialismus. In: Frauengruppe Faschismusforschung (Hrsg.), Mutterkreuz und Arbeitsbuch. Zur Geschichte der Frauen in der Weimarer Republik und im Nationalsozialismus, Frankfurt/Main 1981 (Fischer Tb.), S. 148.

19 Aus einem Aufsatz G. Sondermanns von 1927, zitiert bei K. Sontheimer, S. 272.

20 F. Kudlien, Ärzte in der Bewegung.

21 Für ihn s. ebd. S. 26; 38; 45.

22 Dazu s. W. Zuelzer, Der Fall Nicolai, Frankfurt/Main 1981, S. 298f.

23 Dazu F. Kudlien, Ärzte in der Bewegung S. 34.

24 Für ihn s. ebd., S. 27 u. 30.

25 Für ihn s. ebd., S. 31f.

26 Erschienen bei J. F. Lehmann, einem völkischen Verleger, der ebenfalls zu den frühesten NSDAP-Mitgliedern gehörte. Über den auch als Novellist hervorgetretenen G. Sondermann, zweifellos eine der interessanteren Figuren des damaligen völkisch-konservativen Spektrums, bereitet M. Gaspar eine Monographie vor.

27 Dazu s. B. Vieten, S. 171.

28 G. Sondermann, Völk. Sendung S. 9.

29 Für Ärzte, die sowohl DNVP- wie NSDAP-Mitglieder waren, und für K. Haedenkamp s. F. Kudlien, Ärzte in der Bewegung S. 35.

30 Zum »Ständestaat« vgl. K. Sontheimer, S. 199-201; »Stände« im Gegensatz zu »Klassen«: G. Sondermann, Völk. Sendung S. 17f.

31 Für »organisch« als einen Grundbegriff jenes »antidemokratischen Denkens« s. K. Sontheimer, S. 255-259.

32 G. Sondermann, Völk. Sendung S. 13.

33 Tyrell, ›Trommler‹ S. 215 Anm. 280 zitiert eine entsprechende Äußerung von Ende 1920.

34 Für ihn s. F. Kudlien, Ärzte in der Bewegung S. 27 u. 30.

35 D. Amende, S. 56, rechte Spalte.

36 Hierzu und zum Folgenden s. F. Lenz, Die Rasse als Wertprinzip. Zur Erneuerung der Ethik, München o.J. (Ende 1933), S. 5-10; zu dieser Schrift s. auch R. Rissom, Fritz Lenz und die Rassenhygiene, Husum 1983 (Abh. z. Gesch. d. Med. u. d. Nat. wiss. 47), S. 27-31.

37 Deutschlands Erneuerung 1, 1917, S. 35-56.

38 F. Lenz, Die Rasse als Wertprinzip (Anm. 36), S. 13-15.

39 Ebd., S. 20f.

40 Vgl. ebd., S. 23ff.

41 Ebd., S. 12.

42 Ebd., S. 17.

43 Vgl. ebd., S. 34ff.

44 Vgl. ebd., S. 16.

45 Auf diesen Vorgänger weist Lenz im Vorwort zum Nachdruck seines Aufsatzes 1933 ausdrücklich hin.

46 Deutschlands Erneuerung 1, 1917, S. 357-367.

47 Vgl. G. Sondermanns Abschnitt »Zur Judenfrage«, in: Völk. Sendung S. 36-38.

48 Vgl. W. Ackermann, S. 73 (oben).

49 D. Amende, S. 60, rechte Spalte (unten).

50 Vgl. H. A. Winkler, S. 282.

51 Vgl. F. Kudlien/Chr. Andree, S. 204f, 206, 216.

52 Ärztliche Mitteilungen 30, 1929, S. 630f.

53 Dazu vgl. B. Vieten, S. 182.

54 Ebd., S. 180f.

55 Ebd., S. 181f.

56 Von W. Schallmayer, Vererbung und Auslese, Grundriß der Gesellschaftsbiologie und der Lehre vom Rassendienst, Jena 1918, S. 323 Anm. 1 (dieser Autor, ebenfalls völkisch gesinnter Arzt, entgeht im übrigen selber nicht dieser von ihm gerügten Begriffsverwirrung).

57 Dazu vgl. A. Tyrell, ›Trommler‹ S. 48 (Mitte).

58 D. Amende, S. 56 u. S. 61 (rechte Spalte).

59 G. Sondermann, S. 18 (vgl. auch S. 23).

60 Zum Anti-Intellektualismus K. Sontheimer, S. 61-63; zum Irrationalismus G. Lukács, Werke, Neuwied 1962, Bd. 9: Die Zerstörung der Vernunft; F. Stern, Kulturpessimimus als politische Gefahr, Bern, Stuttgart 1963.
61 G. Sondermann, S. 12.
62 Dazu s. A. Zapp, S. 143.
63 Zum Folgenden s. Günthers Beitrag in dem Sammelband »War ich ein Nazi?«, München-Bern-Wien 1968, S. 21.
64 Vgl. Ph. W. Fabry, Mutmaßungen über Hitler. Urteile von Zeitgenossen, Ausg. 1979 (Athenäum-Droste Tb.), S. 37f.
65 Vgl. F. Kudlien/Chr. Andree, S. 206.
66 Dazu s. K. Sontheimer, Teil II, 9. Kap.
67 Vgl. M. H. Kater, Studentenschaft und Rechtsradikalismus in Deutschland 1918-1933, Hamburg 1975, S. 64.
68 Gut hierzu W. Wuttke-Groneberg, Medizin im Nationalsozialismus, S. 334 bis 337.
69 Dazu vgl. W. Ackermann, S. 11ff. und M. H. Kater (Anm. 67), S. 70f.
70 Dazu s. W. Ackermann, S. 24f.
71 Vgl. ebd., S. 47 (unten).
72 Ebd., S. 65.
73 H. A. Winkler, S. 283f.
74 S. Ostrowski in: Bulletin Leo Baeck Institute 6, 1963, S. 315f.
75 Vgl. dazu etwa auch die Auslassungen des Kieler Medizinstudenten H. Greger in: Schleswig-Holsteinische Hochschulblätter 4, 1928, S. 110f.
76 Vgl. Das Schwarzbuch. Tatsachen und Dokumente: Die Lage der Juden in Deutschland 1933, hrsg. vom Comité des Délégations Juives, Paris 1934 (Nachdr. 1983, Frankfurt/Main usw.), S. 86.
77 Ebd., S. 74-88.
78 Dazu vgl. etwa M. Richarz in: dies. (Hrsg.), Jüdisches Leben in Deutschland. Selbstzeugnisse zur Sozialgeschichte 1780-1871, New York (Leo Baeck Inst.), Stuttgart 1976, S. 42.
79 Dazu s. auch B. Vieten, S. 183.
80 Vgl. dazu W. Ackermann, S. 73.
81 Ebd., S. 109.
82 Für ihn s. F. Kudlien, Ärzte in der Bewegung, S. 23 (unten).
83 Für ihn vgl. ebd., S. 27.
84 Vgl. ebd., S. 30.
85 Vgl. die Namen-Liste in: Völkischer Beobachter vom 5. Nov. 1932, S. 3.
86 Hierzu und zum Folgenden s. W. Ackermann, S. 102.

Ärzte als Kritiker der NS-»Bewegung«

1 W. Zuelzer, Der Fall Nicolai, Frankfurt/Main 1981.
2 ebd., S. 243.
3 ebd., S. 269.
4 ebd., S. 270.
5 G. F. Nicolai, Reaktion und Universität, in: Die Weltbühne 16, 1920, S. 545 ff.
6 W. Zuelzer (Anm. 1), S. 299.
7 ebd., S. 348 f.
8 K. Frankenthal, S. 13.
9 ebd., S. 30.
10 ebd., S. 37.
11 ebd., S. 162 f.
12 ebd., S. 173.
13 ebd., S. 132.
14 Für ihn s. F. Hitzer, Der Mord im Hofbräuhaus, Frankfurt/Main 1981, S. 412 ff.
15 ebd., S. 427.
16 Das Folgende nach dem Aufsatz von F. Kudlien/Chr. Andree.
17 Unsere Ausführungen stützen sich auf F. Kudlien, Max von Gruber und die frühe Hitlerbewegung, Medizinhistorisches Journal 17, 1982, S. 373–389.
18 Abgedruckt bei E. Deuerlein, Der Hitler-Putsch, Bayerische Dokumente zum 8./9. Nov. 1923, Stuttgart 1962, S. 45.
19 F. Kudlien (Anm. 17), S. 379.
20 zitiert ebd., S. 379 ff.
21 Eine Äußerung von Grubers in: Deutschlands Erneuerung. Monatsschrift für das deutsche Volk 1, 1917, S. 79.
22 F. Kudlien (Anm. 17), S. 378.
23 K. Frankenthal, S. 185.
24 K. A. von Müller, Im Wandel einer Welt. Erinnerungen, Bd. 3, München 1966, S. 250.
25 K. Heiden, Adolf Hitler. Eine Biographie, Zürich 1936, S. 328.
26 zitiert bei F. Kudlien (Anm. 17), S. 384.
27 s. ebd., S. 385.
28 H. Bauer/E. Fischer/F. Lenz, Menschliche Erblehre und Rassenhygiene, 2. Aufl., München 1923.
29 K. Saller, Die Rassenlehre des Nationalsozialismus in Wissenschaft und Propaganda, Darmstadt 1961, S. 64.
30 ebd., S. 161.
31 A. Zapp, S. 66.
32 Ärztliche Mitteilungen 30, 1929, S. 392.
33 ebd., 31, 1930, S. 61 f.

34 ebd., 31, 1930, S. 317.
35 Deutsches Ärzteblatt 66, 1936, S. 745.
36 Ärztliche Mitteilungen 30, 1929, S. 631.
37 ebd., 31, 1930, S. 65.
38 ebd., 31, 1930, S. 66.
39 W. Ackermann, S. 81.
40 ebd., S. 88.
41 H. Deuschl, Deutsche Ärzte wacht auf, Völkischer Beobachter 44, 8. Aug. 1931, 2. Beiblatt, S. 2.
42 Vgl. W. Ackermann, S. 102.
43 H. Deuschl (Anm. 41), S. 2.
44 Ärztliche Mitteilungen 31, 1930, S. 691.
45 ebd., 32, 1931, S. 729.
46 St. Leibfried stellte uns freundlicherweise seine allerdings unvollständige Privatsammlung der Zeitschrift zur Verfügung; leider war es nicht möglich, mit Bibliothekshilfe die Jahrgänge 1925–33 geschlossen einzusehen. Dennoch ist unser Überblick wohl als repräsentativ zu bezeichnen.
47 Der Sozialistische Arzt 8, 1932, S. 101 – 107.
48 ebd., 7, 1931, S. 241 f.
49 ebd., 6, 1930, S. 138 f.
50 ebd., 7, 1931, S. 243 f. Die Ausstellung fand in Paris anläßlich eines wissenschaftlichen Kongresses statt, an dem die *Deutsche Röntgengesellschaft* und das *Deutsche Komitee der internationalen zahnärztlichen Vereinigung* ihre Teilnahme aus politischen Gründen abgesagt hatten.
51 ebd., 7, 1931, S. 245 f.
52 ebd., 8, 1932, S. 77 f.
53 ebd., 8, 1932, S. 153 f.
54 ebd., S. 122.
55 ebd., S. 162-176.

Die Ausschaltung rassisch und politisch mißliebiger Ärzte

1 Zitiert nach: Das Schwarzbuch. Tatsachen und Dokumente. Die Lage der Juden in Deutschland 1933. Hrsg. vom Comité des Délégations Juives, Paris 1934 (Reprint Frankfurt/Main, Berlin, Wien 1983), S. 199 f.; erstveröffentlicht am 21. März (s. Ziel und Weg 3, 1933, S. 37).
2 Vgl. dazu M. Richarz, Der Eintritt der Juden in die akademischen Berufe (1648-1848), Tübingen 1974 (Schriftenreihe wissenschaftlicher Abhandlungen des Leo Baeck Instituts, Bd. 28).
3 Zur Geschichte der deutschen Juden im 19. Jahrhundert vgl. z. B. H. M. Graupe, Die Entstehung des modernen Judentums. Geistesgeschichte der deutschen Juden 1650-1942, Hamburg 1969; sowie die Quellensammlungen von M. Richarz (Hrsg.), Jüdisches Leben in Deutschland. Selbstzeugnisse zur

Sozialgeschichte 1780-1871, Stuttgart 1976; Jüdisches Leben in Deutschland. Selbstzeugnisse zur Sozialgeschichte im Kaiserreich, Stuttgart 1979.

4 Vgl. für die Anfangsphase M. Richarz (Anm. 2), für die spätere Zeit W. F. Kümmel, Jüdische Ärzte in Deutschland zwischen Kaiserreich und Nationalsozialismus, in: Gedenksymposion zum 100. Geburtstag von Richard Koch, hrsg. von G. Preiser und H. Siefert (im Druck).

5 Vgl. dazu das von M. Gumpert und A. Joseph verfaßte Kapitel »Medizin«, in: S. Kaznelson (Hrsg.), Juden im deutschen Kulturbereich, 3. Aufl., Berlin 1962, S. 461-526, bes. S. 465 ff.

6 J. Lewy, Antisemitismus und Medizin, in: Im deutschen Reich. Zeitschrift des Centralvereins deutscher Staatsbürger jüdischen Glaubens 5, 1899, S. 1-19, hier S. 8. Vgl. dazu A. Ruppin, Die soziale Struktur der Juden, Berlin 1930, S. 115.

7 Vgl. Th. Fritsch, Statistik des Judenthums. Sonderabdruck aus dem Antisemiten-Katechismus, Leipzig 1892, S. 37 f.; ders., Handbuch der Judenfrage, 26. Aufl., Hamburg 1907, S. 332 f.; J. Lewy (Anm. 6), S. 7 f.

8 Aus der umfangreichen Literatur zum modernen Antisemitismus sei hier nur verwiesen auf H.-G. Zmarzlik, Antisemitismus im Deutschen Kaiserreich 1871-1918, in: Die Juden als Minderheit in der Geschichte, hrsg. von B. Martin und E. Schulin, München 1981, S. 249-270; ferner W. F. Kümmel, Rudolf Virchow und der Antisemitismus, in: Medizinhistorisches Journal 3, 1968, S. 165-179.

9 J. Lewy (Anm. 6), S. 14 f.

10 Ebd., S. 3 ff., 15 f.; Th. R. Ehrke, Antisemitismus in der Medizin im Spiegel der »Mitteilungen aus dem Verein zur Abwehr des Antisemitismus« (1891 bis 1931), Med. dent. Diss. Mainz 1978, S. 84 ff.

11 Th. Fritsch, Handbuch der Judenfrage, 28. Aufl., Hamburg 1919, S. 367.

12 J. Lewy (Anm. 6), S. 16 f.

13 Vgl. dazu Th. R. Ehrke (Anm. 10).

14 Zum Antisemitismus in der Weimarer Zeit vgl. H. A. Winkler.

15 Dies formulierte als Ratschlag noch vor Kriegsende Heinrich Claß, Vorsitzender des »Alldeutschen Verbandes« und Mitgründer der »Deutschen Vaterlandspartei« (vgl. H. A. Winkler, S. 273).

16 H. Rosin, Die Juden in der Medizin, Berlin 1926, S. 25.

17 S. Ostrowski, Vom Schicksal jüdischer Ärzte im Dritten Reich. Ein Augenzeugenbericht aus den Jahren 1933-1939, in: Leo Baeck Institute Bulletin 6, 1963, S. 313-351, hier S. 316.

18 Th. Fritsch (Anm. 11), S. 365-368 (Juden in der Medizin); 34. Aufl., Leipzig 1933, S. 393-405 (M. Staemmler: Das Judentum in der Medizin).

19 Die politischen Parteien zu den Schicksalsfragen des Ärztestandes, in: Ärztliche Mitteilungen 31, 1930, S. 844-847, hier S. 847.

20 Satzung des Nationalsozialistischen Deutschen Ärztebundes. Bundesarchiv Koblenz, Sammlung Schumacher 213, §2.

21 Zitiert bei St. Leibfried/F. Tennstedt, S. XV.

22 Das Schwarzbuch (Anm. 1), S. 84.

23 Vgl. dazu ebd., S. 76-78. – Genau dieses Verhältnis von 3:4 zwischen jüdischer Konfession und »nichtarischer« Rasse ergibt sich auch aus den Zahlen des Jahres 1936 für die Ärzte Bayerns sowie Sachsens und Thüringens. Vgl. J. Hadrich, Die Ärztekammer Bayern im Spiegel der Statistik, Ärzteblatt für Bayern 4, 1937, S. 186-188, hier S. 187; Die Ärztekammern Sachsen und Thüringen im Spiegel der Statistik, in: Ärzteblatt für Sachsen, Provinz Sachsen, Anhalt und Thüringen, Jg. 1937, S. 109-111, hier S. 110. In anderen Bezirken ist der Abstand zwischen beiden Zahlen deutlich *geringer*. Vgl. dens., Zur Statistik der Ärztekammern Baden und Württemberg, in: Ärzteblatt für Württemberg und Baden 4, 1937, S. 107-109, hier S. 108; Die Ärztekammern Hessen-Nassau und Kurhessen in der Statistik, in: Ärzteblatt für Hessen-Nassau und Kurhessen, Jg. 1937, S. 101 und 115f., hier S. 115.

24 Die Reichsvertretung der Juden in Deutschland, deren bis 1938 geführte jährliche Tätigkeitsberichte zeigen, daß sie über zuverlässige Unterlagen verfügte (vgl. oben S. 76), nennt in ihrem Bericht für 1934 eine Gesamtzahl von 9000 jüdischen Ärzten für Anfang 1933 (wiedergegeben bei St. Leibfried/F. Tennstedt, S. 280). S. Adler-Rudel, Jüdische Selbsthilfe unter dem Naziregime 1933-1939 im Spiegel der Berichte der Reichsvertretung der Juden in Deutschland, Tübingen 1974, S. 139 (Schriftenreihe wissenschaftlicher Abhandlungen des Leo Baeck Instituts, Bd. 29) gibt dagegen 7800-8000 an. Die Ausgabe 1933 des Reichsmedizinalkalenders nennt für das Jahr 1932 die Gesamtzahl von 52518 Ärzten im Deutschen Reich (vgl. den Artikel »Ärztestatistik«, in: Deutsches Ärzteblatt 62, 1933, S. 148). J. Hadrich, Die nichtarischen Ärzte in Deutschland, ebd. 64, 1934, S. 1243-1245, hier S. 1243, gibt dagegen für Anfang 1933 insgesamt nur 6488 jüdische Ärzte in Deutschland an und fügt hinzu, daß diese bei einem Gesamtbestand von 50000 Ärzten im Deutschen Reich 13% ausmachten. Die Zahl 6488 kann jedoch nicht, wie Hadrich behauptet, die *Gesamtzahl* der jüdischen Ärzte sein; vielmehr dürfte sie nur die *niedergelassenen* jüdischen Ärzte, *ohne* die beamteten und angestellten Ärzte, umfassen (so schon die Vermutung von St. Leibfried/F. Tennstedt, S. 214), während die Vergleichsgröße von 50000 zweifellos die (nur geringfügig abgerundete) Gesamtzahl *aller* Ärzte im Deutschen Reich darstellt. Die Zahl der niedergelassenen Ärzte war natürlich wesentlich niedriger und betrug z. B. 1937 37525 (vgl. den Artikel »Die Zahl der Ärzte Deutschlands und ihre Gliederung im Jahre 1937«, in: Deutsches Ärzteblatt 67, 1937, S. 903-907, hier S. 903).
Wie aus Hadrichs eigenen Aufstellungen für einzelne Landesärztekammern zu ersehen ist (vgl. die in Anm. 23 genannten Beiträge), muß man, um die Summe aus niedergelassenen und beamteten bzw. angestellten Ärzten zu ermitteln, für die beamteten und angestellten Ärzte zu der Zahl der niedergelassenen Ärzte zwischen 33 und 43% hinzurechnen. Führt man diese Rechnung durch, indem man die von Hadrich als Gesamtzahl der jüdischen Ärzte angegebene Zahl von 6488 als Zahl *nur der niedergelassenen* jüdischen Ärzte auffaßt, so erhält man

eine Gesamtzahl jüdischer Ärzte von zwischen 8629 und 9278 – Ergebnisse also, die nahe bei den Angaben der Reichsvertretung und von Adler-Rudel (s. oben) liegen. Damit ist erwiesen, daß die von Hadrich genannte Zahl der jüdischen Ärzte keineswegs die Gesamtzahl sein kann, er somit Zahlen miteinander in Beziehung gesetzt hat, die überhaupt nicht vergleichbar sind. Über die Absicht, die dieser irreführenden Angabe zugrunde gelegen haben dürfte, vgl. unten Anm. 48.

25 Vgl. dazu im einzelnen St. Leibfried/F. Tennstedt, S. 106ff. Ferner: Kommunale Gesundheitsfürsorge und sozialistische Ärztepolitik zwischen Kaiserreich und Nationalsozialismus – autobiographische, biographische und gesundheitspolitische Anmerkungen von Georg Loewenstein. Hrsg. von St. Leibfried und F. Tennstedt, 2. Aufl., Bremen 1980 (Arbeitsberichte zu verschütteten Alternativen in der Gesundheitspolitik, Nr. 3).

26 St. Leibfried, Stationen der Abwehr. Berufsverbote für Ärzte im Dritten Reich 1933-1938 und die Zerstörung des sozialen Asyls durch die organisierte Ärzteschaft des Auslands, in: Leo Baeck Institute Bulletin 62, 1982, S. 3-39, hier S. 19.

27 Hierzu grundlegend: U. D. Adam, Judenpolitik im Dritten Reich, Düsseldorf 1972, Reprint Königstein/Ts., Düsseldorf 1979, hier bes. S. 74, 158, 204, 242.

28 Eine befriedigende Gesamtdarstellung des Themas fehlt. Der vorliegende Beitrag kann nicht beanspruchen, diese Lücke zu schließen, sondern nur eine knappe Übersicht bieten. Wichtige Vorarbeiten leisteten St. Leibfried/F. Tennstedt, sowie St. Leibfried (Anm. 26). – Zur Ausschaltung in anderen Berufen vgl. z. B. H. Göppinger, Der Nationalsozialismus und die jüdischen Juristen, Villingen 1963; H. Genschel, Die Verdrängung der Juden aus der Wirtschaft im Dritten Reich, Berlin, Frankfurt/Main, Zürich 1966 (Göttinger Bausteine zur Geschichtswissenschaft, Bd. 38); V. Dahm, Die Ausschaltung der jüdischen Autoren, Verleger und Buchhändler, Frankfurt/Main 1979 (V. Dahm: Das jüdische Buch im Dritten Reich, Bd. 1).

29 Das Schwarzbuch (Anm. 1), S. 197f. und 209.

30 Ebd., S. 209 und J. Walk (Hrsg.), Das Sonderrecht für die Juden im NS-Staat. Eine Sammlung der gesetzlichen Maßnahmen und Richtlinien – Inhalt und Bedeutung, Heidelberg, Karlsruhe 1981, S. 8, Nr. 24.

31 Tagesgeschichtliche Notizen, in: Münchner Medizinische Wochenschrift 80, 1933, S. 517 (31. 3. 1933).

32 Walder, Bericht über die Sitzung des Geschäftsausschusses des Deutschen Ärztevereinsbundes am 2. April 1933, in: Deutsches Ärzteblatt 62, 1933, S. 141-143, hier S. 142. – In Thüringen, das schon seit August 1932 eine nationalsozialistische Regierung hatte, scheint die Ausschaltungspolitik gegenüber den Ärzten bereits vor der Machtergreifung im Reich eingesetzt zu haben; vgl. die Andeutungen bei C. O. Klipp, Das Gesundheitswesen im Lande Thüringen, in: Ärztliche Mitteilungen 34, 1933, S. 418. An der dazu von St. Leibfried/F. Tennstedt, S. V angeführten Stelle (Deutsches Ärzteblatt 64, 1934, S. 1135) steht darüber allerdings nichts.

33 St. Leibfried/F. Tennstedt, S. 234.

34 Vgl. Deutsches Ärzteblatt 63, 1933, S. 218 und Reichsgesetzblatt 1935, Teil I, S. 1035.

35 Vgl. dazu Das Schwarzbuch (Anm. 1), S. 93 und U. D. Adam (Anm. 27), S. 68.

36 Zum Boykott insgesamt vgl. Das Schwarzbuch (Anm. 1), S. 292-314, zum Aufruf vom 29. März ebd., S. 295-298. Ferner: Dokumentation zur Geschichte der jüdischen Bevölkerung in Rheinland-Pfalz und im Saarland von 1800 bis 1945, hrsg. von der Landesarchivverwaltung Rheinland-Pfalz in Verbindung mit dem Landesarchiv Saarbrücken. Bd. 6, Koblenz 1974, S. 15-19.

37 Das Schwarzbuch (Anm. 1), S. 298.

38 Ebd., S. 304 und 310; ein Boykott-Plakat ist S. 361 abgebildet.

39 Fürther Anzeiger vom 31. März 1933, wiedergegeben bei St. Leibfried/F. Tennstedt, S. 235.

40 Das Schwarzbuch (Anm. 1), S. 198; vgl. auch S. 322.

41 B. Vezina, Die »Gleichschaltung« der Universität Heidelberg im Zuge der nationalsozialistischen Machtergreifung, Heidelberg 1982, S. 27f. (Heidelberger Rechtswissenschaftliche Abhandlungen, N. F. Bd. 32).

42 Zitiert in: Dokumente über die Verfolgung der jüdischen Bürger in Baden-Württemberg durch das nationalsozialistische Regime 1933-1945, bearb. von P. Sauer, Bd. 1-2, Stuttgart 1966, hier Bd. 1, S. 118.

43 Reichsgesetzblatt 1933, Teil I, S. 175-177, dazu die 1. Durchführungsverordnung vom 11.4. 1933 (ebd., S. 195). Vgl. dazu im einzelnen U. D. Adam (Anm. 27), S. 51ff. und B. Vezina (Anm. 41), S. 31ff.

44 3. Durchführungsverordnung vom 6.5. 1933, in: Reichsgesetzblatt 1933, Teil I, S. 245f. Dazu vgl. am Beispiel Heidelbergs B. Vezina (Anm. 41), S. 37ff. Zur Neuformulierung des politischen Ausschlußgrundes im Ergänzungsgesetz vom 20. 7. 1933 s. oben S. 69.

45 Vgl. die Schilderung von H. A. Krebs, Wie ich aus Deutschland vertrieben wurde. Dokumente mit Kommentaren, in: Medizinhistorisches Journal 15, 1980, S. 357-377.

46 Berechnet nach B. Vezina (Anm. 41), S. 40ff.

47 Das Schwarzbuch (Anm. 1), S. 272f.

48 Nach J. Hadrich, Die nichtarischen Ärzte... (Anm. 24), S. 1245 waren von der Gesamtzahl der deutschen Ärzte (50000) 32000 = 64%, von den 6488 nichtarischen Ärzten dagegen 5308 = 82% zu den gesetzlichen Krankenkassen zugelassen. Diese Angabe trifft aber nicht zu, da Hadrich stillschweigend von einer zu niedrigen Gesamtzahl der jüdischen Ärzte ausgeht (siehe Anm. 24). Legt man eine Gesamtzahl der jüdischen Ärzte von 8000 bis 9000 zugrunde, so zeigt sich, daß von ihnen zwischen 66,35 und 59% zu den Kassen zugelassen waren, der jüdische Anteil also keineswegs überhöht war.
Hadrichs Vergleichsrechnung ergibt allerdings insofern noch kein genügend klares Bild, als in den *Gesamtzahlen* der deutschen Ärzte und der Kassenärzte die *jüdischen* Ärzte natürlich *mitenthalten* sind! Versucht man nun, wie für die

jüdischen Ärzte, so auch allein für die nichtjüdischen Ärzte den Anteil der Kassenärzte zu ermitteln, indem man von der Gesamtzahl der deutschen Ärzte (52500) die 8000-9000 jüdischen und ebenso von der Gesamtzahl der Kassenärzte (32000) die 5308 jüdischen abzieht, so lautet das Ergebnis, daß von den arischen Ärzten zwischen 60 und 61,38% zu den Kassen zugelassen waren, also *nicht weniger* als bei den jüdischen Ärzten. Der Schluß von Hadrichs Aufsatz läßt im übrigen das Motiv für seine irreführenden Rechnungen erkennen: Indem er den Anteil der Juden an den Kassenärzten *allgemein* (und nicht nur in den Großstädten!) als viel zu hoch darstellte, glaubte er, bewiesen zu haben, daß die zahlreichen Ausschlüsse jüdischer Ärzte von der Kassenpraxis berechtigt und »keine ›Barbarei‹« gewesen seien.

49 Vgl. oben S. 62.

50 J. Hadrich (Anm. 24), S. 1244f.

51 Dokumente... (Anm. 42), Teil 1, S. 131, Nr. 112.

52 Reichsgesetzblatt 1933, Teil I, S. 222f.

53 Ebd., S. 518.

54 Ebd., S. 350.

55 Vgl. zum folgenden St. Leibfried/F. Tennstedt, S. 76-98 sowie O. Karstedt, Die Durchführung der Arier- und Kommunistengesetzgebung bei den Kassen-Ärzten, -Zahnärzten usw., in: Reichsarbeitsblatt, Jg. 1934, Teil II, S. 179-183, abgedruckt bei St. Leibfried/F. Tennstedt, S. 229-233.

56 O. Karstedt (Anm. 55), S. 181 und 179.

57 Da nach J. Hadrich (Anm. 24), S. 1243 bis zum Frühjahr 1934, d.h. nach Abschluß der Einspruchsverfahren, insgesamt 1667 Ärzte die Kassenzulassung wegen nichtarischer Abstammung endgültig verloren hatten, zunächst aber auch die 265 Ärzte ausgeschlossen worden waren, deren Einspruch dann anerkannt wurde (O. Karstedt [Anm. 55], S. 181), müssen die kassenärztlichen Vereinigungen anfangs 1932 Kollegen wegen nichtarischer Abstammung ausgeschlossen haben; von diesen legten 1030 Widerspruch ein (ebd.), d.h. 53,3%. Die pauschale, durchaus zutreffende Angabe von Karstedt, daß »mindestens die Hälfte« der in erster Instanz Ausgeschlossenen Beschwerde erhob (S. 179), läßt sich aber nur für die Gruppe der nichtarischen *Ärzte* genauer bestimmen.

58 Berechnet aufgrund der Tabelle bei O. Karstedt (Anm. 55), S. 181.

59 Zitiert bei St. Leibfried/F. Tennstedt, S. 82. Vgl. dazu auch F. Goldschmidt, Meine Arbeit bei der Vertretung der Interessen der jüdischen Ärzte in Deutschland seit dem Juli 1933, hrsg. von St. Leibfried/F. Tennstedt, Bremen 1979 (Verschüttete Alternativen in der Gesundheitspolitik Nr. 2).

60 Berechnet aufgrund der Tabelle bei O. Karstedt (Anm. 55), S. 181.

61 Ebd., S. 183.

62 Ebd., S. 181.

63 J. Hadrich (Anm. 24), S. 1243, Tabelle 1, gibt den Rückgang der nichtarischen Kassenärzte bis zum Frühjahr 1934 mit 1667 an; dazu kommt die nicht bekannte, aber analog auf etwa 400 zu schätzende Zahl der wegen »kommunistischer Betätigung« ausgeschlossenen Ärzte.

64 Die Angabe der Reichsvertretung der Juden in Deutschland, wonach bis zum 30.6. 1934 bereits 600 jüdische Zahnärzte ausgeschaltet worden seien und noch 500 praktizierten (St. Leibfried/F. Tennstedt, S. 283), erscheint zu hoch, da sie einerseits der späteren Angabe der Reichsvertretung widerspricht, daß es 1935 noch 800 jüdische Zahnärzte gegeben habe (ebd., S. 290), andererseits auch der anzunehmenden Zahl der Ausschlüsse von der Kassenpraxis in Höhe von etwa 400. Diese Zahl paßt gut zu der von der Reichsvertretung selbst angesetzten ursprünglichen Gesamtzahl von 1100 jüdischen Zahnärzten (S. Adler-Rudel [Anm. 24], S. 141 nennt die Zahl 1150) sowie zu den erwähnten Angaben für 1935, die demnach zuverlässiger sein dürften als die Zahlen für 1934.

65 Die Zahlen über die Entziehung der Kassenzulassung bei S. Adler-Rudel (Anm. 24), S. 139 (3000 Ärzte) und bei St. Leibfried/F. Tennstedt, S. 80 (2800 Ärzte, 500 Zahnärzte, 200 Dentisten) sind zu hoch angesetzt und treffen allenfalls für die Ausschlüsse in erster Instanz zu.

66 J. Hadrich (Anm. 24), S. 1245, Tabelle 3.

67 St. Leibfried/F. Tennstedt, S. 80.

68 Dazu im einzelnen: Das Schwarzbuch (Anm. 1), S. 227-230 sowie St. Leibfried/F. Tennstedt, S. 100 und 241-269.

69 Ring-Blätter 2, 1933, Nr. 2, S. 3, wiedergegeben bei St. Leibfried/F. Tennstedt, S. 245.

70 Deutsches Ärzteblatt 63, 1933, S. 218; Das Schwarzbuch (Anm. 1), S. 230f.

71 Vgl. z.B. ebd., S. 224 und 238; J. Walk (Anm. 30), S. 34, Nr. 162.

72 J. Walk (Anm. 30), S. 63, Nr. 302.

73 Das Schwarzbuch (Anm. 1), S. 246.

74 Hochschulstatistisches – die Medizinerflut bleibt, in: Deutsches Ärzteblatt 62, 1933, S. 121f.

75 Reichsgesetzblatt 1933, Teil I, S. 225f.

76 Vgl. Das Schwarzbuch (Anm. 1), S. 259.

77 Zitiert ebd., S. 254f.

78 J. Walk (Anm. 30), S. 57, Nr. 272; vgl. dazu die geringfügige Modifikation im Erlaß vom 24.2. 1934 (ebd., S. 72, Nr. 348). Zu einem ähnlichen badischen Erlaß vom 13.11. 1934 vgl. ebd., S. 97, Nr. 477.

79 St. Leibfried/F. Tennstedt, S. 289.

80 Reichsministerialblatt 63, 1935, S. 65; entsprechend am 1.4. 1935 auch für die Tierärzte (ebd., S. 426).

81 Ebd. 62, 1934, S. 300f.

82 Reichsgesetzblatt, 1934, Teil I, S. 401, 403, 409.

83 Ebd. S. 401. Die gleichen Bestimmungen ergingen dann auch für Zahnärzte und Dentisten (ebd., 1935, S. 193 und 195 sowie 594f. und 600).

84 Ebd., S. 1433. Entsprechend für die Tierärzte am 3.4. 1936 (ebd. 1936, S. 347).

85 Ebd. 1935, S. 1147.

86 S. Ostrowski (Anm. 17), S. 326.

87 Vgl. dazu J. Lewy (Anm. 6), S. 17, Das Schwarzbuch (Anm. 1), S. 207f.,

Th. R. Ehrke (Anm. 10), S. 81f. und das Kapitel »Die Juden und die Unsittlichkeit«, in: Die Juden in Deutschland, hrsg. vom Institut zum Studium der Judenfrage, 6. Aufl., München 1937, S. 369-379.

88 Reichsgesetzblatt 1935, Teil I, S. 1036.

89 J. Walk (Anm. 30), S. 165, Nr. 174 (18. 6. 1936).

90 Ebd., S. 173, Nr. 216; vgl. dazu U. D. Adam (Anm. 27), S. 152, Anm. 44.

91 U. D. Adam (Anm. 27), S 168.

92 Zitiert bei St. Leibfried/F. Tennstedt, S. 106.

93 J. Walk, (Anm. 30), S. 209f., Nr. 396.

94 Deutschland-Berichte der Sozialdemokratischen Partei Deutschlands (Sopade) 1934-1940, Bd. 1-7, 2. Aufl., Frankfurt/Main 1980, hier Bd. 5, 1938, S. 181.

95 U. D. Adam (Anm. 27), S. 188.

96 Diese Zahl nennt die Reichsvertretung der Juden in Deutschland für Anfang 1938 (St. Leibfried/F. Tennstedt, S. 301), während E. van Kann, Die Zahl der Ärzte 1942 und ein Rückblick bis 1937, in: Deutsches Ärzteblatt 72, 1942, S. 300-303, hier S. 300 die wesentlich höhere, vermutlich auf den Definitionen der »Nürnberger Gesetze« beruhende Zahl von 3670 angibt.

97 Reichsgesetzblatt 1938, Teil I, S. 969. Bei der Benennung der jüdischen »Krankenbehandler« konnte sich die Reichsvertretung der Juden gegenüber der Reichsärztekammer ein Vorschlagsrecht sichern; vgl. Fr. Goldschmidt (Anm. 59), S. 63. Den jüdischen Zahnärzten, Tierärzten und Apothekern wurde die Approbation zum 1. 1. 1939 entzogen (Reichsgesetzblatt 1939, Teil I, S. 47). – Auf das inzwischen an das Deutsche Reich angeschlossene Österreich wurde die 4. Verordnung zum Reichsbürgergesetz am 9. August 1938 ausgedehnt. Zur Ausschaltungspolitik gegenüber den Ärzten in Österreich, die für den öffentlichen Bereich schon 1934, im übrigen aber erst nach dem »Anschluß« (März 1938) einsetzte, sich im Vergleich mit der schrittweisen Eskalation im Reich in einer viel kürzeren Zeitspanne abspielte und allein in Wien rund 3000 jüdische Ärzte und Zahnärzte betraf, vgl. die Hinweise bei St. Leibfried (Anm. 26), S. 37f. Anm. 55.

98 Zitiert bei M. Zelzer, Weg und Schicksal der Stuttgarter Juden, Stuttgart 1964, S. 191.

99 Vgl. dazu Th. R. Ehrke (Anm. 10), S. 86-89.

100 Vgl. St. Leibfried/F. Tennstedt, S. 302.

101 Vgl. J. Walk (Anm. 30), S. 312, Nr. 47; S. 314, Nr. 57; S. 328, Nr. 131; S. 342, Nr. 200; S. 375, Nr. 361; S. 377, Nr. 374; S. 387, Nr. 426.

102 Vgl. den Bericht von S. Hadda, Als Arzt am Jüdischen Krankenhaus zu Breslau 1906-1943, in: Jahrbuch der Schlesischen Friedrich-Wilhelms-Universität zu Breslau 17, 1972, S. 198-238, hier S. 220-233.

103 Ebd., S. 236. Nach H. G. Adler, Theresienstadt 1941-1945. Das Antlitz einer Zwangsgemeinschaft, Tübingen 1955, S. 505 betrug die Zahl der im Lager auch praktizierenden Ärzte zeitweise mehr als 600-700.

104 St. Leibfried (Anm. 26), S. 16f.

105 St. Leibfried/F. Tennstedt, S. 280.
106 Nach den Angaben der Reichsvertretung der Juden, vgl. St. Leibfried (Anm. 26), S. 11.
107 Die Zahl der Ärzte Deutschlands und ihre Gliederung im Jahre 1937 (Anm. 24), S. 906.
108 Von den 1150 jüdischen Zahnärzten im Jahre 1933 praktizierten 1935 noch etwa 800, davon 400 mit Kassenzulassung (St. Leibfried/F. Tennstedt, S. 290); im November 1936 gab es noch 750 jüdische Zahnärzte. Spätere Zahlen sind nicht mehr bekannt. Auch die Zahl der jüdischen Tierärzte, deren Lage besonders ungünstig gewesen zu sein scheint, und der jüdischen Apotheker hatte sich erheblich vermindert (S. Adler-Rudel [Anm. 24], S. 141 f.).
109 List of displaced German scholars, London 1936 (Reprint Stockholm 1975), S. 56-85 und 134-137. Die Liste enthält allerdings auch einige nicht zutreffende Eintragungen (z. B. Karl Kötschau, Louis R. Grote, Hugo Sellheim).
110 B. Vezina, (Anm. 41), S. 119.
111 G. Jaeckel, Die Charité. Die Geschichte des berühmtesten deutschen Krankenhauses, Bayreuth 1963, S. 349.
112 Eine instruktive Übersicht über gedruckte und ungedruckte Berichte von Betroffenen bieten St. Leibfried/F. Tennstedt, S. 136-140; Auszüge aus einigen der ungedruckten Berichte sind ebd., S. 141-195, weitere bei St. Leibfried (Anm. 26) wiedergegeben. Vgl. außerdem H. A. Krebs (Anm. 45) sowie K. Frankenthal. – Lebensläufe jüdischer Ärzte, die in Akten von Wiedergutmachungsverfahren enthalten sind, werden erstmals ausgewertet in der demnächst abgeschlossenen Mainzer medizinischen Dissertation von D. Blank, Die »Ausschaltung« der jüdischen Ärzte und Zahnärzte in Wiesbaden durch den Nationalsozialismus.
113 S. Adler-Rudel (Anm. 24), S. 137-139.
114 Arbeitsbericht der Reichsvertretung der Juden in Deutschland für 1934, wiedergegeben bei St. Leibfried/F. Tennstedt, S. 280 und 283.
115 Vgl. S. Adler-Rudel (Anm. 24), S. 140 f., die Berichte der Reichsvertretung der Juden (bei St. Leibfried/F. Tennstedt, S. 282-284 und 290-292) sowie den Bericht von Alexander Szanto, ebd., S. 286-288.
116 Vgl. dazu im einzelnen St. Leibfried (Anm. 26), S. 14-18 sowie zuletzt G. Baader, Politisch motivierte Emigration deutscher Ärzte, in: Berichte zur Wissenschaftsgeschichte 7, 1984, S. 67-84 und M. Hubenstorf, Österreichische Ärzteemigration 1934-1945: Zwischen neuem Tätigkeitsgebiet und organisierten Rückkehrplänen, ebd., S. 85-107. Zur Auswanderung allgemein vgl. W. Röder, Emigration nach 1933, in: Das Dritte Reich. Herrschaftsstruktur und Geschichte, hrsg. von M. Broszat und H. Möller, München 1983, S. 231 bis 247. Zur Emigration von Wissenschaftlern vgl. jetzt vor allem: International Biographical Dictionary of Central European Emigrés 1933-1945, Tl. 2: The Arts, Sciences and Literature, hrsg. von H. A. Strauss und W. Röder, Bd. 1 bis 2, München, New York, London, Paris 1983. Ferner P. Kröner (Hrsg.), Vor fünfzig Jahren. Die Emigration deutschsprachiger Wissenschaftler 1933

bis 1945, Münster 1983; sowie H. Möller, Wissenschaft in der Emigration – Quantitative und geographische Aspekte, in: Berichte zur Wissenschaftsgeschichte 7, 1984, S. 1-9.

117 St. Leibfried/F. Tennstedt, S. 303. Vgl. dazu am Beispiel Wiesbadens D. Blank (Anm. 112).

118 St. Leibfried (Anm. 26), S. 14 nimmt wohl zu Recht knapp 6000 ausgewanderte Ärzte an.

119 K. M. Pearle, Ärzteemigration nach 1933 in die USA. Der Fall New York, in: Medizinhistorisches Journal 19, 1984, S. 112-137, hier S. 113.

120 St. Leibfried (Anm. 26), S. 20.

121 S. Adler-Rudel (Anm. 24), S. 141.

122 St. Leibfried (Anm. 26), S. 38, Anm. 60.

123 Ebd., S. 21; Hinweise zur Situation in den einzelnen Auswanderungsländern ebd., S. 32-38, Anm. 40-65.

124 Zur Situation in den USA am Beispiel New Yorks. K. M. Pearle, Preventive Medicine. The Refugee Physician and the New York Medical Community 1933-1945, Bremen 1981, sowie dies. (Anm. 119).

125 Vgl. Dokumente... (Anm. 42), Bd. 1, S. 135f., Nr. 117. Die Hetze ging so weit, daß der jüdische Arzt z. B. in einem Kinderbuch des »Stürmer«-Verlags als Unmensch verteufelt wurde: Trau keinem Fuchs auf grüner Heid und keinem Jud bei seinem Eid! Ein Bilderbuch für Groß und Klein von Elvira Bauer, 3. Aufl., Nürnberg 1936.

126 S. Ostrowski (Anm. 17), S. 320.

127 Zitiert bei St. Leibfried/F. Tennstedt, S. 287. Vgl. auch Fr. Goldschmidt (Anm. 59), S. 56 und 70 sowie die Deutschland-Berichte der Sozialdemokratischen Partei (Anm. 94), Bd. 1, 1934, S. 115, insbesondere Bd. 6, 1939, S. 926f. (Bericht eines jüdischen Arztes, der bis zur »Reichskristallnacht« eine »gut frequentierte Praxis« hatte).

128 Als Beispiele für bedenkliche Vernachlässigung dieser ärztlichen Pflicht vgl. den Bericht des amerikanischen Generalkonsuls in Stuttgart vom 15. 11. 1938 in: Dokumente... (Anm. 42), Bd. 2, S. 38; ferner Dokumentation... (Anm. 36), S. 43f.

129 Deutschland-Berichte... (Anm. 94), Bd. 1, 1934, S. 115.

130 F. Hoff, Erlebnis und Besinnung, Berlin, Frankfurt/Main, Wien 1971, S. 342. Vgl. auch S. Hadda (Anm. 102), S. 232f.

131 Vgl. S. Ostrowski (Anm. 17), S. 337.

132 Ebd., S. 321.

Medizinische Fakultäten und Medizinstudenten: Eine Skizze

1 Eine partielle Ausnahme macht die mit Mängeln behaftete Arbeit von I. Mersmann, Medizinische Ausbildung im Dritten Reich, Diss. med. TH München 1978.

2 Einen Anfang für die Medizin stellt die ausgezeichnete Materialsammlung von W. Wuttke-Groneberg, Medizin im Nationalsozialismus dar.

3 Typisch für die Haltung der Mediziner: 25 Jahre Medizinische Fakultät der Universität Münster, Münster 1951, S. 32. Zur Gesamtproblematik bis jetzt M. H. Kater, Die nationalsozialistische Machtergreifung an den deutschen Hochschulen. Zum politischen Verhalten akademischer Lehrer bis 1939, in: H. J. Vogel u. a. (Hrsg.), Die Freiheit des Anderen. Festschrift für Martin Hirsch, Baden-Baden 1981, S. 49-75, insbes. S. 49; ders., The Nazi Party. A Social Profile of Members and Leaders, 1919-1945, Cambridge (Mass.) 1983, S. 97ff, 109ff, 127f., 132ff.

4 Hierzu das Beispiel Krause in E. Luther, Die Durchsetzung des faschistischen Führerprinzips an der Medizinischen Fakultät Münster, in: Wissenschaftliche Beiträge der Martin-Luther-Universität Halle-Wittenberg, 1967/1 A4, S. 113 bis 131, hier S. 115. Allgemein, siehe F. Hoff, Erlebnis und Besinnung. Erinnerungen eines Arztes, 4. Aufl., Frankfurt/Main, Berlin 1972, S. 328; und F. Kudlien, Ärzte in der Bewegung, S. 22f., 27; zu Reiter oben S. 86.

5 H. Bürger-Prinz, Ein Psychiater berichtet, München, Zürich 1973, S. 67f.; V. Schönberg, Die Geschichte der I. Medizinischen Klinik A und B an der Universität Düsseldorf von der Begründung im Jahre 1907 bis zum Jahre 1973, Diss. med. Düsseldorf 1973, S. 96.

6 W. Piechocki/W. Kaiser, Jüdische Gelehrtenschicksale 1933 bis 1945, in: Wissenschaftliche Zeitschrift der Humboldt-Universität zu Berlin, Mathematisch-naturwissenschaftliche Reihe 19, 1970, S. 383-88, hier S. 385ff.

7 Die Ermordeten waren der Dermatologe Abraham Buschke und der Internist Hermann Strauss. Vgl. 250 Jahre Charité Berlin, Berlin (Ost) o. J. (1960), S. 90ff. Siehe ferner Wagners Rede zum Reichsparteitag 1934, in: L. Conti (Hrsg.), Reden und Aufrufe. Gerhard Wagner 1888-1939, Berlin, Wien 1943, S. 79; H. Zondek, Auf festem Fuße. Erinnerungen eines jüdischen Klinikers, Stuttgart 1973, S. 162ff.

8 W. Piechocki/W. Kaiser (Anm. 6), S. 385.

9 H. Schadewaldt (Hrsg.), Von der Medizinischen Akademie zur Universität Düsseldorf 1923-1973. Festschrift anläßlich des 50jährigen Jubiläums der Gründung der Medizinischen Akademie am 13. Mai 1923, Berlin 1973, S. 68; Zitat Teilwortlaut Brief Siegert an Goebbels, 21. 4. 1933, ebd. Zur nicht eindeutigen Haltung Ferdinand Sauerbruchs in der Angelegenheit Zondek siehe H. Zondek (Anm. 7), S. 166ff.

10 Zitat W. Piechocki/W. Kaiser (Anm. 6), S. 383.

11 E. Luther (Anm. 4), S. 114f.

12 Dok. 97 in: Dokumente über die Verfolgung der jüdischen Bürger in Baden-Württemberg durch das nationalsozialistische Regime 1933-1945, hrsg. v. P. Sauer, Bd. 1, Stuttgart 1966, S. 117ff.

13 Teilwortlaut des Briefes Groh an Buhtz, 15. 11. 1935, in: A. Carmon, The Impact of the Nazi Racial Decrees on the University of Heidelberg. A Case Study, in: Yad Vashem Studies 11, 1976, S. 131-63, hier S. 149.

14 Med. Studienordnung zum 1.4. 1939, Bundesarchiv Koblenz (= BA), R 18/3764; Med. Studienordnung zum 1.10. 1944, BA, R 21/484.

15 Deutsches Ärzteblatt 66, 1936, S. 502; G. Lilienthal, Rassenhygiene im Dritten Reich. Krise und Wende, in: Medizinhistorisches Journal 14, 1979, S. 114 bis 134, hier S. 124; Georg Wildführs Erinnerung in: G. Albrecht u. W. Hartwig (Hrsg.), Ärzte. Erinnerungen, Erlebnisse, Bekenntnisse, 3. Aufl., Berlin (Ost) 1973, S. 338.

16 Deutsches Ärzteblatt 64, 1934, S. 337f.

17 Linden an Reichsinnenminister, Berlin, 14.2. 1938; Groh an Dekane u.a., Berlin, 27.1. 1939, BA, R 21/485.

18 Med. Studienordnung zum 1.4. 1939, BA, R 18/3764.

19 H. W. Kranz, Zur Entwicklung der Rassenhygienischen Institute an unseren Hochschulen, in: Ziel und Weg 9, 1939, S. 286-90, insbes. S. 287.

20 Vgl. M. H. Kater, Das »Ahnenerbe« der SS 1935-1945. Ein Beitrag zur Kulturpolitik des Dritten Reiches, Stuttgart 1974, S. 285f.; Vermerk (Reichsinnenministerium), Berlin, 15.2. 1941, BA, R 21/476.

21 Vgl. Vermerk de Crinis, Berlin, 6.3. 1944, BA, R 21/484.

22 Der Terminus »Rassenhygiene« war inzwischen durch »Rassenbiologie« ersetzt worden. Dies schloß »Erbpathologie«, »Rassenhygiene« und »Bevölkerungspolitik« mit ein: Med. Studienordnung zum 1.10. 1944, BA, R 21/484.

23 Wer ist's?, 10. Aufl., hrsg. v. Herrmann A. L. Degener, Berlin 1935, S. 877f.; Ziel und Weg 7, 1937, S. 161.

24 Ich folge hierbei vage dem in meinem Aufsatz »Machtergreifung« (Anm. 3), S. 55-61, vorgegebenen Schema.

25 F. Büchner, Pläne und Fügungen. Lebenserinnerungen eines deutschen Hochschullehrers, München, Berlin 1965, S. 55.

26 Vgl. Deutsches Ärzteblatt 66, 1936, S. 9; Schadewaldt (Anm. 9), S. 69.

27 Vgl. das Beispiel des Dozenten (später Professors) Ferdinand Hoff für 1934, in F. Hoff (Anm. 4), S. 328f.

28 Zitiert nach M. G. Steinert, Hitlers Krieg und die Deutschen. Stimmung und Haltung der deutschen Bevölkerung im Zweiten Weltkrieg, Düsseldorf, Wien 1970, S. 441.

29 Vgl. oben S. 82.

30 SA-Personalfragebogen Reiter, 21.7. 1941, Berlin Document Center (= BDC), SA-Akte Reiter.

31 B. Gebhard, In Strom und Gegenstrom 1919-1937, Wiesbaden 1976, S. 19; Korr. NSDStB-Reiter v. März 1932, Archiv der ehem. Reichsstudentenführung und des NSD-Studentenbundes, Universitätsbibliothek Würzburg (= ARW), II, 15.

32 Vgl. Der Führer, 6.11. 1932; zu dieser Unterschriftenaktion von Hochschullehrern für Hitler siehe auch oben Teil I Abschn. 1, Text bei Anm. 85.

33 Wie in Anm. 30. Reiter blieb seinen Prinzipien treu und veröffentlichte weiterhin NS-gemäße »Wissenschaft«. Siehe seinen Beitrag »Vorschläge zur Neugestaltung des Hygieneunterrichts und zur Sicherung des Nachwuchses auf dem

Gebiet der Hygiene«, in: Münchener Medizinische Wochenschrift 85, 1938, S. 16-19.

34 Zitat: Ziel und Weg 3, 1933, S. 133; dazu auch E. Hoffmann, Ringen um Vollendung. Lebenserinnerungen aus einer Wendezeit der Heilkunde 1933 bis 1946, Hannover 1949, S. 17. Personalien nach »Lebenslauf« und »Fragebogen« in BDC, SS-Akte Schittenhelm.

35 Lebenslauf Schittenhelm; Brandt an Georgi, Berlin, 12. 12. 1934, BDC, SS-Akte Schittenhelm.

36 Zitat Ortsgruppenleiter Scheide, München, 12. 1. 1939, BDC, PK Schittenhelm. Ansonsten wie in Anm. 35. Dazu auch oben Text S. 91.

37 Personalunterlagen in BDC, SS-Akte Pfannenstiel; Kater, »Ahnenerbe« (Anm. 20), S. 238, 422.

38 A. Platen-Hallermund, Die Tötung Geisteskranker in Deutschland, Frankfurt/Main 1948, S. 42, 126; H. J. Weitbrecht, Psychiatrie in der Zeit des Nationalsozialismus. Rede, gehalten am 10. Februar 1966 in der Rheinischen Friedrich-Wilhelms-Universität zu Bonn im Rahmen des Studium Universale, Bonn 1968, S. 37f.

39 F. Büchner (Anm. 25), S. 81 f.; Kater, »Ahnenerbe« (Anm. 20), S. 235 ff.

40 H. J. Weitbrecht (Anm. 38), S. 21 ff.

41 Vgl. E. Hoffmann (Anm. 34), etwa S. 14, 24, 32.

42 G. J. Giles, University Government in Nazi Germany. Hamburg, in: Minerva 16, 1978, S. 196-221, hier S. 215. Zu Degkwitz' Vergangenheit s. F. Kudlien, Ärzte in der Bewegung, S. 28, 58.

43 A. Niedermeyer, Wahn, Wissenschaft und Wahrheit. Lebenserinnerungen eines Arztes, Innsbruck 1956, S. 277-80. Zur KZ-Haft ebd. passim.

44 K. Kühn, Deutsche Mediziner im Kampf gegen den Faschismus – dargestellt an Lebensbildern antifaschistischer Ärzte, in: Kühn (Hrsg.), Ärzte an der Seite der Arbeiterklasse. Beiträge zur Geschichte des Bündnisses der deutschen Arbeiterklasse mit der medizinischen Intelligenz, Berlin (Ost) 1973, S. 212–48, hier S. 218 ff., 224; s. auch unten T. III.

45 H. Schadewaldt (Anm. 9), S. 69.

46 Deutsches Ärzteblatt 64, 1934, S. 1194 f.

47 NS-Dozentenbund an Waidmann, Graz, 12. 7. 1941, Dokumentationsarchiv des Österreichischen Widerstandes Wien, 4098; Luther (Anm. 4), passim; U. D. Adam, Hochschule und Nationalsozialismus. Die Universität Tübingen im Dritten Reich, Tübingen 1977, S. 128.

48 Dazu charakteristisch F. Büchner (Anm. 25), S. 59 ff.

49 Vgl. E. Kollath, Werner Kollath. Forscher, Arzt und Künstler. Biographie und Werk des Ernährungsforschers, München 1973, S. 106 ff.

50 Beispiel in: W. Forßmann, Selbstversuch. Erinnerungen eines Chirurgen, Düsseldorf 1972, S. 200 (die Begebenheit spielt offensichtlich 1939, nicht 1938).

51 Dazu F. Hoff (Anm. 4), S. 359 f.

52 Vgl. Vorgang de Crinis-Conti, Jan./Febr. 1943, BDC, OPG Ketterer.

53 Vermerk Conti, 26.9. 1944, BA, R 18/3809; Berufungsvorgang Max Madlener, 1943/44, BDC, PK Madlener.

54 Zu de Crinis' schillernder Persönlichkeit siehe W. Schellenberg, Aufzeichnungen. Die Memoiren des letzten Geheimdienstchefs unter Hitler, hrsg. v. G. Petersen, Wiesbaden, München 1979, S. 81 ff, 98, 357.

55 Siehe F. Hoff (Anm. 4), S. 360.

56 Vgl. Anm. 32 und U. D. Adam (Anm. 47), S. 129 ff.

57 F. Kudlien, Ärzte in der Bewegung, S. 31. Die z. T. lächerlichen Stationen dieses Weges beschreibt W. Forßmann (Anm. 50), S. 202 ff., 232.

58 Siehe oben S. 85.

59 Personalunterlagen in BDC, PK Hartmann.

60 Personalunterlagen in BDC, PK Madlener.

61 NSDAP-Zentralkartei und Personalakten, BDC, PK Bürger-Prinz; H. Bürger-Prinz (Anm. 5), S. 99-102. Ein der NS-Ideologie entsprechender Aufsatz von Bürger-Prinz ist abgedruckt bei W. Wuttke-Groneberg, Medizin im Nationalsozialismus, S. 301.

62 K. Jaspers, Heidelberger Erinnerungen, in: Heidelberger Jahrbücher 5, 1961, S. 1–10, hier S. 9.

63 Sievers an Brandt, Waischenfeld, 27. 9. 43, BDC, Research HO 45 A; M. H. Kater, »Ahnenerbe« (Anm. 20), S. 238.

64 O. Prokop/ E. Stelzer, Die Menschenexperimente des Dr. med. Heißmeyer (Medizinische und kriminalistische Erhebungen), in: Kriminalistik und forensische Wissenschaften 3, 1970, S. 76–104, etwa S. 73–76. Auch die von getöteten Auschwitzer Häftlingen stammenden Präparate des Münsteraner außerplanmäßigen Professors Johann Paul Kremer sollten dessen wissenschaftlicher Aufwertung und Beförderung dienen. Vgl. H. Langbein, ... Wir haben es getan. Selbstportraits in Tagebüchern und Briefen 1939 bis 1945, Wien 1964, S. 75–105.

65 Die Problematik medizinischer Lehrstuhlbesetzungen gegen Ende des Regimes ist dokumentiert in: Vermerk für Breuer, Berlin, 30. 7. 42; Vermerk für Berger, Berlin, 5. 11. 43; Protokoll, Dienstbesprechung der Dekane der Med. Fak. in Halle, 28. 7. 44, BA, R 21/476.

66 Vgl. etwa E. Liek, Der Arzt und seine Sendung. Gedanken eines Ketzers, 4. Aufl., München 1927.

67 Dazu H. W. Kranz, »Einkehr« und »Umkehr«, in: Ziel und Weg 4, 1934, S. 38–40; K. Kötschau, etwa S. 40.

68 Dazu Zeugnisse in H. Hartmann, Der Mut zur Verantwortung. Eine Betrachtung zum Chirurgenkongreß 1940, in: Deutsches Ärzteblatt 70, 1940, S. 169 bis 172 insbes. S. 170; F. Büchner (Anm. 25), S. 51–54; G. Albrecht/W. Hartwig (Anm. 15), S. 336.

69 L. Aschoff, Verbundenheit der Medizin mit der nationalen und übernationalen naturwissenschaftlichen Forschung, in: Deutsche Medizinische Wochenschrift 60, 1934, S. 1371–73, hier S. 1371. Ähnlich schon Ferdinand Sauerbruch, in: Bekenntnis der Professoren an den deutschen Universitäten und

Hochschulen zu Adolf Hitler und dem nationalsozialistischen Staat, Dresden o.J. (1934), S. 21. Siehe auch M. Borst, Forschung und Fortbildung, in: Ziel und Weg 7, 1937, S. 440–45, insbes. S. 443.

70 K. Kötschau, S. 40.

71 Ebd., S. 86, 88; E. G. Schenck, Wie sollen wir uns zur Schulmedizin stellen?, in: Hippokrates 1939, S. 1089–96. Dazu auch A. Haug, Neue Deutsche Heilkunde, in: Ev. Ak. Bad Boll, S. 90–116.

72 Diese und ähnliche Gedanken finden sich in: Ziel und Weg 6, 1936, S. 230–48; W. Knoll, Arzt und Hochschullehrer, ebd., S. 436–39; P. Diepgen, Die Heilkunde und der ärztliche Beruf. Eine Einführung, München, Berlin 1938, S. 21f. Vor 1936 schon W. Pfannenstiel, Gedanken über das Wertproblem in der Medizin, in: Ziel und Weg 5, 1935, S. 122–28; K. Kötschau, Zur nationalsozialistischen Revolution in der Medizin, in: Ziel und Weg 5, 1935, S. 11–14, 132–35; G. Timmer, Die Berufung des Arztes, ebd., S. 139–40.

73 Zum letztgenannten Phänomen siehe: Ziel und Weg 9, 1939, S. 197; G. Albrecht/W. Hartwig (Anm. 15), S. 337; U.D. Adam (Anm. 47), S. 172. K. Kötschau, Zur deutschen Haltung im Kriege, NSDAP Gauleitung Franken, Mitteilungen des Gauringes, Ausgabe 2/1944, 1. 2. 44, BDC, PK Kötschau.

74 A. Böttcher, Wer ist Jude?, in: Ziel und Weg 5, 1935, S. 96–98, hier S. 98.

75 B. Honolka, Die Kreuzelschreiber. Ärzte ohne Gewissen. Euthanasie im Dritten Reich, Hamburg 1961, S. 108ff.; A. Platen-Hallermund (Anm. 38), S. 14ff., 39, 126; H. Maršalek, Eine teuflische »Initiative«. Die medizinischen Versuche im Konzentrationslager Mauthausen, in: Der Widerstandskämpfer 18, 1970, Hft. 11, S. 49–52, hier S. 50f.; H. Langbein (Anm. 64), S. 75–105.

76 Vgl. M. H. Kater, Nazi Party (Anm. 3), S. 113; L. Conti, Verraten und verkauft? Streiflichter aus dem Berliner Standesleben, in: Mitteilungsblatt der Arbeitsgemeinschaft Groß-Berlin des Nationalsozialistischen Deutschen Ärztebundes 1, Sept. 1931, BA, NSD 53/2.

77 A. Götz von Olenhusen, Die »nichtarischen« Studenten an den deutschen Hochschulen. Zur nationalsozialistischen Rassenpolitik 1933–1945, in: Vierteljahrshefte für Zeitgeschichte 14, 1966, S. 175–206, hier S. 191; Starretz, Bericht der Würzburger Vorklinikerschaft über die bisherige Tätigkeit [Nov. 1933], ARW, IV, 1–31/10; H. Schadewaldt (Anm. 9), S. 68.

78 A. Götz von Olenhusen (Anm. 77), S. 184.

79 Ebd.; Ziel und Weg 5, 1935, S. 282.

80 Bericht über das Reichslager der medizinischen Fachschaft in Jena v. 23. 6. bis 25. 6. 35, ARW, II, 531; Bericht der Medizinischen Fachschaft Jena, 17. 4. 36, ARW, I, 80 g 581/2; Korr., Klinikerschaft Würzburg, 1935–37, ARW, IV, 1–31/10 (s. dazu auch im vorigen Abschn.).

81 Reichserziehungsminister an nachgeordnete Dienststellen..., Berlin, 18. 6. 36, BA, R 21/485.

82 Reichserziehungsminister an Reichsinnenminister, Berlin, 18. 2. 38, BA, R 21/485.

83 A. Götz von Olenhusen (Anm. 77), S. 199ff.; Wagner an Reichsinnenministe-

rium, München, 31. 10. 38, BA, R 21/485; M.H. Kater, Nazi Party (Anm. 3), S. 343, Anm. 184.

84 Tafeln 4 u. 11 in M.H. Kater, Studentenschaft und Rechtsradikalismus in Deutschland 1918–1933. Eine sozialgeschichtliche Studie zur Bildungskrise in der Weimarer Republik, Hamburg 1975, S. 210, 218.

85 I. Mersmann (Anm. 1), S. 46f.

86 Deutsches Ärzteblatt 64, 1934, S. 1096f., 1201.

87 Denkschrift an Reichsführer-SS. Erziehernachwuchs 1942. Abgeschlossen 15. 3. 42, BA, NS 19 Neu/1531; Ziel und Weg 7, 1937, S. 273; Das Junge Deutschland 1938, S. 480f.

88 U.D. Adam (Anm. 47), S. 158.

89 Dekan Med. Fak. Marburg an Bach, Marburg, 16. 10. 39, BA, R 21/484. Ähnliche Zustände sind dokumentiert für Kiel und Greifswald (BA, R 21/439).

90 Schätzung nach den Ziffern in Holm, Gedanken zur ärztlichen Planwirtschaft, Berlin, 12. 10. 43, BA, R 18/3809.

91 Nach dem Studium der philologisch-historischen Wissenschaften. Ziffern für SS 1931 und SS 1932 in: Statistisches Jahrbuch für das Deutsche Reich 1932 (Berlin 1932), S. 426f.; ebd. 1933 (Berlin 1933), S. 522f.

92 Reichsstudentenwerk. Mitteilungsblatt Nr. 2/39, Berlin-Charlottenburg, Januar 1939, ARW, II, 280 (Zitat); J.R. Pauwels, Women and University Studies in the Third Reich, 1933–1945, Diss. phil. York University (Canada) 1976, S. 80 ff.

93 Wie in Anm. 92; ferner: Vermerk Zschintzsch, Berlin, 31. 10. 36, BA, R 21/485.

94 Bach an Huber, Berlin, 18. 11. 39, BA, R 21/484. Zur Rolle der Frau in der NS-Ideologie M.H. Kater, Frauen in der NS-Bewegung, in: Vierteljahrshefte für Zeitgeschichte 31, 1983, S. 202–41.

95 Zum erstgenannten Sachverhalt siehe Rundschreiben Reichsstudentenwerk Nr. 63/39, Berlin-Charlottenburg, 21. 9. 39, ARW, II, 280; Fall Dr. med. Annemarie Sossinka, in: Schneider an Arbeitsamt München, 17. 9. 42 (Poststempel), BDC, PÄ Sossinka; zum letztgenannten siehe Protokoll, Dienstbesprechung der Dekane der Med. Fak. in Halle, 28. 7. 44, BA, R 21/476.

96 Korr. des Reichserziehungsministeriums über diesen Sachverhalt v. Nov. 1939 BA, R 21/484. Dazu auch oben S. 102.

97 Zitat Dok. 55 in: H. Heiber (Hrsg.), Reichsführer!... Briefe an und von Himmler, Stuttgart 1968, S. 69; Dok. v. 12. 12. 39 in: W.A. Boelcke (Hrsg.), Kriegspropaganda 1939–1941. Geheime Ministerkonferenzen im Reichspropagandaministerium, Stuttgart 1966, S. 241.

98 Zum letztgenannten Sachverhalt siehe Holm, Gedanken zur ärztlichen Planwirtschaft, Berlin, 12. 10. 43, BA, R 18/3809.

99 Cropp an die Herren Vorsitzenden..., Berlin, 2. 7. 43, BA, R 18/3764. Siehe auch Vermerk für Amtschef W, Berlin, 16. 6. 43, BA, R 2/484.

100 Bericht über die Beratung zwecks Unterbringung der Charité und der Universitätskliniken, Berlin, 27. 8. 43, BA, R 21/476.

101 Protokoll, Dienstbesprechung der Dekane der Med. Fak. in Halle, 28. 7. 44,

BA, R 21/476; Diepgen an Mitglieder des Ausschusses für die ärztliche Prüfung, Berlin, 12. 12. 44, BA, R 21/484.

102 Diepgen an Mitglieder des Ausschusses für die ärztliche Prüfung, Berlin, 5. 2. 45, BA, R 21/484.

103 Vgl. Deutsches Ärzteblatt 66, 1936, S. 502.

104 F. Kreuser, Erneuerung des Studiums der Heilkunde, in: Ziel und Weg 8, 1938, S. 373–79, hier S. 374; W. Lottmann, Die Ausbildungsdauer auf den Hochschulen. Ein Problem der Bevölkerungspolitik und Begabtenförderung, in: Das Junge Deutschland 1938, S. 413–26, hier S. 418, 420.

105 R. Ramm, Ärztliche Rechts- und Standeskunde. Der Arzt als Gesundheitserzieher, Berlin 1942, S. 33; I. Mersmann (Anm. 1), S. 95f.

106 Deutsches Ärzteblatt 69, 1939, S. 78f.; Erläuterungen zur Bestallungsordnung für Ärzte, o.J. [Sommer 1939], BA, R 18/3764; Bestallungsordnung v. 17. 7. 39, RGBl. I, S. 1273–89.

107 Vgl. die diesbezügliche Korr. des Reichsinnenministeriums (1939–40) in: BA, R 18/3764; R 21/ 484; I. Mersmann (Anm. 1), S. 120.

108 Conti an Reichsstatthalter u. a., Berlin 27. 6. 41, BA, R 18/ 3764.

109 Ärztliche Vorprüfung. Runderlaß des Reichsinnenministers v. 24. 5. 43, BA, R 18/3764.

110 Siehe oben, S. 97.

111 Bestallungsordnung v. 26. 1. 44, BA, R 18/3764.

112 Conti an Reichsstatthalter u. a., Berlin, 22. 11. 44, BA, R 18/3764.

113 I. Mersmann (Anm. 1), S. 84; Med. Studienordnung zum 1. 10. 44, BA, R 21/ 484.

114 Vereinbarung Wagner u. Stäbel, München, 26. 1. 34, ARW, I, 11 p 71.

115 Dazu Bestallungsordnung v. 17. 7. 39, RGBl. I, S. 1273–89 (Par. 16, Abs. 2,2).

116 Zum Ganzen die Korr. der Würzburger Fachschaften 1934–37, ARW, IV, 1–31/10; sowie für 1933, das Beispiel des Heidelberger Medizinstudenten Rolf Gérard in: L. Palmer, Dicke Lilli – gutes Kind, Zürich 1974, S. 89. Zum Reichsberufswettkampf zusätzlich Deutsches Ärzteblatt 67, 1937, S. 1078f.; Ziel und Weg 8, 1938, S. 413; und Liste der med. Arbeiten, in: ARW, III.

117 Studentenpressedienst, 27. 11. 37, Bl. 6, ARW, I, 20 g 670; H. Röder, Der erste Lehrgang der Reichsfachgruppe Medizin auf der Ordensburg Vogelsang, in: Ziel und Weg 7, 1937, S. 518–24, hier S. 522.

118 Vgl. dazu M.H. Kater, Nazi Party (Anm. 3), S. 97–100.

119 Med. Fachschaftsbericht Würzburg (1937), ARW, IV, 1–31/10; Berichte der einzelnen Fachschaftsleiter über die bisher geleistete Arbeit, o.J. [März 1936], ARW, I, 80 g 581/1.

120 Dazu oben, S. 97; und Eintragung v. 16.9.43, in: The Goebbels Diaries. hrsg. v. L.P. Lochner, New York 1948, S. 517.

121 Vgl. Kater, Nazi Party (s.o. Anm. 3), S. 136f.

122 Einzelheiten bei Chr. Petry, Studenten aufs Schafott. Die Weiße Rose und ihr Scheitern, München 1968, passim; s. außerdem Teil III.

123 G. Bittner, S. 1533.

124 G. Albrecht/W. Hartwig (Anm. 15), S. 434–38.

125 Vorgang 2. Studentenkompanie Jena, Juli/Aug. 1943, BA, R 21/439.

126 Briefe auszugsweise abgedruckt in: F. Büchner (Anm. 25), S. 74f.

127 Eine entsprechende Untersuchung von mir ist in Arbeit.

128 Tagebucheintragung zum 10. 2. 35 in: B. Fromm, Blood and Banquets. A Berlin Social Diary, 2. Aufl., London 1942, S. 187f.

129 Berechnungen nach Zahlen in: Ministerialblatt des Reichs- und Preußischen Ministeriums des Innern (RMBliV) 1939, Nr. 15, S. 824 gh, BA, R 18/3764.

130 G. Wagner, Volksgesundheit und Leistungsprinzip im nationalsozialistischen Staate. Die Aufhebung der Kurierfreiheit in Deutschland, in: Ziel und Weg 9, 1939, S. 137–40, hier S. 138.

131 Zitat Conti an Regierungen... u.a., Berlin, 29. 11. 40, BA, R 18/3764. Siehe auch: Dekan Med. Fak. Marburg an Bach, Marburg, 16. 10. 39; Reichserziehungsminister an Dekane... u.a., Berlin, 5. 12. 39; Unleserlich (Cropp?) an Bach, Berlin, 2. 11. 39, BA, R 21/484.

132 Stoeckel an Stadler, Berlin, 6. 3. 41, BA, R 18/3781; Guleke an de Crinis, Jena, 29. 12. 42, BA, R 21/484; Dekan Med. Fak. Wien an Reichserziehungsministerium, [Wien], 26. 6. 42, BA, R 21/476.

133 Aktenvermerk (de Crinis?), Berlin, 22. 12. 42, BA, R 21/484. Vgl. auch Dekan Med. Fak. Wien an Reichserziehungsministerium, [Wien], 26. 6. 42, BA, R 21/476.

134 Zitate nach den Briefen Gulekes an de Crinis, Jena, 29. 12. 42, und an Rostock, Jena, 30. 12. 42, BA, R 21/484.

135 Holm, Gedanken zur ärztlichen Planwirtschaft, Berlin, 12. 10.43, BA, R 18/3809; Protokoll, Dienstbesprechung der Dekane der Med. Fak. in Halle, 28. 7. 44, BA, R 21/476. Siehe auch: Vermerk für Amtschef W, Berlin, 16. 6.43, BA, R 21/484; M. Franze, Die Erlanger Studentenschaft 1918–1945, Würzburg 1972, S. 369.

136 Diepgen an Mitglieder des Ausschusses für die ärztliche Prüfung, Berlin, 5. 2. 45, BA, R 21/484.

137 Die Situation ist vorgezeichnet in Goebbels' Betrachtungen zur Lage, Eintragung zum 23. 3. 45, in: Joseph Goebbels, Tagebücher 1945. Die letzten Aufzeichnungen, Hamburg 1977, S. 359. Dazu vgl. auch den aktuellen Fall Bernbeck, in: Der Spiegel, 16. 1. 1984, S. 86 ff.

Der Nationalsozialistische Deutsche Ärztebund

1 Liebl (1874–1940) gründete im November 1923 die NSDAP-Ortsgruppe in Ingolstadt, nach Rückzug aus dem NSDÄB 1932 wurde er sein 1. Ehrenvorsitzender; vgl. F. Kudlien, Ärzte in der Bewegung, S. 27.

2 L. Conti, Entwicklung und Grundsätze des NSD-Ärztebundes, Mitteilungsblatt der Arbeitsgemeinschaft Groß-Berlin des Nationalsozialistischen Deutschen Ärztebundes 1, 1931, Nr. 2, unpaginiert; Bundesarchiv Koblenz (=

BA), NSD 53/2; Pg. Liebl Ehrenvorsitzender des NSDÄB, in: Ziel u. Weg 2, 1932, Nr. 5, S. 2, Eine Rechtfertigung, ebd. 4, 1934, S. 543f. Zur Frühgeschichte des NSDÄB siehe auch A. Zapp, S. 9ff.; E. Stähle, Geschichte des Nazionalsozialistischen Deutschen Ärztebundes e. V., Gau Württemberg-Hohenzollern, Stuttgart 1940, S. 4.

3 L. Conti (Anm. 2).

4 Informationsblatt vom 1. 9. 1930, verfaßt von Liebl; BA, Sammlung Schumacher 213.

5 L. Conti (Anm. 2), und A. Zapp, S. 21.

6 Andere Bereiche wie die weltanschauliche Schulung des ärztlichen Nachwuchses oder die ärztliche Tätigkeit in den Parteiverbänden wurden in der vorliegenden Darstellung ausgeklammert, obwohl auch ihnen politische Relevanz zukommt.

7 Th. Lang: Der Nationalsozialistische Deutsche Ärztebund, in: Nationalsozialistische Monatshefte 1, 1930, S. 38f.

8 Wahrscheinlich im September; BA, Slg. Schumacher 213.

9 Satzungen (Anm. 8), § 2

10 ebd.

11 ebd.

12 Der Geschäftsführer des NSDÄB Dr. Hans Deuschl hatte (wie schon oben mehrfach erwähnt) am 1. 11. 1931 auf der Hauptversammlung des Hartmannbundes in Leipzig prophezeit, daß an dem Tag, an dem das Hakenkreuzbanner vom Brandenburger Tor wehe, der NSDÄB die Führung der deutschen Ärzteschaft übernehmen werde: Einst und Jetzt, in: Ziel u. Weg 3, 1933, S. 36.

13 Die politischen Parteien zu den Schicksalsfragen des Ärztestandes, in: Ärztliche Mitteilungen 31, 1930, S. 844–847, hier S. 847.

14 Satzungen, § 3; Lindner, Tierarzt und Nationalsozialistischer Deutscher Ärzte-Bund, in: Ziel u. Weg 1, 1931, Nr. 1, S. 23–25, hier S. 24.

15 L. Conti, Die Arbeit in Berlin, in: ebd., S. 26; vgl. ders., Entwicklung (Anm. 2) und Organisationsbuch der NSDAP, München 1936, S. 236.

16 Siehe Th. Lang (Anm. 7), S. 38f. und L. Liebl, Nationalsozialistischer Deutscher Ärzte-Bund und ärztliche Standesorganisation, in: Ziel u. Weg 1, 1931, Nr. 1, S. 4–6.

17 Pg. Liebl. Ehrenvorsitzender des NSDÄB (Anm. 2), S. 2 und A. Zapp, S. 28.

18 Eine erste biographische Orientierung vermittelt P. Zunke, Der erste Reichsärzteführer Dr. med. Gerhard Wagner, Diss. med. Kiel 1972, S. 2ff.

19 J. v. Lang, Der Sekretär. Martin Bormann: Der Mann, der Hitler beherrschte, (Aktualisierte Ausgabe), Frankfurt/Main 1980, S. 52f. und S. 61.

20 Verhör von Dr. jur. H. Kosmehl, ehemaliger Rechtsberater der Reichsärzteführung, am 12. 3. 1947: Nürnberger Prozeß, Fall 1; BA, All. Proz. 1/LXIV, Nr. 55, S. 4477; H.-D. Röhrs, Hitlers Krankheit. Tatsachen und Legenden. Medizinische und psychische Grundlagen seines Zusammenbruchs, Neckargemünd 1966 (Zeitgeschichtl. Streitfragen, Bd. 1), S. 65 und S. 76.

21 Zur verderblichen Rolle, die Wagner in der judenfeindlichen Politik der Natio-

nalsozialisten spielte, siehe U.D. Adam, Judenpolitik im Dritten Reich (Unveränderter Nachdruck der 1. Aufl. 1972), Königstein/Ts., Düsseldorf 1979.

22 Ziel u. Weg 1, 1931, Nr. 2, S. 32. Deuschl war es, der schon vor Wagners Ära die scharfen Töne im NSDÄB anschlug; vgl. A. Zapp, S. 74–82.

23 Bekanntgabe der Beschlüsse vom 6. 12. 1931 in Ziel u. Weg 2, 1932, Nr. 1, S. 32.

24 Die ersten wurden in München und Köln konstituiert; Informationsblatt vom 1. 9. 1930.

25 E. Hamann, Gau Halle-Merseburg, in: Ziel u. Weg 1, 1931, Nr. 2, S. 25f; vgl. ders., Zehn Jahre NSD-Ärztebund im Gau Halle-Merseburg, in: Ärzteblatt f. Mitteldeutschland Jg. 1940, S. 63–66. E. Stähle, Gau Württemberg-Hohenzollern, in: Ziel u. Weg 1, 1931, Nr. 2, S. 28f. und ders., Geschichte (Anm. 2) S. 4.

26 Zu entnehmen dem Nachruf für den Gauobmann des Gaues Baden Dr. Vogel, in: Ziel u. Weg ebd., S. 1.

27 Die Arbeitsgemeinschaft Groß-Berlin existierte seit Dezember 1930: v. Stuckrad, Ärzte-Arbeit in Berlin, in: Ziel u. Weg 3, 1933, S. 63f.; L. Conti, Entwicklung (Anm. 2). Offizielles Gründungsdatum der Arbeitsgemeinschaft, das in der Folgezeit mit dem des Gaues gleichgesetzt wurde, war der 10. 1. 1931: Conti, Arbeit in Berlin (Anm. 15), S. 26.

28 Spätestens seit einer Versammlung am 22. 1. 1931 gab es einen Gau München-Oberbayern: E. Ketterer, München-Oberbayern, in: Ziel u. Weg 1, 1931, Nr. 1, S. 26f.

29 Seine erste Versammlung mit über 60 Mitgliedern hielt dieser Gau am 25. 1. 1931 ab: R. Kratz, Gau Rheinland, in: ebd., Nr. 2, S. 26.

30 Gründungsversammlung mit 130 Ärzten am 15. 2. 1931: E. Wegner, Gau Sachsen, in: ebd., S. 26–28.

31 Gründungsversammlung am 21. 2. 1931, an der 62 Ärzte, Apotheker, Tierärzte und Zahnärzte teilnahmen, von denen 24 der NSDAP angehörten: E. Bruns, Gau Hannover-Süd-Braunschweig, in: ebd., S. 26.

32 W. Groß, Braunschweig. Bericht und Sinndeutung, in: ebd. 2, 1932, Nr. 5, S. 3–8, hier S. 6.

33 Der Mann und sein Werk, in: Ziel u. Weg 8, 1938, S. 420f.

34 St. Leibfried/F. Tennstedt, S. 114.

35 Reichs-Medizinal-Kalender für Deutschland, Teil II: Ärztliches Handbuch und Ärzteverzeichnis, 54. Jg., hrsg. v. P. Wolff, Leipzig 1933, S. 483.

36 G. Schreiber, Deutsches Reich und deutsche Medizin. Studien zur Medizinalpolitik des Reiches in der Nachkriegszeit (1918–1926), Leipzig 1926, S. 1ff. Berücksichtigt werden in der vorliegenden Darstellung die sieben größten Länder.

37 Da Mecklenburg, seit 1932 von den Nationalsozialisten regiert, bereits einen politisch zuverlässigen leitenden Medizinalbeamten besaß, entfiel hier die Ernennung eines Gesundheitskommissars.

38 Lebenslauf und Amtseinführung, in: Deutsches Ärzteblatt 69, 1939, S. 324f. Zu seiner Biographie vgl. F. Tennstedt, Soziale Selbstverwaltung, Bd. 2: Ge-

schichte der Selbstverwaltung in der Krankenversicherung, Bonn 1977, S. 220, Anm. 120.

39 Münchn. Med. Wochenschr. 80, 1933, S. 517. Schultze (1894–1979) war seit Neugründung der NSDAP 1925 Mitglied. Er gehörte seit 1929 zum »engsten Kreis« um Gerhard Wagner. 1932 Landtagsabgeordneter in Bayern, 1935 Reichsdozentenführer. Zur Biographie vgl. K. Haedenkamp, Neuordnung des Gesundheitswesens in Bayern, in: Deutsches Ärzteblatt 63, 1933, S. 191 f., hier S. 192 und Bayerische Ärztezeitung Jg. 1933, S. 327f.

40 Thüringen wurde bereits seit August 1932 von den Nationalsozialisten regiert. C. O. Klipp, Das Gesundheitswesen im Lande Thüringen, in: Ärztliche Mitteilungen 34, 1933, S. 418f. Klipp, geb. 1898, wurde 1930 NSDAP-Mitglied, Ortsgruppen- und Bezirksleiter. 1933 Reichstagsabgeordneter, 1937 Stellvertreter des Reichsarztes HJ. Zur Biographie vgl. Das Deutsche Führerlexikon 1934/1935, Berlin 1934, S. 237f.

41 E. Wegner, Staatskommissar für das Gesundheitswesen in Sachsen, in: Deutsches Ärzteblatt 63, 1933, S. 33f. Wegner, geb. 1900, war 1932–1933 Mitglied des Reichstags. Zu seiner Biographie vgl. A. Seeliger, Dr. Ernst Wegner, Staatskommissar für das Gesundheitswesen Sachsens, in: Sächsisches Ärzteblatt 104, 1933, S. 202.

42 Ärztliche Mitteilungen aus u. für Baden 87, 1933, S. 97.

43 E. Stähle, Zwei Monate Staatskommissar für die Volksgesundheit in Württemberg, in: Deutsches Ärzteblatt 63, 1933, S. 34–36. Stähle (1890–1948) wurde 1927 NSDAP-Mitglied und Ortsgruppenleiter; 1933 Reichstagsabgeordneter, verantwortlich für die »Euthanasie« in Württemberg. Zu seiner Biographie vgl. E. Klee, S. 90.

44 In den untersuchten Beispielen bilden Preußen, Württemberg und Mecklenburg-Schwerin Ausnahmen. Wegner hoffte, im sächsischen Innenministerium demnächst eine »Abteilung für Volksgesundheit« einrichten zu können, und Stähle beabsichtigte in Württemberg, die Gesundheitsverwaltung in einem »Volksgesundheitsamt« zu vereinigen. Vgl. Große öffentliche Kundgebung des NSD-Ärztebundes Gau Sachsen, in: Sächsisches Ärzteblatt 104, 1933, S. 224–242, hier S. 240 und Stähle, Zwei Monate Staatskommissar (Anm. 43), S. 36. Unter der Leitung Schultzes wurde im August 1933 eine Abteilung für das Gesundheitswesen im bayerischen Innenministerium gegründet: Die neue Gesundheitsabteilung in Bayern, in: Bayerische Ärztezeitung Jg. 1933, S. 327f. Klipp übernahm im November desselben Jahres ein Gesundheits- und Wohlfahrtsamt im thüringischen Innenministerium: Korrespondenz-Blätter d. Allg. Ärztl. Vereins v. Thüringen 62, 1933, S. 201.

45 Mit der Ausnahme Preußens und Mecklenburg-Schwerins wurde sie von Verwaltungsbeamten geleitet; vgl. A. Gottstein, Das Heilwesen der Gegenwart. Gesundheitslehre und Gesundheitspolitik, Berlin 1924, S. 321.

46 M. Broszat, Der Staat Hitlers. Grundlegung und Entwicklung seiner inneren Verfassung, 6. Aufl., München 1976 (DTV-Weltgeschichte des 20. Jahrhunderts, Bd. 9), S. 92.

47 Stähle, Zwei Monate Staatskommissar (Anm. 43), S. 34.

48 Vgl. G. Wagner, Arzt und Volk im Dritten Reich, in: Deutsches Ärzteblatt 63, 1933, S. 4f.; ders., Die Reichsärzteordnung, ein Instrument nationalsozialistischer Gesundheitspolitik, in: ebd. 65, 1935, S. 1233f. Ansprache des NSDÄB-Gauobmannes Dr. Kurt Blome am 7. 5. 1933 vor den mecklenburgischen Ärzten, in: Mitteilungen d. Mecklenburg. Ärztevereinsbundes 36, 1933, S. 172 bis 175.

49 Vgl. G. Wagner, Die Aufhebung der Kurierfreiheit, in: Deutsches Ärzteblatt 63, 1933, S. 650f.

50 H.D. Röhrs (Anm. 20), S. 127.

51 Das Erwachen in der Ärzteschaft, in: Ziel u. Weg 3, 1933, S. 36–41, hier S. 39 bis 41; vgl. A. Zapp, S. 91 ff.

52 G. Wagner, Arzt und Volk (Anm. 48), S. 4.

53 Hinter den Anfeindungen stand L. Conti; siehe seinen Brief an Ministerialrat Hall vom 12. 7. 1934 und dazu P. Zunke (Anm. 18), S. 119f.

54 Verfügungen des Kommissars der ärztlichen Spitzenverbände Dr. Wagner; in: Ärztliche Mitteilungen 34, 1933, S. 395f.

55 Ärztliche Mitteilungen aus u. für Baden 87, 1933, S. 81.

56 Siehe Anm. 63.

57 Siehe Anm. 65, 66, 67.

58 Korrespondenz-Blätter d. Allg. Ärztl. Vereins v. Thüringen 62, 1933, S. 93.

59 Sächsisches Ärzteblatt 104, 1933, S. 143.

60 Mitteilungen d. Mecklenburg. Ärztevereinsbundes 36, 1933, S. 136–138 und S. 153–156. Blome (1894–1969) trat 1922 der NSDAP bei. 1924 Landtagsabgeordneter in Mecklenburg-Schwerin, 1931 Aufnahme in die SA, 1935 Beauftragter des Reichsärzteführers für das ärztliche Fortbildungswesen, 1939 stellvertretender Leiter des NSDÄB und des Hauptamtes für Volksgesundheit der NSDAP sowie stellvertretender Reichsärzteführer; vgl. W. Wuttke-Groneberg, S. 387, Anm. 25.

61 Bayerische Ärztezeitung 36, 1933, S. 209.

62 Siehe die Namensliste in den Verfügungen des Kommissars der ärztlichen Spitzenverbände Dr. Wagner (Anm. 54), S. 395f.

63 Münchener Medizin. Wochenschr. 80, 1933, S. 552. Es ist ungewiß, ob Conti eigenmächtig handelte. Jedenfalls hat Wagner Claus in seiner Verfügung vom Mai als Vertreter ebenso anerkannt wie Schütz, der von der badischen Regierung ernannt worden war. Siehe Anm. 62.

64 Vossische Zeitung v. 8. 4. 1933. Zitiert nach: Das Schwarzbuch. Tatsachen und Dokumente. Die Lage der Juden in Deutschland 1933, hrsg. v. Comité des Délégations Juives, Paris 1934 (Nachdruck Frankfurt a.M., Berlin, Wien 1983), S. 206.

65 Medizinisches Korrespondenzblatt für Württemberg 103, 1933, S. 151.

66 E. Stähle, Zwei Monate Staatskommissar (Anm. 43), S. 34.

67 Medizinisches Korrespondenzblatt für Württemberg 103, 1933, S. 187 und S. 211–213.

68 Korrespondenz-Blätter d. Allg. Ärztl. Vereins v. Thüringen 62, 1933, S. 92 bis 94.
69 Medizinisches Korrespondenzblatt für Württemberg 103, 1933, S. 255.
70 K. Haedenkamp, Umbau des ärztlichen Standes, in: Ärztliche Mitteilungen 34, 1933, S. 396 f., hier S. 397.
71 Bekanntmachung des Beauftragten des Reichskommissars der ärztlichen Spitzenverbände, in: Sächsisches Ärzteblatt 104, 1933, S. 471 f.
72 Mitteilungen d. Mecklenburg. Ärztevereinsbundes 36, 1933, S. 178 f. und S. 193.
73 G. Wagner, Arzt und Volk (Anm. 48), S. 4.
74 Der Freistaat Sachsen nicht mitgezählt, weil er keine zentrale Landeskammer besaß.
75 Bayerische Ärztezeitung 36, 1933, S. 159.
76 Mitteilungen d. Mecklenburg. Ärztevereinsbundes 36, 1933, S. 157.
77 Ärztliche Mitteilungen 34, 1933, S. 403 und S. 418.
78 Ärztliche Mitteilungen aus u. für Baden 87, 1933, S. 81 und S. 97.
79 Medizinisches Korrespondenzblatt für Württemberg 103, 1933, S. 176 und S. 303.
80 Ärzteblatt für Hessen, Jg. 1934, S. 18.
81 In der Berliner Ärztekammer, die noch einige Zeit weiterbestand, verloren die jüdischen Vorstandsmitglieder am 28. März 1933 ihre Posten. Sie traten nicht freiwillig zurück, sondern warteten, »bis man über ihre Funktion hinwegging«. Das Schwarzbuch (Anm. 64), S. 206.
82 Vgl. die Ansprache K. Blomes am 7. 5. 1933 (Anm. 48), S. 172–175 und Dr. G. Wagner über das Gesundheitswesen im Dritten Reich, in: Deutsches Ärzteblatt 64, 1934, S. 583–587, hier S. 586. Im Juni 1933 hatte der NSDÄB einen Entwurf zur Reichsärzteordnung vorgelegt; siehe H. Knüpling, Untersuchungen zur Vorgeschichte der Deutschen Ärzteordnung von 1935, Diss. med. Berlin 1965, S. 43 ff.
83 Verfügung des Reichsführers der Kassenärztlichen Vereinigung Deutschlands vom 2. 11. 1933, in: Mitteilungen d. Mecklenburg. Ärztevereinsbundes 36, 1933, S. 402.
84 Er hatte im Juni 1933 Schütz als Beauftragten Wagners für die ärztlichen Spitzenverbände abgelöst: Ärztliche Mitteilungen aus u. für Baden 87, 1933, S. 191 f.
85 Mit Ausnahme des staatlichen Gesundheitswesens. Siehe Anm. 37.
86 Allerdings war Dumas Wagners Beauftragter für die ärztlichen Spitzenverbände in Sachsen.
87 Münchener Medizin. Wochenschr. 80, 1933, S. 1158. Verfügung des Reichsführers der Kassenärztlichen Vereinigung Deutschlands vom 2. 11. 1933, S. 402; siehe R. Ellersdorfer, Auswirkungen der Machtergreifung des Nationalsozialismus auf das Gesundheitswesen in Deutschland im Spiegel der »Münchener Neuesten Nachrichten« von 1933 bis 1938, Diss. med. München 1977, S. 69.

88 Ziel u. Weg 3, 1933, S. 489.

89 Vgl. den Bericht: Große öffentliche Kundgebung des NSD-Ärztebundes, Gau Sachsen, in: Sächsisches Ärzteblatt 104, 1933, S. 224–242. Der Gau zählte am 30. 1. 1933 350 Mitglieder und im Oktober desselben Jahres 1100 (ebd. S. 450).

90 Der Mann und sein Werk (Anm. 33), S. 420.

91 Sächsisches Ärzteblatt 104, 1933, S. 450.

92 Partei-Statistik, Bd. 3, München 1935, S. 59.

93 Der Mann und sein Werk (Anm. 33), S. 420.

94 Aktenvermerk vom 10. 2. 1943 über eine Besprechung zwischen Vertretern der Parteikanzlei, des Reichsschatzmeisters der NSDAP und des Hauptamtes für Volksgesundheit der NSDAP/NSDÄB am 9. 2. 1943. BA, Slg. Schumacher 213.

95 Medizinisches Korrespondenzblatt für Württemberg 103, 1933, S. 422.

96 Reichs-Medizinal-Kalender für Deutschland, Teil II: Ärztliches Handbuch und Ärzteverzeichnis, 56. Jg., hrsg. v. J. Hadrich und H. Dornedden, Leipzig 1935, S. 76*.

97 Die Zahl bezieht sich auf das Jahr 1939 vor Kriegsausbruch, da seinerzeit für 1938 keine Statistik erhoben wurde. Sie berücksichtigt nur das Altreich, ohne die »Ostmark« (Österreich) und den »Sudetengau«; siehe E. v. Kann, Die Zahl der Ärzte und ihre Gliederung im Jahre 1939, in: Deutsches Ärzteblatt 70, 1940, S. 283–286, hier S. 283.

97a Berechnet nach Stähle, Geschichte (Anm. 2) S. 19.

98 Zum einen wird die unbekannte Zahl an Tierärzten und Apothekern dadurch relativiert, daß nicht jeder ärztliche Parteigenosse Mitglied des NSDÄB war. Zum anderen können exakte Zahlen, die Mitte 1936 von der Reichsärztekammer ermittelt wurden, für acht Kammerbezirke (Baden, Bayern, Hessen-Nassau, Kurhessen, Sachsen, Sachsen-Anhalt, Thüringen und Württemberg), die über ein Drittel der deutschen Ärzteschaft (ohne Zahnärzte) repräsentieren, herangezogen werden. Demnach besaßen in diesen acht Kammerbezirken 33% der Ärzte das Parteibuch der NSDAP, eine Zahl, die gut mit den für 1935 und 1938 ermittelten Werten korrespondiert. Berechnet nach den Angaben bei J. Hadrich, Die Ärztekammer Bayern im Spiegel der Statistik, in: Ärzteblatt f. Bayern 4, 1937, S. 186–188; ders., Die Ärztekammern für Hessen-Nassau und Kurhessen in der Statistik, in: Ärzteblatt f. Hessen-Nassau u. Kurhessen Jg. 1937, S. 101 u. S. 115 f.; ders., Die Ärztekammer Sachsen-Anhalt in Zahlen, in: Ärzteblatt f. Sachsen Jg. 1937, S. 96 f; ders., Die Ärztekammern Sachsen und Thüringen im Spiegel der Statistik, in: ebd., S. 109–111; ders., Zur Statistik der Ärztekammern Baden und Württemberg, in: Ärzteblatt f. Württemberg u. Baden 4, 1937, S. 107–109.

99 Große öffentliche Kundgebung des NSD-Ärztebundes, Gau Sachsen (Anm. 89), S. 226.

100 Vom neuen Aufbau, in: Ziel u. Weg 3, 1933, S. 79; vgl. A. Zapp, S. 157.

101 P. Zunke (Anm. 18), S. 26–29.

102 Sie trat an die Stelle der ärztlichen Spitzenverbände und der Landesärztekam-

mern, die nun aufgelöst wurden. Damit hatte die Gleichschaltung erst ihren eigentlichen Abschluß gefunden; vgl. P. Zunke (Anm. 18), S. 33 f. und A. Zapp, S. 102 f.

103 Im Auftrag des Stellvertreters des Führers R. Heß hatte er die nominelle Aufsicht über das »Rassenpolitische Amt«. Er war Leiter des »Amtes für Volksgesundheit« und der Reichsärztekammer.

104 Der Leiter des »Rassenpolitischen Amtes« Dr. Walter Groß stammte aus der Reichsleitung des NSDÄB. Dieser war dem »Amt«, später »Hauptamt für Volksgesundheit« angeschlossen. Führungspositionen des »Hauptamtes für Volksgesundheit« und des NSDÄB wurden in Personalunion besetzt: Organisationsbuch der NSDAP (Anm. 15), S. 238.

105 A. Zapp, S. 41.

106 Vom neuen Aufbau (Anm. 100), S. 78.

107 Anordnung des Stellvertreters des Führers vom 19. 11. 1933, in: Ziel u. Weg 3, 1933, S. 605.

108 Ausführungen Wagners in K. Haedenkamp, Arbeitstagung des Sachverständigenbeirats für Volksgesundheit, I, in: Deutsches Ärzteblatt 64, 1934, S. 253 bis 261, hier S. 254. F. Bartels, Die Gesundheitsführung des deutschen Volkes, in: ebd. 66, 1936, S. 334–336, hier S. 334.

109 Siehe G. Wagner, Arzt und Volk (Anm. 48), S. 4. Wenn Wagner noch 1936 auf einer Versammlung des NSDÄB, Gau Ostpreußen, behauptete, daß durch die Liquidierung der ärztlichen Standesverbände im Zuge der Gründung der Reichsärztekammer der Führungsanspruch des NSDÄB »eindeutig festgelegt« sei, versuchte er seine Zuhörer darüber hinwegzutäuschen, daß der Bund als geschlossener Verband schon längst keinen Machtfaktor im nationalsozialistischen Herrschaftssystem mehr darstellte. Seine führenden Mitglieder handelten nicht als Interessenvertreter des Bundes, sondern als Inhaber der neuen Ämter in Partei oder Staat, die politisch unabhängig vom NSDÄB waren; siehe P.E. Rings, Gautagung des NSD-Ärztebundes Ostpreußen, in: Deutsches Ärzteblatt 66, 1936, S. 597–599, hier S. 599.

110 Auch die Satzungsänderungen vom 5. 3. 1934 und 15. 1. 1935 waren dafür ein Symptom: Danach war der NSDÄB nur noch Berater der Parteileitung. Er wurde in Personalunion vom »Amt für Volksgesundheit« »betreut«. Alleiniger Vorstand war der von Hitler ernannte Leiter des »Amtes für Volksgesundheit«. Mit dem Wahlprinzip, das nominell noch Geltung besessen hatte, wurde die Mitgliederversammlung abgeschafft. Statt ihrer war eine Vertreterversammlung vorgesehen, zu der nur die Gauobmänner zugelassen waren. An ihre »Stellungnahme« war aber der Leiter nicht gebunden. Angesichts des Führerprinzips legte man also keinen Wert mehr auf den Zusammenhalt der Mitglieder und verzichtete auch auf den propagandistischen Effekt der als »Reichstagungen« abgehaltenen Mitgliederversammlungen. Die Satzungen sind abgedruckt in Ziel u. Weg 4, 1934, S. 189–191 und ebd. 5, 1935, S. 52–54.

111 W. Groß: Ein Jahr nationalsozialistischer Aufbau im Gesundheitswesen, in: ebd., 4, 1934, S. 193–198, hier S. 193.

112 A. Zapp, S. 41 ff.

113 Verhör von Kurt Blome am 13. 3. 1947. Nürnberger Prozeß, Fall 1. BA, All. Proz. 1/LXIV, Nr. 56, S. 4533. Verhör von Kurt Blome am 2. 10. 1946. Nürnberger Prozeß, Fall 1. BA, All. Proz. 2/Interrogations Roll No 7, S. 8 f.

114 Dr. Wagner über das Gesundheitswesen im Dritten Reich, in: Deutsches Ärzteblatt 64, 1934, S. 583–587, hier S. 586; G. Wagner, Gesundheitsdienst der Partei und des Staates, in: ebd. S. 757 f; P. E. Rings (Anm. 109), S. 598 f.

115 Welche weitreichende Stellung Heß seinem »Vertrauensmann« einräumte, ist daran ersichtlich, daß Wagner in seiner neuen Eigenschaft nicht nur den Aufbau des »Amtes für Volksgesundheit« in die Wege leitete, die Aufsicht über das »Rassenpolitische Amt« und das »Amt für Sippenforschung« der NSDAP führte, sondern auch die »Nürnberger Gesetze« ausarbeitete.

116 Der Stellvertreter des Führers hatte die Gründung des Amtes verfügt und Wagner als seinem »Vertrauensmann« die Leitung übertragen, der sich seitdem »Reichsärzteführer« nannte; vgl. P. Zunke (Anm. 18), S. 27 f.

117 Lebenslauf und Amtseinführung (Anm. 38), S. 324 f.

118 L. Conti wurde 1933 Ministerialrat im preußischen Innenministerium, 1934 preußischer Staatsrat und 1936 Stadtmedizinalrat von Berlin.

119 Durch vertrauliche Mitteilungen an Hitler hatte Conti 1930 eine drohende Revolte des Berliner SA-Führers Walter Stennes verhindert: H. Höhne, Der Orden unter dem Totenkopf. Die Geschichte der SS, Frankfurt/Main 1969, S. 69. Außerdem hatte er sich als »Hilfskassen«-Arzt durch rigorose Beschränkung der Versicherungsleistungen bei den SA-Kämpfern unbeliebt gemacht: J. v. Lang (Anm. 19), S. 61 f.

120 H.-D. Röhrs (Anm. 20), S. 127.

121 Verhör von Herbert Kosmehl am 12. 3. 1947 (Anm. 20), S. 4440.

122 Anlaß soll gewesen sein, daß Gütt eine jüdische Großmutter verschwiegen habe. Verhör von Kurt Blome am 5. 12. 1946. BA, All. Proz. 2/Interrogations Roll No 7, S. 4. Im selben Jahr hatte Conti Haedenkamp entlassen: W. Wuttke-Groneberg, S. 399, Anm. 220.

123 Verhör von H. Kosmehl am 12. 3. 1947 (Anm. 20), S. 4451 und S. 4470; vgl. F. Tennstedt (Anm. 38), S. 221 f.

124 Stimme von der Front, in: Deutsches Ärzteblatt 71, 1941, S. 387–390, hier S. 388.

125 Verhör von H. Kosmehl am 12. 3. 1947 (Anm. 20), S. 4451. Blome zum Jahresbeginn 1942: Es »sei jetzt der Augenblick da, klipp und klar zu erklären, daß eine solche Verbeamtung oder Versozialisierung des Ärztestandes niemals in Frage kommen und daß wohl auch niemand mehr einen solchen Gedanken ernsthaft vertreten könne«: Aktuelle ärztliche Fragen. Eine Rede des stellvertretenden Reichsärzteführers vor der Münchener Ärzteschaft, in: Deutsches Ärzteblatt 72, 1942, S. 2 f., hier S. 2.

126 Schreiben Leys an Heß vom 14. 3. 1941. BA, Slg. Schumacher 212. Bormann teilte in seiner Antwort an Ley vom 24. 3. 1941 mit, daß der Stellvertreter des Führers Conti als Leiter des NSDÄB behalten wolle, da eine Trennung der

Ämter von Reichsgesundheitsführer und Reichsärzteführer »sehr viel unnötige Komplikationen« zur Folge hätte. BA, Slg. Schumacher 213.

127 Siehe z. B. das Schreiben Bormanns an Conti vom 27. 9. 1943. BA, R 18/3810. Vgl. H. D. Röhrs (Anm. 20), S. 127f.

128 Verhör von H. Kosmehl am 12. 3. 1947 (Anm. 20), S. 4484f. Immer wieder beklagte Conti in den Jahren 1942/43, daß er seit seiner Ernennung zum Staatssekretär nicht mehr von Hitler empfangen worden sei: BA, R 18/3810, vgl. H.-D. Röhrs (Anm. 20), S. 87. Am 12. 5. 1943 durfte er an einem Tischgespräch seines Führers teilnehmen. Doch Hitler zeigte keinerlei Interesse an seinem Reichsgesundheitsführer: Gesprächsnotizen Contis BA, R 18/3811.

129 Bekanntmachung des NSDÄB, in: Die Gesundheitsführung. Ziel u. Weg 13, 1943, S. 79. Aktenvermerk vom 17. 2. 1943 über eine Besprechung zwischen der Parteikanzlei, dem Reichsschatzmeister und dem »Hauptamt für Volksgesundheit«/NSDÄB: BA, Slg. Schumacher 213.

Die Führerschule der deutschen Ärzteschaft

1 Deutsches Ärzteblatt 66, 1936, S. 26.

2 Vgl. Deutsches Ärzteblatt 65, 1935, S. 555–561.

3 K. Blome, Rückblick und Ausblick unserer ärztlichen Fortbildung und Schulung, in: Deutsches Ärzteblatt 67, 1937, S. 10.

4 Deutsches Ärzteblatt 64, 1934, S. 1018.

5 St. Leibfried/F. Tennstedt, S. 82, Anm. 100.

6 Deutsches Ärzteblatt 64, 1934, S. 1018.

7 Volks-Gesundheits-Wacht 1935, H. 13, S. 4.

8 ebd., S. 5.

9 ebd.

10 Vgl. hierzu z. B. W. Bockhacker, Der deutsche Arzt als Gesundheitsführer, in: Deutsches Ärzteblatt 68, 1938, S. 115.

11 Deutsches Ärzteblatt 68, 1938, S. 510.

12 Vgl. hierzu A. Haug, Neue Deutsche Heilkunde, in: Medizin im Nationalsozialismus, S. 90–116.

13 Volks-Gesundheits-Wacht 1935, H. 13, S. 3.

14 Deutsches Ärzteblatt 68, 1938, S. 509.

15 Vgl. F. Simhandl, Ostmärker in Alt-Rehse, in: Deutsches Ärzteblatt 68, 1938, S. 677.

16 Deutsches Ärzteblatt 66, 1936, S. 8.

17 Volks-Gesundheits-Wacht 1935, H. 13, S. 5.

18 G. Zaeper, Wir erlebten Alt-Rehse. Dritter Jungärztelehrgang im Oktober 1936, in: Deutsches Ärzteblatt 67, 1937, S. 35f.

19 Vgl. E. H. Gursky, Jungärzte in Alt-Rehse, in: Deutsches Ärzteblatt 66, 1936, S. 480.

20 Deutsches Ärzteblatt 66, 1936, S. 623.
21 H. Grote, Die ärztliche Fortbildung in ihren Beziehungen zur Reichsärztekammer und Kassenärztlichen Vereinigung Deutschlands, in: Deutsches Ärzteblatt 67, 1937, S. 29.
22 Blome, Rückblick (Anm. 3), S. 11.
23 Vgl. St. Leibfried: Stationen der Abwehr. Berufsverbote für Ärzte im Deutschen Reich 1933–1938 und die Zerstörung des sozialen Asyls durch die organisierten Ärzteschaften des Auslands, in: Leo Baeck Institute Bulletin 62, 1982, S. 9–13 (sowie oben Abschn. 1).
24 Vgl. hierzu G. Wagner, Die Reichsärzteordnung, ein Instrument nationalsozialistischer Gesundheitspolitik, in: Deutsches Ärzteblatt 66, 1936, S. 2–4.
25 Zit. nach R. Dingeldey, Die Schulung des Nachwuchses, in: Der Jungarzt 1937, H. 1, S. 16.
26 Vgl. A. Zapp, S. 107.
27 H. Deuschl, Auslandsbesuche in Alt-Rehse, in: Deutsches Ärzteblatt 67, 1937, S. 31.
28 ebd.
29 Vgl. Deutsches Ärzteblatt 71, 1941, S. 114f.
30 Vgl. St. Leibfried/F. Tennstedt, S. 82, Anm. 100.
31 Die »Führerschule der deutschen Ärzteschaft« in Alt-Rehse war »Reichsschule des NSD-Ärztebundes«; über den NSDÄB existieren jedoch in bundesdeutschen Archiven ebenfalls nur noch geringe Restbestände ungedruckter Quellenmaterialien.
32 L. Heidepriem, Der erste Ärztinnenlehrgang in Alt-Rehse, in: Deutsches Ärzteblatt 66, 1936, S. 1057.

Der Lehrstuhl für Biologische Medizin in Jena

1 So forderte beispielsweise der »Deutsche Bund der Vereine für naturgemäße Lebens- und Heilweise« (Prießnitzbund) seit 1903 immer wieder die Errichtung von Lehrstühlen für Naturheilkunde an den deutschen Universitäten. Vgl. Festschrift zum 40jährigen Bestehen des Deutschen Bundes der Vereine für naturgem. Lebens- und Heilweise (Naturheilkunde) e.V., Berlin 1929, S. 58–73, 81–83.
2 Vgl. ebd., S. 83.
3 Der Senat der medizinischen Fakultät legte öffentlich Beschwerde gegen die Berufung Kleins ein; vgl. Festschrift a. a. O., S. 83. Zuvor hatte die Fakultät versucht, durch Präsentation von schulmedizinischen Gegenkandidaten die Berufung eines Naturarztes zu verhindern; vgl. W. Heese, Zwischen »Schulmedizin« und Naturheilkunde: Emil Abderhalden (1877–1950) als Abgeordneter in der Verfassunggebenden Preußischen Landesversammlung, Leopoldine (Reihe 3) 24, 1978, S. 153, 171 mit Anm. 108 und 109.
4 Emil Klein (1873–1950) kam aus der Arbeit des »Deutschen Bundes der

Vereine für naturgemäße Lebens- und Heilweise«, also aus der Tradition der »reinen« Naturheillehre im Anschluß an Prießnitz.

5 Vgl. Festschrift (Anm. 1), S. 83.

6 Zit. nach F. Hube, Offizielle Medizin und Naturheilverfahren in früherer Zeit, in: Naturärztliche Rundschau 6, 1934, S. 91.

7 Vgl. ebd., S. 91 f.

8 Unveröffentlichte Notiz von Friedrich Asbeck, einem Aktivisten der deutschen Lebensreformbewegung.

9 Vgl. Naturärztliche Rundschau 6, 1934, S. 249; K. Kötschau: Autobiographie, in: F. Asbeck, Naturmedizin in Lebensbildern, Leer 1977, S. 4.

10 Zu Kötschau insgesamt vgl. das Kapitel »Die Rolle Karl Kötschaus und seiner Biologischen Medizin« in: A. Haug, Reichsarbeitsgemeinschaft, S. 76 ff.

11 Vgl. K. Kötschau, Rückblick, in: Erfahrungsheilkunde 1977, H. 1, S. 4.

12 Persönliche Mitteilung des engsten Vertrauten Kötschaus in den dreißiger Jahren, Dr. Joseph Ruppert, an den Verfasser vom 25. August 1982.

13 So der programmatische Titel eines vielgelesenen Buches aus dem Jahr 1936, in dem diese und weitere Aufsätze und Vorträge abgedruckt sind (siehe Verzeichnis abgekürzt zitierter Literatur).

14 K. Kötschau, Umbruch, S. 92.

15 Ebd., S. 38.

16 Ebd., S. 39.

17 Ebd., S. 39 f.

18 Ebd., S. 40.

19 Ebd., S. 40.

20 Ebd., S. 43.

21 W. R. Krabbe, Gesellschaftsveränderung durch Lebensreform. Strukturmerkmale einer sozialreformerischen Bewegung im Deutschland der Industrialisierungsperiode, Göttingen 1974, S. 157.

22 Vgl. G. Baader, Zur Ideologie des Sozialdarwinismus, in: G. Baader/U. Schultz, S. 43–48.

23 So der ehemalige Oberarzt an der Naturheilklinik des Rudolf Heß-Krankenhauses, Dr. Lothar Strassburg, in einem persönlichen Gespräch mit dem Verfasser am 13. 3. 1981.

24 Vgl. hierzu insgesamt: Haug, Reichsarbeitsgemeinschaft.

25 Die »Deutsche Psychotherapie« sollte anstelle der verfemten Psychoanalyse Freuds und seiner Schüler eine aufbauende »Seelenführung« der deutschen »Volksgenossen« betreiben: Die »Tüchtigkeit« wurde als wesentlichstes Ziel betrachtet, dem Kranken sollte die »rechte Einstellung zum Leben« wiedergegeben werden. Näheres bei G. Zapp, Psychoanalyse und Nationalsozialismus, med. Diss. Kiel 1980.

26 Vgl. Deutsches Ärzteblatt 65, 1935, S. 538.

27 Kötschau, Rückblick (s. Anm. 11), S. 5.

28 Als Begründer des Holismus gilt der südafrikanische General und Politiker Jan Christiaan Smuts (1870–1950), dessen 1926 erschienenes philosophisches

Hauptwerk den Titel »Holism and evolution« trägt. Hauptvertreter des Holismus in Deutschland war Adolf Meyer (-Abich), mit dem Kötschau gemeinsam das Buch »Theoretische Grundlagen zum Aufbau einer biologischen Medizin«, Dresden, Leipzig 1936 verfaßte.

29 Der Beauftragte des Führers für die Überwachung der gesamten geistigen und weltanschaulichen Erziehung der NSDAP: Mitteilungen zur weltanschaulichen Lage. Vertraulich. Nr. 41/2. Jahr, 27. November 1936. Abschrift im Staatsarchiv Nürnberg. Signatur: KV-Prozeß, Fall 1/Nr. 06. (Abgedruckt in: Volk und Gesundheit. Heilen und Vernichten im Nationalsozialismus, hrsg. von der Projektgruppe »Volk und Gesundheit«, Tübingen 1982, S. 40).

30 Ebd., S. 43.

31 Ebd., S. 42.

32 Vgl. W. Hofer (Hrsg.), Der Nationalsozialismus. Dokumente 1933–1945, Frankfurt/Main 1977, S. 84 ff. (Dok. 43).

33 Vgl. F. Sauerbruch, Festansprache auf der 94. Tagung der Gesellschaft Deutscher Naturforscher und Ärzte, in: Verhandlungen der Gesellschaft Deutscher Naturforscher und Ärzte 94, Berlin 1937, S. V–XI.

34 Vgl. L. Strassburg, Geschichte der Naturheilkunde im Selbsterlebnis (3. Fortsetzung), in: Der Naturarzt 101, 1979, S. 19.

35 Julius Streicher (1884–1946), als Herausgeber des Blattes »Der Stürmer« einer der führenden antisemitischen Hetzer, war nach dem Machtantritt der Nationalsozialisten zunächst gesundheitspolitisch sehr aktiv. So gab er ab 1933 die Zeitschrift »Deutsche Volksgesundheit aus Blut und Boden« heraus, die jedoch – vor allem wegen ihrer radikalen Impfgegnerschaft und ihren Attacken gegen die Ärzte – wiederholt zum Gegenstand heftiger Kontroversen, und 1935 schließlich eingestellt wurde. Im Umkreis dieser Zeitschrift gab es Überlegungen, Streicher – gestützt auf die deutsche Volksheilbewegung, in der er teilweise recht populär war – ein zukünftiges Reichsgesundheitsministerium zu übertragen. Diese Pläne blieben jedoch Hirngespinste: Eine Gesundheitspolitik gegen die »Schul«-Ärzte erschien der NS-Führung zu keinem Zeitpunkt opportun.

36 Vgl. hierzu auch: A. Haug, Die »Synthese« von Schulmedizin und Naturheilkunde im Nationalsozialismus, in: M. Brinkmann/M. Franz (Hrsg.), Nachtschatten im weißen Land. Betrachtungen zu alten und neuen Heilsystemen, Berlin 1982, S. 115–125.

37 H. Bottenberg, Wozu noch Biologische Medizin, in: Hippokrates 8, 1937, S. 658.

38 M. Vollkommer, Muß die Krise in der Medizin unbedingt weiter bestehen? in: Hippokrates 13, 1942, S. 466.

39 Vgl. K. Kötschau, Autobiographie (Anm. 9).

40 Vgl. G. Jungmann, Von der Fürsorge zur Vorsorge, in: Deutsches Ärzteblatt 69, 1972, S. 832.

41 Brockhaus Enzyklopädie, Bd. 10, Wiesbaden 1970, S. 546.

42 K. Kötschau, Naturmedizin – Neue Wege, Leer 1978, S. 42 f.

Das Rudolf-Heß-Krankenhaus in Dresden

1 Vgl. Deutsches Ärzteblatt 64, 1934, S. 605–608.

2 Ebd., S. 605.

3 Ebd., S. 606.

4 Ebd.

5 Vgl. Deutsche Zeitschrift für Homöopathie 15, 1936, S. 142; Deutsches Ärzteblatt 67, 1937, S. 341; Deutsches Ärzteblatt 69, 1939, S. 257.

6 Vgl. Deutsches Ärzteblatt 64, 1934, S. 606; L.R. Grote. Die Arbeit im Rudolf-Heß-Krankenhaus, in: Deutsches Ärzteblatt 66, 1936, S. 455.

7 Im Anschluß an den Bauern und Wasserbehandler Vinzenz Prießnitz (1799 bis 1851) entwickelte sich vor allem seit Ende des 19. Jahrhunderts eine der bedeutsamsten Gruppierungen der naturheilkundlichen Laienbewegung, der »Deutsche Bund der Vereine für naturgemäße Lebens- und Heilweise«, der eine weitgehend arzneilose Prophylaxe und Therapie mit Hilfe der Naturfaktoren Licht, Luft, Wasser, Sonne und Erde propagierte. 1913 hatte er 148000 Mitglieder, 1936 nach Schätzungen noch 120000 (Näheres bei W.R. Krabbe, Gesellschaftsveränderung durch Lebensreform, Göttingen 1974, S. 142ff; vgl. hierzu auch das Kapitel »Entstehung und Entwicklung der naturheilkundlichen Laienbewegung seit dem 19. Jahrhundert« in: A. Haug »Die Reichsarbeitsgemeinschaft«).

8 Das »Prießnitzhaus« wurde nach zwanzigjährigen Vorarbeiten, in denen zahlreiche Schwierigkeiten mit örtlichen Behörden zu überwinden waren, durch Eigenmittel des »Deutschen Bundes...« finanziert und 1927 eingeweiht (Näheres in der Festschrift: »40 Jahre Naturheilbewegung« des »Deutschen Bundes«, Berlin 1929, S. 85ff.).

9 Vgl. Deutsches Ärzteblatt 64, 1934, S. 606; Der Wendepunkt 14, 1937, S. 506.

10 Rudolf Heß, Schulmedizin und Naturheilkunde im gemeinsamen Dienst an der Gesundheit der Nation, in: Leib und Leben 1, 1933, H. 5, S. 13.

11 So der programmatische Titel eines 1934 von Werner Zabel, einem leitenden Arzt am Rudolf-Heß-Krankenhaus, herausgegebenen, vielgelesenen Buches.

12 Deutsches Ärzteblatt 64, 1934, S. 606.

13 Vgl. hierzu G. G. Wegener, Die Neugestaltung der Volksheilbewegung, in: Volks-Gesundheits-Wacht 1935, H. 5, S. 3f.

14 Vgl. hierzu z.B. H. G. Müller, Die Deutsche Lebensreformbewegung 1938, in: Hippokrates 9, 1938, S. 849–852.

15 Vgl. hierzu z.B. H. Bottenberg, Über die Bedeutung der naturheilerischen Volksgesundheitsbewegung, in: Kneipp-Blätter 44, 1934, S. 9.

16 Deutsches Ärzteblatt 64, 1934, S. 606.

17 Vgl. hierzu A. Haug, Neue Deutsche Heilkunde, in: Medizin im Nationalsozialismus, S. 90– 116; ders., Die Reichsarbeitsgemeinschaft; W. Wuttke-Groneberg, Volks- und Naturheilkunde auf »neuen Wegen«, in: Argument-Sonderband AS 77, Berlin 1983, S. 27–50.

18 Deutsches Ärzteblatt 64, 1934, S. 606.

19 Vgl. die Literatur in Anm. 17 und oben S. 134.

20 Das Heilpraktikergesetz vom 17. Februar 1939 machte erstmals die Ausübung der Heilkunde durch nicht-ärztliche Heilbehandler von einer staatlichen Erlaubnis abhängig und verbot zudem den Heilpraktikern die Ausbildung von Nachwuchs. Zulassungsanträge wurden von den Behörden sehr restriktiv behandelt: Im Herbst 1940 waren von 12000 Anträgen erst 3000 positiv beschieden (Näheres bei W. Wuttke-Groneberg, Heilpraktiker im Nationalsozialismus, in: M. Brinkmann/M. Franz (Hrsg.), Nachtschatten im weißen Land, Berlin 1982, S. 127–144; zum Zusammenhang von »Neuer Deutscher Heilkunde« und »Beseitigung der Kurierfreiheit« durch das Heilpraktikergesetz vgl. A. Haug, Reichsarbeitsgemeinschaft, insbesondere das Kapitel »Neue Deutsche Heilkunde ab 1937«).

21 Vgl. L. R. Grote, (Anm. 6), S. 456.

22 Louis Ruyter Radcliffe Grote (1886–1960) war angesehener deutscher Internist und vor seiner Berufung nach Dresden in Halle, Frankfurt/M. und Zwikkau tätig gewesen. Außerdem war er Mitherausgeber der Zeitschrift »Hippokrates«, die die Einheitsbestrebungen in der Medizin fördern wollte.

23 Vgl. A. Brauchle und L. R. Grote, Ergebnisse aus der Gemeinschaftsarbeit von Naturheilkunde und Schulmedizin, Bd. 1–3, Leipzig 1938–1940.

24 Vgl. A. Brauchle, Das große Experiment, in: Hippokrates 20, 1949, S. 402.

25 Ein Verzeichnis dieser Arbeiten findet sich in der 3. Auflage von A. Brauchles und L. R. Grotes Werk »Gespräche über Schulmedizin und Naturheilkunde«, Leipzig 1935.

26 Vgl. L. R. Grote (Anm. 6), S. 456–458.

27 A. Brauchle (Anm. 24).

28 Vgl. K. Blome, Rückblick und Ausblick unserer ärztlichen Fortbildung und Schulung, in: Deutsches Ärzteblatt 67, 1937, S. 5.

29 Selbstverständlich wurde hier keine an Freud orientierte Psychotherapie gelehrt, sondern mehr eine »seelische Naturheilkunde«, die für Brauchle in Aussprache, Aufklärung, Entspannung und »Ausstreuung von Heilgedanken«, insbesondere durch Einzel- und Massensuggestion bestand (vgl. A. Brauchle, Seelische Naturheilkunde, in: Volks-Gesundheits-Wacht 1934, H. 12, S. 10–16).

30 Vgl. z. B. Deutsches Ärzteblatt 66, 1936, S. 10.

31 G. Wagner, Rede auf der 1. Reichstagung der deutschen Volksgesundheitsbewegung am 8. August 1937 in Düsseldorf, in: Deutsches Ärzteblatt 67, 1937, S. 770.

32 Vgl. Deutsches Ärzteblatt 66, 1936, S. 25.

33 Vgl. K. Blome, Arzttum in Kultur und Wissenschaft. Vortrag, gehalten anläßlich der Eröffnung der Dresdner Akademie am 12. Februar 1938, in: Deutsches Ärzteblatt 68, 1938, S. 134.

34 Deutsches Ärzteblatt 68, 1938, S. 610.

35 Ebd.

36 Deutsches Ärzteblatt 68, 1938, S. 309.

37 Deutsches Ärzteblatt 65, 1935, S. 528.
38 Vgl. Deutsches Ärzteblatt 69, 1939, S. 479.
39 Die schulmedizinische Einstellung des zweiten Reichsärzteführers (»Reichsgesundheitsführers«) Dr. Leonardo Conti trat schon in einer seiner ersten Amtshandlungen 1939 zutage: der Auflösung der Naturärzteverbände (vgl. E. G. Schenck, Naturheilkunde und biologische Medizin seit 1933, in: Hippokrates 14, 1943, S. 235).
40 Vgl. E. G. Schenck, Richtlinien für die Vorlesung natürliche Heilweisen, ausgearbeitet im Auftrage des Hauptamtes für Volksgesundheit anläßlich der Begrüßung der neuen Studienordnung in Alt-Rehse am 4. 3. 1939 (BA, R 18/3786, fol. 387–389); generell: U. Kügele, Der deutsche Arzt im Zweiten Weltkrieg im Spiegel des Deutschen Ärzteblattes, Med. Diss. Düsseldorf 1974.
41 Deutsches Ärzteblatt 64, 1934, S. 606.
42 K. Blome (Anm. 28).
43 H. Jensen, Das Rudolf-Heß-Krankenhaus und seine ärztlichen Fortbildungskurse, in: Deutsches Ärzteblatt 67, 1937, S. 38.
44 Vgl. E. Schlevogt, Prof. Dr. med. habil. Alfred Brauchle zum Gedächtnis, in: Die Heilkunst 78, 1965, S. 100.
45 K. L. Lechler, Ärzte, Philosophen und Weltanschauungen, in: Deutsches Ärzteblatt 67, 1937, S. 273.
46 R. Siebeck, Innere Medizin, in: Deutsche Wissenschaft. Arbeit und Aufgabe, Leipzig 1939, S. 112.
47 Dr. Lothar Strassburg in einem persönlichen Gespräch mit dem Verfasser am 13. 3. 1981.
48 Vgl. E. Schlevogt (Anm. 44).
49 A. Brauchle (Anm. 24).

Pläne für ein Gesundheitshaus der deutschen Ärzteschaft

1 W. R. Krabbe, Gesellschaftsveränderung durch Lebensreform. Strukturmerkmale einer sozialreformerischen Bewegung im Deutschland der Industrialisierungsperiode, Göttingen 1974, S. 88 ff.
2 W. Jansen, Patient Deutschland oder grundsätzliche Stellung, in: Fortschritte der Medizin 52, 1934, S. 928–932.
3 Ebd. S. 930 f.
4 Ebd. S. 931.
5 Ebd.
6 K. Kötschau, Krankenhaus und Gesundungshaus, in: Deutsches Ärzteblatt 66, 1936, S. 807.
7 Ebd.
8 Ebd. S. 809.
9 Ebd.
10 Ebd.

11 Ebd.

12 A. Hanse, Erwerbslosigkeit als konstitutionelles Problem, in: Ziel und Weg 7, 1936, S. 191 f.

13 Vgl. G. Wagner, Die Ziele der nationalsozialistischen Gesundheitspolitik, in: Ziel und Weg 8, 1937, S. 492.

14 Ebd. S. 491.

15 K. Kötschau (Anm. 6), S. 808.

16 G. Wagner, Rede auf der 1. Reichstagung der deutschen Volksgesundheitsbewegung am 8. August 1937 in Düsseldorf, in: Deutsches Ärzteblatt 67, 1937, S. 775 f.

17 E. G. Schenck (geb. 1904) war u. a. 1934 an der Heidelberger Universitätsklinik mit dem Aufbau einer Arbeitsgruppe für Heilpflanzenkunde befaßt, die später auch für den Aufbau der »größten Heilkräuterplantage Europas« im KZ Dachau verantwortlich zeichnete. Vgl. hierzu W. Wuttke-Groneberg, Von Heidelberg nach Dachau, in: G. Baader/U. Schultz, S. 116. Schenck machte aufgrund seiner forschen nationalsozialistischen Einstellung und seiner weitblickenden, für das neue Regime höchst willkommenen Ideen schon früh Karriere: Schon 1935 ist er Mitglied des »Führungskreises« des Nationalsozialistischen Deutschen Dozentenbundes (vgl. BA Sammlung Schumacher 225, fol. 34).

18 E. G. Schenck, Aufgaben und Aufbau eines Krankenhauses. Eine Denkschrift. Heidelberg, 1. September 1937, BA, R 18/3786, fol. 329.

19 Vgl. ebd. fol. 340.

20 Vgl. ebd. fol. 340 f.

21 R. Scheerer, Was kann oder muß von der Naturheilkunde in die zukünftige Deutsche Gesamtheilkunde übernommen werden? in: Hippokrates 8, 1937, S. 11.

22 Vgl. hierzu: Fünfzig Jahre Arbeit für die Volksgesundheit. Festschrift zum fünfzigjährigen Bestehen des Deutschen Bundes für naturgemäße Lebens- und Heilweise e. V. (Prießnitz-Bund), Berlin 1939, S. 3 f.

23 E. G. Schenck, Heil- und Erziehungsstätte der Gesundheitsführung, 1. Entwurf, BA, R 18/3786, folg. 375.

24 Karl Gebhardt war Oberster Kliniker beim Reichsarzt SS, Leibarzt Heinrich Himmlers und Präsident des Deutschen Roten Kreuzes. Aufgrund seiner führenden Beteiligung an verbrecherischen Menschenversuchen im KZ Ravensbrück wurde er im Nürnberger Ärzteprozeß 1947 zum Tode verurteilt (vgl. für ihn Abschn. 5 a).

25 E. G. Schenck (Anm. 23), fol. 376.

26 Vgl. E. G. Schenck, Das Gesundheitshaus der Deutschen Ärzteschaft in Kempfenhausen. Denkschrift. München, 21. Mai 1939. BA, R 18/3786, fol. 355.

27 E. G. Schenck (Anm. 23), fol. 378.

28 E. G. Schenck, Das Gesundungshaus Kempfenhausen (Heil- und Erziehungsstätte für Kranke). Denkschrift vom 29. Juli 1938, BA, R 18/3786, fol. 362.

29 E. G.Schenck (Anm. 23), fol. 379.
30 Ebd.
31 Vgl. E. G. Schenck (Anm. 28), fol. 363 f.
32 Vgl. ebd. fol. 369/371.
33 Vgl. ebd. fol. 371–373; aus dem gleichen Grund wurde auch der großflächige Anbau von Heilpflanzen im KZ Dachau durchgeführt.
34 Vgl. ebd. fol. 368, 372 f.
35 E. G. Schenck (Anm. 26), fol. 352.
36 Ebd., fol. 353.
37 Vgl. Deutsches Ärzteblatt 65, 1935, S. 539.
38 So stieg z. B. die Zahl der Arbeitsunfälle von 1932 bis 1939 von 31,3 auf 47,6 je 100 Mitglieder der gesetzlichen Krankenversicherung; die Zahl der tödlichen Arbeitsunfälle je 100 000 Unfallversicherten stieg von 1932 bis 1938 von 24,4 auf 30,2. Vgl. hierzu: W. Wuttke-Groneberg, Leistung, Vernichtung, Verwertung, in: Volk und Gesundheit. Heilen und Vernichten im Nationalsozialismus, hrsg. von der Projektgruppe »Volk und Gesundheit«, Tübingen 1982, S. 21.
39 Vgl. hierzu das Kapitel über »Entstehung und Entwicklung der naturheilkundlichen Laienbewegung seit dem 19. Jahrhundert«, in: A. Haug, Reichsarbeitsgemeinschaft, S. 8–22; W. Wuttke-Groneberg, »Kraft im Schlagen, Kraft im Ertragen!«. Medizinische Reformbewegung und Krise der Schulmedizin in der Weimarer Republik, in: Religions- und Geistesgeschichte der Weimarer Republik, hrsg. von H. Cancik, Düsseldorf 1982, S. 289–300.
40 E. G. Schenck (Anm. 23), fol. 374.
41 Vgl. Entwurf eines Führer-Erlasses für die Errichtung des Gesundheitswerkes des Deutschen Volkes. BA, R 43 II/718, fol. 92–107.
42 E. G. Schenck, Die Mitarbeit des »Reichsgesundheitsführers« bei der Verwirklichung des »Deutschen Gesundheitswerkes«. BA, R 18/3786, fol. 292.
43 Vgl. hierzu die Unterlagen im BA, R 43 II/718, fol. 60–89, 126–130.
44 Vgl. Brief des Reichsministers und Chefs der Reichskanzlei, Lammers, an Robert Ley vom 11. 1. 1942. BA, R 43 II/718, fol. 108.
45 Vgl. hierzu M. H. Kater, Gesundheitsführung des deutschen Volkes, in: Medizin im Nationalsozialismus, S. 136 f.

Arzt und Rassenpolitik: Der »Lebensborn e. V.«

1 Vorliegender Beitrag beruht auf der Untersuchung des Verfassers: G. Lilienthal, Der »Lebensborn e. V.«. Ein Instrument nationalsozialistischer Rassenpolitik, Stuttgart 1985.
2 Dokumente aus dem Fall 8, in dem auch über den »Lebensborn« verhandelt wurde, sind auszugsweise in englischer Sprache abgedruckt in: Trials of War Criminals before the Nuernberg Military Tribunals, Bd. IV u. V, Washington 1950.

3 Der Film »Der Lebensborn« lief 1961 in den Kinos. Benno Voelkners Roman »Die Schande« wurde zwischen 1965 und 1969 in Rostock viermal aufgelegt. 1975 kamen in München zwei Bücher zu diesem Thema auf den Markt: Will Bertholds »Tatsachen-Roman«, »Lebensborn e.V.«, und Hans Hellmut Kirsts »Die Nächte der langen Messer«.

4 K.D. Bracher: Stufen der Machtergreifung, Nachdruck der 2. Aufl. 1962, Frankfurt/Main, Berlin, Wien 1974, S. 388. Im Tenor unverändert M.H. Kater, Frauen in der NS-Bewegung, in: Vierteljahrshefte für Zeitgeschichte 31, 1983, S. 202–241, hier S. 240.

5 Trotz seines dokumentarischen Charakters ist es nur mit kritischem Abstand zu benutzen: M. Hillel/C. Henry, Lebensborn e.V.. Im Namen der Rasse. (Übers.), Wien, Hamburg 1975. Die beiden Autoren hatten begleitend zu ihrem Buch einen Film mit dem Titel »... dem Führer ein Kind schenken« hergestellt, der im selben Jahr vom deutschen Fernsehen ausgestrahlt wurde. Ebenfalls 1975 erschien in Polen eine Publikation von Roman Hrabar unter dem Titel »Lebensborn«. Czyli źródlo zycia, Katowice 1975. Sie beinhaltet eine Sammlung von Fakten und in der Literatur geäußerter Spekulationen über den Verein, ohne daß die mitgeteilten Informationen auf ihren Wahrheitsgehalt kritisch überprüft worden wären.

6 Trials of War Criminals, Bd. V, S. 162f.

7 An wichtigen Titeln seien genannt: R. Grunberger, »Lebensborn«. Himmler's Selective Breeding Establishment, in: The Wiener Library Bulletin 16, 1962, S. 52f.; J. Ackermann, Heinrich Himmler als Ideologe, Göttingen, Zürich, Frankfurt/Main, 1970, S. 128ff.; Larry V. Thompson, Lebensborn and the Eugenics Policy of the Reichsführer-SS, in: Central European History 4, 1971, S. 54–77.

8 Klaus Hildebrand hat die Grundprinzipien dieses außen- und rassenpolitischen »Programms« beschrieben und seine Realisierung im machtpolitischen Bereich verfolgt: K. Hildebrand, Deutsche Außenpolitik 1933– 1945. Kalkül oder Dogma? 4. Aufl., Stuttgart usw. 1980.

9 K. Hildebrand weist in seinem Buch: Das Dritte Reich, 2. Aufl., München, Wien 1980 (Oldenburg. Grundriß der Geschichte Bd. 17) nachdrücklich auf dieses Versäumnis hin.

10 Vgl. P. Marschalck, Bevölkerungsgeschichte Deutschlands im 19. und 20. Jahrhundert, Frankfurt/Main 1984, S. 75ff. Zum Funktionswandel von Familien- und Fürsorgepolitik siehe H. Lampert, Staatliche Sozialpolitik im Dritten Reich, in: Hamburger Jahrbuch für Wirtschafts- und Gesellschaftspolitik 25, 1980, S. 149–175.

11 H.D. Loock, Zur »Großgermanischen Politik« des Dritten Reiches, in: Vierteljahrshefte für Zeitgeschichte 8, 1960, S. 37–63. Zu Himmlers Weltanschauung vgl. J. Ackermann (Anm. 7) sowie Heinrich Himmler, Geheimreden 1933 bis 1945 und andere Ansprachen, hrsg. v. B.F. Smith und A.F. Peterson, Frankfurt/Main, Berlin, Wien 1974.

12 G. Lilienthal, Lebensborn (Anm. 1) S. 54ff.

13 Ebd. S. 66 ff. Liste der Mitglieder des NSD-Ärztebundes für München und Vororte, Stand vom 21. November 1932. BA, Slg. Schumacher 213 und Notiz in: Ziel und Weg 4, 1934, H. 10, S. 388.

14 G. Lilienthal, Lebensborn (Anm. 1) S. 74 ff.

15 Reichsführer!... Briefe an und von Himmler, hrsg. v. H. Heiber, Stuttgart, 1968, Dok. Nr. 332, S. 275.

16 M. Hillel/ C. Henry (Anm. 5) S. 132 ff. Vgl. G. Lilienthal, Lebensborn (Anm. 1) S. 158 ff.

17 G. Lilienthal, Lebensborn (Anm. 1) S. 96 ff. Zur »Namensgebung« siehe auch J. Ackermann (Anm. 7), S. 84 ff.

18 G. Lilienthal, Lebensborn (Anm. 1) S. 84 ff.

19 Zwei Dokumente zu dem Fall sind abgedruckt bei M. Hillel/C. Henry (Anm. 5) S. 167 f. Zur Anstalt Görden siehe E. Klee, »Euthanasie«.

20 Himmlers berüchtigter Befehl vom 28. 10. 1939 ist wiedergegeben bei J. Akkermann (Anm. 7), Dok. Nr. 4. Der Wortlaut von Heß' offenem Brief unter der Überschrift »Der höchste Dienst der Frau für Deutschland. Rudolf Heß an eine unverheiratete Mutter«, in: Völkischer Beobachter, Münchener Ausgabe, vom 24.–26. 12. 1939, Nr. 358–360, S. 11. Vgl. Himmlers Rede vor Gauleitern am 29. 2. 1940, in der er seinen Befehl rechtfertigt: Geheimreden (Anm. 11), S. 116 ff. Außerdem J. Ackermann a. a. O., S. 134 ff.; L. V. Thompson (Anm. 7), S. 69 und J. Stephenson, Women in Nazi Society, London 1975, S. 66 f.

21 Der Verein war lange Jahre der einzige Parteiverband, der Entbindungsheime unterhielt. Erst Mitte des Krieges durfte auch das NSV-Hilfswerk »Mutter und Kind« solche Heime eröffnen.

22 Deutsches Ärzteblatt 72, 1942, Nr. 22 vom 1. 8., S. 262.

23 G. Lilienthal, Lebensborn (Anm. 1) S. 149 f.

24 Reichsgesetzblatt 1942 I, S. 488.

25 G. Lilienthal, Lebensborn (Anm. 1) S. 174 ff.

26 H. Picker, Hitlers Tischgespräche im Führerhauptquartier, München 1979, Nr. 66 vom 5. 4. 1942, S. 195.

27 G. Lilienthal, Lebensborn (Anm. 1) S. 199 ff.

28 Siehe dazu R. L. Koehl, RKFDV: German Resettlement and Population Policy 1939–1945. A history of the Reich Commission for the Strengthening of Germandom, Cambridge/Mass. 1957 (Harvard Historical Monographs, Bd. 31) und M. Broszat, Nationalsozialistische Polenpolitik 1939–1945, verbesserte und ergänzte Neuauflage, Frankfurt/Main, Hamburg 1965, S. 112 ff.

29 Mit Bezug auf den »Lebensborn«: K. Sosnowski, The Tragedy of Children under Nazi Rule, Poznán, Warszawa 1962; Verbrechen an polnischen Kindern 1939–1945. Eine Dokumentation, München, Salzburg, Warszawa 1973; R. Hrabar, Z. Tokarz und J. E. Wilczur, Kinder im Krieg – Krieg gegen Kinder 1939–1945, Reinbek b. Hamburg 1981.

Leistungsmedizin: Das Beispiel Pervitin

1 Dieser Beitrag ist eine im ganzen gekürzte, an einigen Stellen ergänzte Fassung des Aufsatzes »Pervitin und ›Leistungsgemeinschaft‹. Pharmakologische Versuche zur Stimulierung der Arbeitsleistung unter dem Nationalsozialismus (1938–1945)« in: Medizin im Nationalsozialismus, S. 200–226.

2 Vgl. dazu allgemein W. Wuttke-Groneberg, Leistung, Verwertung, Vernichtung – hat NS-Medizin eine innere Struktur?, ebd., S. 231–237 (Abschn. »Leistung«).

3 Vgl. etwa S. Graessner, Neue soziale Kontrolltechniken durch Arbeits- und Leistungsmedizin, in: G. Baader/Schulz S. 145– 151; ders., Leistungsmedizin im Nationalsozialismus, in: Medizin im Nationalsozialismus, S. 189–199.

4 Vgl. dazu P. Bahnsen u. a., Studien über die Wirkung von β-Phenyl-Isopropyl-Aminsulfat (Macodrin) auf normale Menschen, in: Klinische Wochenschr. 17, 1938 II, Nr. 31, S. 1074.

5 Vgl. etwa G. Barger-H. H. Dale, Chemical structure and sympathicomimetic action of amines, in: Journal of Physiol. (London) 41, 1910, S. 19–51.

6 Dies geht aus Akten der Berliner Militärärztlichen Akademie, Institut für Arbeits- und Wehrphysiologie hervor (erhalten im Bundesarchiv/Militärarchiv Freiburg, RH 12–23, 283/284/285).

7 Vgl. vor allem »Tierexperimentelles über eine peroral wirksame zentral-analeptische Substanz mit peripherer Kreislaufwirkung«, in: Klinische Wochenschr. 17, 1938 II, S. 1257f.

8 Vgl. »Verhandlungen der deutschen Gesellschaft für Kreislaufforschung«, Bad Nauheim 1938, S. 80.

9 Vgl. F. E. Flügel, Medikamentöse Beeinflussung psychischer Hemmungszustände, in: Klinische Wochenschr. 17, 1938 II, S. 1286–88.

10 Typisch ist etwa Liebendörfer, Pervitin in der Hand des praktischen Nervenarztes, in: Münchener Medizin. Wochenschr. 87, 1940, S. 1182.

11 Vgl. dazu K. Speckmann, Über therapeutische Untersuchungen mit ›Pervitin‹ (Temmler), einem neuen Körper aus der Reihe der biogenen Amine, in: Der Nervenarzt 12, 1939, S. 350–357.

12 E. Neumann, Bemerkungen über Pervitin, in: Münchener Medizin. Wochenschr. 86, 1939, S. 1266f.

13 Vgl. dazu das Referat über einen Beitrag von F. W. Haeckel, in: Psychiatrisch-Neurolog. Wochenschr. 42, 1940, S. 478.

14 Vgl. dazu etwa die Berichte über den Steinkohlenbergbau und über die Opel-Werke, in: National Archives Washington T-77, Roll 31 und T. 175, Roll 38.

15 So etwa O. Graf, Die Methodik des pharmakologischen Arbeitsversuches, in: E. Abderhalden (Hrsg.), Handbuch der biologischen Arbeitsmethoden, 1931, Abschn. IV Teil 13.

16 H. Schulte, Über den Einfluß erregender und lähmender Pharmaca auf das psychogalvanische Reflexphänomen, in: Zeitschrift f. d. gesamte Neurologie u. Psychiatrie 155, 1936, S. 488–508; O. Graf, Zur Frage der spezifischen

Wirkung der Cola auf die körperliche Leistungsfähigkeit, in: Arbeitsphysiologie 10, 1939, S. 376–395.

17 G. Lehmann/H. Straub/A. Szakáll, Pervitin als leistungssteigerndes Mittel, in: Arbeitsphysiologie 10, 1939, S. 690; O. Graf, Über den Einfluß von Pervitin auf einige psychische und psychomotorische Funktionen, ebd. S. 692–705.

18 F. Haffner, Zur Pharmakologie und Praxis der Stimulantien, in: Klinische Wochenschr. 17, 1938 II, S. 1310 f.

19 Vgl. E. Speer, Das Pervitinproblem, in: Deutsches Ärzteblatt 71, 1941, S. 4–6 u. 15–19; Grunwald, Die Lösung des Pervitinproblems, in: Die Gesundheitsführung – Ziel und Weg, 1941, S. 315–319.

20 Vgl. Eichholtz, Die zentralen Stimulantien der Adrenalin-Ephedrin-Gruppe, in: Angewandte Chemie 1940, Nr. 45/6, S. 517–522.

21 Angeführt bei Speer (Anm. 19), S. 19.

22 Vgl. ebd., S. 18.

23 Reichsgesetzblatt I, 1939, S. 2176.

24 Ebd., 1940, S. 875.

25 Zitiert nach Speer (Anm. 19) S. 4.

26 Vgl. dazu G. Kärber, Unterstellung von Dolantin, Pervitin und Benzedrin unter das Opiumgesetz, in: Deutsches Ärzteblatt 71, 1941, S. 260–262.

27 Reichsgesetzblatt I, 1941, S. 328.

28 Vgl. Bundesarchiv/Militärarchiv Freiburg, RH 12–23, Akte 285.

29 Ebd. Akte 284 (Entwurf eines Schreibens des Heeres-Sanitäts-Inspekteurs an Conti vom 24. 2. 1940).

30 Vgl. Bundesarchiv R 73/243, Anschreiben S. 2 zum Bericht über Energetica.

31 Vgl. G. Lehmann u. a., Adrenalin und Arbeit, I.–X. Mitteilung, in: Arbeitsphysiologie 1943 ff.

32 Speer (Anm. 19), S. 17.

33 Vgl. dazu vor allem Sack, Die Heil- und Pflegeanstalten, ihre wirtschaftlichen, finanziellen und sonstigen Verhältnisse, in: Psychiatrisch-Neurol. Wochenschr. 40, 1938, S. 256–259; J. Kaminski, Die Heil- und Pflegeanstalten im Vierjahresplan, ebd. 41, 1939, S. 68–72; Kahlbaum, Über die Durchführung des Leistungskampfes der Betriebe seitens unserer Privatanstalten für Nerven- und Geisteskranke, ebd., S. 191 f; J. Bresler, Wirtschaftstüchtigkeit unserer Anstalten, ebd. 44, 1942, S. 25– 28 und 35–37.

34 Vgl. dazu G. Hanko, Gedanken zum Problem der Reorganisation des deutschen Irrenwesens, auch im Hinblick auf die Heil- und Pflegeanstalten, in: Zeitschrift f. d. gesamte Krankenhauswesen 1941, H. 8, S. 149–152.

35 Vgl. dazu etwa National Archives Washington, T-1021, besonders Roll 17, oder Bundesarchiv R 96 I/7, 9.

36 Vgl. E. Bauer, Mittel zur Bekämpfung der Komplikationen bei der Insulinschock- und Elektrokrampfbehandlung, in: Psychiatrisch-Neurol. Wochenschr. 45, 1943, S. 141.

37 Dazu s. beispielsweise H. Selbach, Probleme um die Pervitinanwendung in der Psychiatrie und Neurologie, ebd. 46, 1944, S. 149–153.

38 Vgl. W. Wuttke-Groneberg, Medizin im Nationalsozialismus, Dok. 88,1 (aus dem Jahre 1935).

39 Ebd. Dok. 97 (aus dem Jahre 1937).

40 R. Grunberger, A social history of the Third Reich, Harmondsworth 1974, S. 258 (unten).

41 D. Schoenbaum, Die braune Revolution. Eine Sozialgeschichte des Dritten Reiches, Köln 1968, S. 108 ff.

Menschenexperimente

1 A. Mitscherlich/F. Mielke, S. 281 f.

2 Jüdischer Pressedienst 1974, Nr. 2/3, S. 13–17; abgedruckt bei Wuttke-Groneberg, Medizin im Nationalsozialismus, S. 322 ff.

3 H. Heiber, Der Generalplan Ost, Vierteljahrshefte f. Zeitgesch. 6, 1958, S. 281–325.

4 Vgl. A. Mitscherlich/F. Mielke, S. 237 ff.

5 Vgl. ebd., S. 240 ff.

6 Vgl. H. Vorländer, Nationalsozialistische Konzentrationslager im Dienste der totalen Kriegsführung (= Veröffentlichungen der Kommission für geschichtliche Landeskunde in Baden-Württemberg Reihe B, Bd. 91), Stuttgart 1978, S. 36 ff.

7 Vgl. J. Schübelin, Expansionspolitik und Ärzteverbrechen. Das Beispiel Carl Clauberg, in: Volk und Gesundheit. Heilen und Vernichten im Nationalsozialismus. Begleitbuch zur gleichnamigen Ausstellung im Ludwig-Uhland-Institut für Empirische Kulturwissenschaft der Universität Tübingen, hrsg. von der Projektgruppe »Volk und Gesundheit«, Tübingen 1982, S. 189–192; F. Bayle, Psychologie et ethique du nationalsocialisme. Etude anthropologique des dirigeants SS., Paris 1953, S. 312 ff.

8 Vgl. J. Sehn, Carl Claubergs verbrecherische Unfruchtbarmachungsversuche an Häftlings-Frauen in den Nazi-Konzentrationslagern, in: Hefte von Auschwitz 2, 1959, S. 8.

9 Vgl. F. Piper, Ausrottung, in: Auschwitz. Geschichte und Wirklichkeit des Vernichtungslagers, Reinbek bei Hamburg 1980 (rororo 7330), S. 136.

10 Vgl. I. Arndt, Das Frauenkonzentrationslager Ravensbrück, in: Studien zur Geschichte der Konzentrationslager, Stuttgart 1970 (Schriftenreihe der Vierteljahrshefte f. Zeitgesch. 21), S. 124.

11 J. Schübelin (Anm. 7), S. 196.

12 Vgl. dazu F. Piper (Anm. 9), S. 138 f.

13 Hierzu und zum Folgenden s. Y. Ternon/S. Helman, Histoire de la Médecine SS, Tournai 1969², S. 197 f.

14 Vgl. V. Walendy, Auschwitz im I.G.Farben-Prozeß – Holocaust-Dokumente?, Vlotho/Weser 1981, passim.

15 Vgl. J. Borkin, Die unheilige Allianz der I.G. Farben. Eine Interessengemein-

schaft im Dritten Reich, Frankfurt/Main, New York 1979, S. 122f., u. 208ff.; F.K. Kaul, S. 284.

16 Vgl. F. Piper (Anm. 9), S. 139f.; F.K. Kaul, a.a.O.

17 Vgl. zum Vorangehenden Bayle (Anm. 7), S. 309ff., und A. Mitscherlich/F. Mielke, S. 70.

18 Vgl. A. Mitscherlich/F. Mielke, S. 20ff., s. auch M.H. Kater, Das »Ahnenerbe« der SS 1935–1945. Ein Beitrag zur Kulturpolitik des Dritten Reiches, Stuttgart 1979, S. 255ff.

19 A. Mitscherlich/ F. Mielke, S. 33.

20 ebd., S. 21.

21 ebd., S. 22ff.

22 ebd., S. 25.

23 ebd., S. 41.

24 ebd., S. 49.

25 Zum Folgenden vgl. ebd., S. 51ff.

26 ebd., S. 56.

27 ebd., S. 66f.

28 ebd., S. 46ff.u. 268f.

29 B. Naunyn, Ärzte und Laien, in: Gesammelte Abhandlungen, Würzburg 1909, Bd. 2, S. 1348.

30 A. Moll, Ärztliche Ethik. Die Pflichten des Arztes in allen Beziehungen seiner Tätigkeit, Stuttgart 1902, S. 557.

31 A. Mitscherlich/F. Mielke, S. 270ff.

32 Deutsches Ärzteblatt 61, 1964, S. 2533.

33 Vgl. Trials of War Criminals before the Nuernberg Military Tribunals under Control Council Law N. 10, Bd. 2, Washington 1950, S. 264.

34 Vgl. zum Folgenden A. Mitscherlich/F. Mielke, S. 91ff.

35 Trials of War Criminals, (Anm. 33), Bd. 1, S. 557.

36 Vgl. A. Mitscherlich/F. Mielke, S. 117.

37 ebd., S. 93.

38 ebd., S. 95.

39 ebd., S. 96f.

40 ebd., S. 104f.

41 ebd., S. 111f.

42 ebd., S. 95f.

43 ebd., S. 107f., 253.

44 Vgl. dazu ebd., S. 131ff.

45 Vgl. F. Bayle (Anm. 7), S. 293ff.

46 A. Mitscherlich/F. Mielke, S. 140.

47 ebd., S. 139.

48 Vgl. zum Folgenden ebd., S. 72ff.

49 F. Bayle, Croix gammée contre caducée. Les expériences humaines en Allemagne pendant la deuxième guerre mondiale, Paris 1950. S. 643ff; vgl. auch A. Mitscherlich/ F. Mielke, S. 285.

50 Trials of War criminals (Anm. 33), Bd. 1, S. 474–494; vgl. auch A. Mitscherlich/F. Mielke, S. 86f.
51 A. Mitscherlich/F. Mielke, S. 285.
52 Vgl. ebd., S. 286.
53 Vgl. ebd., S. 251ff.
54 V. v. Weizsäcker, Euthanasie und Menschenversuche, in: Psyche 1, 1947, S. 101f.
55 Wie es etwa in der (ansonsten sehr nützlichen) Übersicht bei W. Wuttke-Groneberg, Medizin im Nationalsozialismus, S. 322-325 geschieht.
56 Vgl. dazu A. Mitscherlich/F. Mielke, S. 174ff.; F.K. Kaul, S. 287f.

Sterilisation, Euthanasie, Selektion

1 Das Folgende ist, was Sterilisation und Euthanasie angeht, eine stark veränderte Fassung meines Beitrages »Die Freigabe der Vernichtung lebensunwerten Lebens« in: R. Winau/H.P. Rosemeier (Hrsg.), Tod und Sterben, Berlin 1984.
2 Dazu s. J. Müller, Wegstationen zum Gesetz zur Verhütung erbkranken Nachwuchses. Sterilisation und Gesetzgebung bis 1933, Husum 1984 (Abh. Gesch. d. Med. u. Nat. wiss., Bd. 49).
3 Vgl. F. Kudlien, Ärzte in der Bewegung, S. 33.
4 Vgl. A.Gütt/E.Rüdin/F.Ruttke, Zur Verhütung erbkranken Nachwuchses. Gesetz und Erläuterungen, München 1934, S. 60 (unten); L. Vellguth, Gesetzliche Sterilisierung, in: Ärztliche Mitteilungen 34, 1933, S. 435 (r.Sp.).
5 Dazu Vellguth (Anm. 4), S. 435f.
6 Dazu vgl. A. Gütt/E. Rüdin/F. Ruttke (Anm. 4), S. 124 (oben); die Ausdrücke »Ballastexistenzen« und »Schwächlinge« begegnen wiederholt bei Vellguth (Anm. 4).
7 Vgl. Die Med. Welt 7, 1933, S. 569–572 u. 603–606.
8 C. G.Campbell, Die deutsche Rassenpolitik, in: Der Erbarzt 3, 1936, S. 140–142.
9 Die Zahlen, die Y. Ternon/S. Helman, Les médecins Allemands et le National Socialisme (Les métamorphoses du darwinisme), Tournai 1973, S. 178ff. und E. Klee S. 86 hierzu geben, differieren; vgl. zuletzt B. Müller-Hill, Tödliche Wissenschaft. Die Aussonderung von Juden, Zigeunern und Geisteskranken, Reinbek b. Hamburg 1984 (rororo aktuell), S. 36.
10 Hierfür und für das Folgende s. E. Haeckel, Die Lebenswunder, Stuttgart 1904, S. 134.
11 Vgl. dazu etwa BA, Sammlung Traub, ZSg. 110, Bd. 4, Nr. 73/37 (Pressekonferenz vom 1. 4. 1937).
12 Es handelt sich um Dok. 630-Ps in: Prozeß gegen die Hauptkriegsverbrecher vor dem Internationalen Militärgerichtshof, Bd. 26, Nürnberg 1947, S. 169; Text abgedruckt bei A. Mitscherlich/F. Mielke, S. 184 und E. Klee, S. 100f.

13 Dazu s. G. Maschke, Im Irrgarten Carl Schmitts, in: K. Corino (Hrsg.), Intellektuelle im Bann des Nationalsozialismus, Hamburg 1980, S. 206.

14 A. Mitscherlich/F. Mielke, S. 186 (Aussage des Anstaltspsychiaters Dr. W. Schmidt).

15 s. BA, Sammlung Oberheitmann, ZSg. 109 vom 23.8.1941, S.J. Nr. 43–41.

16 Dazu s. jetzt L. Rost, Euthanasie in der Filmpropaganda des Dritten Reiches, Diss. med. FU Berlin 1984.

17 Hierzu und zum Folgenden s. E. Klee, S. 47.

18 ebd., S. 89.

19 ebd., S. 95 ff.

20 ebd., S. 79.

21 Hierzu und zum Folgenden s. ebd., S. 294 ff. und A. Mitscherlich, F. Mielke, S. 210 f.

22 s. A. Mitscherlich/F. Mielke, S. 212.

23 Vgl. dazu E. Klee, S. 384 f. (Verfahren vor der Strafkammer 1 des Landgerichts Hamburg, Frühjahr 1949).

24 Hierzu und zum Folgenden ebd., S. 472 f.

25 Vgl. ebd., S. 83.

26 In Fotokopie abgebildet ebd., S. 228 f.

27 Hierzu und zum Folgenden s. A. Mitscherlich/F. Mielke, S. 185 ff. sowie E. Klee, S. 168 f. (»Organisationsschema der Euthanasie«).

28 Zeugnisse dazu bei A. Mitscherlich/F. Mielke, S. 197 ff.

29 Dazu s. ebd. S. 204 und E. Klee, S. 223 ff. sowie 273.

30 Klee, S. 269 ff.

31 Vgl. ebd., S. 211.

32 Dazu s. jetzt vor allem ebd., S. 339 f.

33 Vgl. dazu die Aussage Menneckes bei A. Mitscherlich/F. Mielke, S. 211 f.

34 Dazu die Dokumente ebd., S. 213–221.

35 Vgl. ebd., S. 186 (unten).

36 BA, R 96, I/2, 32 66, 59 ff.

37 Aus diesen Dokumenten zitiert E. Klee, S. 241 f.

38 Eine vollständige Kopie der Korrespondenz und der (auf der Rückseite von Häftlingsfotos notierten) »Diagnosen« befindet sich im Münchner Institut für Zeitgeschichte; die Originale liegen in den Gerichtsakten des Prozesses gegen Mennecke u. a. (4 Kls 15/46, Frankfurt a. M.).

39 Es diente als Unterlage beim Prozeß in Münster (14.–29.11.1960; 6 d Js 473/58); Kopie ebenfalls in dem Anm. 38 genannten Münchener Institut.

40 H. Langbein, ... wir haben es getan. Selbstporträts in Tagebüchern und Briefen 1939–1945, Wien 1964.

41 Gerhard Schmidts Buch erschien Stuttgart 1965: G. Schmidt, Selektion in der Heilanstalt 1939–1945, Stuttgart 1965.

42 Hierzu und zum Folgenden s. H. Langbein (Anm. 40), S. 19 ff.

43 ebd., S. 22.

44 Dazu (und zur gefährlichen Manipulierbarkeit des Begriffs »Psychopathie«

überhaupt) s. W. F. Voss, Psychopathie 1933–1945, Diss. med. Kiel 1973, S. 95 (und den ganzen Abschn. VI 2).

45 Vgl. H. Langbein (Anm. 40), S. 84 f.

46 Dazu ausführlich F. K. Kaul, S. 169 ff.

47 ebd., S. 226 ff.

48 ebd., S. 236 ff.

49 Vgl. hierzu und zum Folgenden die ebd., S. 334–337 präsentierte Liste.

50 Vgl. ebd., S. 83–107.

Was war nicht Widerstand?

1 Vgl. dazu A. Zapp, S. 165.

2 Rothfels, S. 31.

3 Vgl. D. Rebentisch, Die ›politische Beurteilung‹ als Herrschaftsinstrument der NSDAP, in: D. Peukert/J. Reulecke (Hrsg.), Die Reihen fast geschlossen. Beiträge zur Geschichte des Alltags unterm Nationalsozialismus, Wuppertal 1981, S. 120.

4 Hierzu und zum Folgenden s. G. Bittner, S. 1531.

5 ebd., S. 1532, rechte Spalte (oben).

6 ebd., S. 1532, linke Spalte (unten).

7 ebd., S. 1532, rechte Spalte (oben).

8 Vgl. dazu ebd., S. 1533, linke Spalte (oben).

9 A. Mitscherlich/F. Mielke, S. 13 (unten).

10 Vgl. F. Kudlien, Widerstand, S. 215.

11 Hierzu und zum Folgenden s. R. Löwenthals »Einleitung« in: R. Löwenthal/P. v. z. Mühlen, S. 14, Anm. 1.

12 So H. Langbein, ... nicht wie die Schafe zur Schlachtbank. Widerstand in den nationalsozialistischen Konzentrationslagern 1938–1945, Frankfurt a. M. 1980 (Fischer Tb.), S. 58 (oben), im Abschn. »Was ist unter Widerstand zu verstehen?«.

13 Hierzu und zum Folgenden s. G. Bittner, S. 1530, rechte Spalte –1531, linke Spalte.

14 Zu ihm und weiteren dort kämpfenden deutschen Ärzten s. H. Mausbach/B. Mausbach-Bromberger, S. 221 f. (über Hodann wird in Kiel eine Dissertation vorbereitet).

15 Eine Übersicht bei K. Frankenthal, S. 269, vgl. ebd., S. 212.

16 Vgl. ebd., S. 144 f.

17 Vgl. dazu H. Mausbach/B. Mausbach-Bromberger, S. 226.

18 Vgl. dessen Erinnerungen: P. Parin, untrügliche Zeichen von Veränderung. Jahre in Slowenien, München 1980.

19 Vgl. sein autobiographisches Buch: Th. Balk, Das verlorene Manuskript (Bibliothek der verbrannten Bücher), Frankfurt/Main 1983 (Fischer Tb. 5179).

Punktuelle Kritik/Verweigerung

1 G. Bittner, S. 1532, linke Spalte (letzter Absatz); zum Begriff »punktueller Widerstand« s. F. Kudlien, Widerstand, S. 215.
2 Zum Folgenden vgl. F. Kudlien/Chr. Andree, S. 209–219.
3 Dazu s. H. Rothfels, S. 199 Anm. 66 (wo auch Sauerbruch erwähnt ist).
4 Wie dies zeigt, kann Verweigerung der NS-Parteimitgliedschaft nicht ohne weiteres als »Widerstand« genommen werden (wie H. Mausbach/B. Mausbach-Bromberger, S. 222, es tun).
5 Dazu und zum Folgenden s. H. Mausbach/B. Mausbach-Bromberger, S. 222 und vor allem B. Vieten, S. 264 ff.
6 Vgl. H. D. Leuner, S. 42 (unten).
7 Hierzu und zum Folgenden s. A. Mitscherlich/F. Mielke, S. 204 und S. 288 f. Anm. 15 u. 16.
8 Daß man solche Verweigerung aber nicht absolut sehen darf, zeigt die Tatsache, daß etwa der genannte Prof. Ewald den Abtransport der Mehrzahl seiner Patienten »in Kenntnis ihres Schicksals« zugelassen hat (zulassen mußte?); vgl. E. Klee, S. 226.
9 Hierzu und zum Folgenden s. A. Mitscherlich/F. Mielke, S. 59 f. und S. 283 f. Anm. 12.
10 Hierzu und zum Folgenden s. H. Langbein (Abschn. 1 Anm. 12), S. 239.
11 E. Kogon, Der SS-Staat. Das System der deutschen Konzentrationslager, Ausg. 1965 (Frankfurt/Main), S. 144.
12 Vgl. F.K. Kaul, S. 78, 93 Anm. 3, 247.
13 Dazu vgl. H. Mausbach/B. Mausbach-Bromberger, S. 223 (oben).
14 Zitiert bei K.-P. Werle, S. 30.

Hilfe für Verfolgte

1 Vgl. dazu H. D. Leuner, S. 77 (im »Quellennachweis« ebd., S. 199–207 bezieht sich Leuner öfter auf Akten der »Aktion Unbesungene Helden« des Berliner Senates).
2 Ebd., S. 31.
3 V. Senger, Kaiserhofstraße 12, 2. Aufl., Neuwied 1980, Sammlung Luchterhand, 291.
4 Andreas-Friedrich, S. 8.
5 Vgl. Senger (Anm. 3), S. 124 (vgl. auch das ganze Kap. »Besuch beim Arzt«, ebd., S. 119–125).
6 Vgl. dazu F. Kudlien/Chr. Andree, S. 217.
7 Ebd. S. 203 (unten).
8 Vgl. H. D. Leuner, S. 178.
9 Andreas-Friedrich, S. 35 (von Ende 1938).

10 s. H. D. Leuner S. 179.
11 Vgl. Andreas-Friedrich, S. 74f.
12 Ebd. S. 97.
13 Ebd., S. 223f.
14 H. D. Leuner, S. 84 u. 163 (unten).
15 Ebd., S. 84f.
16 Ebd., S. 115.
17 Andreas-Friedrich, S. 198f.
18 Dazu s. die in H. Gittigs Katalog »Illegale antifaschistische Tarnschriften 1933–1945«, Frankfurt/Main 1972, S. 249 unter »Simulieren von Krankheiten« aufgeführten Nummern; ferner K. Kirchner, Krankheit rettet. Psychologische Kriegführung, Erlangen 1976 (Reihe »Achtung! Feind-Propaganda« Nr. 4).
19 O. Schaefer, Horst Lange. Ein Lebensbild, in: H.D. Schäfer (Hrsg.), Horst Lange: Tagebücher aus dem Zweiten Weltkrieg, Mainz 1979 (Die Mainzer Reihe Nr. 46), S. 284.
20 Zu ihr s. H.D. Leuner, S. 124.
21 So Chr. Müller-Busch, Weshalb die Frage nach ärztlichem Widerstand? in: G. Baader/U. Schultz, S. 210 (oben).
22 Vgl. dazu etwa H. D. Leuner, S. 124 oder den Fall des SA-Arztes Dr. Hanf-Dreßler.
23 Vgl. Oda Schaefer (Anm. 19), S. 284 u. 286.
24 Vgl. ebd., S. 240 Anm. 91.
25 Andreas-Friedrich, S. 119f.
26 Ebd., S. 75 (oben).
27 Vgl. ebd., S. 104–108 (März 1943).
28 Ebd., S. 117 (Eintragung 21. Sept. 1943).

Politischer Widerstand: Grundsätzliche Bemerkungen

1 K. Kühn, Deutsche Ärzte an der Seite der deutschen Arbeiterbewegung im Kampf gegen den Hitlerfaschismus, Diss. am Inst. f. Gesellschaftswiss. beim ZK der SED Berlin (Lehrstuhl f. Gesch. d. Arbeiterbewegung), Berlin 1966 (masch.schr.).
2 Vgl. die Rittmeister-Biographie in: Deutsche Widerstandskämpfer 1933–1945, (hrsg. vom Inst. f. Marxismus-Leninismus beim ZK der SED) Bd. 2, Berlin 1970, S. 95.
3 Hierzu und zum Folgenden s. ebd., Bd. 1 S. 320.
4 Zu diesem Begriff s. F. Kudlien, Widerstand, S. 214.
5 Dazu s. K.-P. Werle, S. 56 (für Fetscher).
6 Zu dessen Zusammensetzung, politischen Vorstellungen und Plänen s. H. Rothfels, S. 120–137.
7 Vgl. K.-P. Werle, S. 61.

8 Dazu s. ebd., S. 33 f.
9 Ebd., S. 32 f.
10 Ebd., S. 40 f.
11 Vgl. ebd., S. 42.
12 Vgl. P. Hoffmann, Widerstand – Staatsstreich – Attentat. Der Kampf gegen Hitler, München 1979³, S. 40 zur Saefkow-Jacob-Bästlein-Gruppe, wo gerade »von der Sowjetunion aus gelenkt« eine sehr fragwürdige Charakterisierung ist (diese Gruppe wird von anderen Widerstandsforschern als moskau-unabhängig angesehen, vgl. etwa H. Webers Beitrag »Die KPD in der Illegalität« in: R. Löwenthal/P. v. z. Mühlen, S. 99).
13 Vgl. U. Hochmuth/G. Meyer, S. 362 (s. auch ebd., S. 342).
14 Vgl. G. Bittner, S. 2025, rechte Spalte u. f.
15 Brief cand. med. H.-B. Neumann, ebd., S. 2025, linke u. rechte Spalte.
16 Vgl. P. Hoffmann (Anm. 12), S. 40.
17 G. Bittner, S. 2025, rechte Spalte (unten).
18 Vgl. H. Benjamin, S. 243 f.
19 Vgl. P. Hoffmann (Anm. 12), S. 307.
20 F. Kudlien/Chr. Andree, S. 221 (vgl. auch ebd., S. 217).
21 Vgl. H. Krausnick/H. C. Deutsch/H. v. Kotze (Hrsg.), Helmut Groscurth, Tagebücher eines Abwehroffiziers 1938–1940. Mit weiteren Dokumenten zur Militäropposition gegen Hitler, Stuttgart 1970, S. 15.
22 Ebd., S. 17 (unten).
23 K.-P. Werle, S. 31.
24 Vgl. H. Krausnick/H. C. Deutsch/H. v. Kotze (Anm. 21), S. 18.
25 G. Bittner, S. 1530, rechte Spalte (oben).
26 Für das Folgende s. H. Krausnick/H. C. Deutsch/H. v. Kotze (Anm. 21), S. 406 f. (die Dokumente sind im Militärarchiv Freiburg aufbewahrt).
27 Vgl. dessen Übersicht »Mobilisierung und Verweigerung von Jugendlichen« in: ders., Volksgenossen und Gemeinschaftsfremde. Anpassung, Ausmerze und Aufbegehren unter dem Nationalsozialismus, Köln 1982, S. 172-207, sowie seinen Beitrag »Protest und Widerstand von Jugendlichen im Dritten Reich« in: R. Löwenthal/P. v. z. Mühlen, S. 177–201.
28 Vgl. U. Hochmuth/G. Meyer, S. 404.
29 Vgl. die Zitate bei K.-P. Werle, S. 63 u. 65.
30 Ebd., S. 65.
31 Vgl. ebd., S. 69.
32 Ebd., S. 73.
33 R. Löwenthal in: ders./P. v. z. Mühlen, S. 15.
34 Vgl. U. Hochmuth/G. Meyer, S. 408.
35 K.-P. Werle, S. 57.
36 Ebd., S. 36.
37 Ebd., S. 41.
38 Ebd., S. 32 f.
39 Vgl. H. Rothfels Index S. 234 (s. v. »Sabotage«) für Belege.

40 Vgl. K.-P. Werle, S. 70f.
41 Ebd., S. 57 (oben).
42 Ebd., S. 36f.
43 Ebd., S. 61.
44 Dazu s. U. Hochmuth/G. Meyer, S. 402f.
45 Vgl. dazu ebd., S. 390 (oben).
46 Dazu und zum Folgenden vgl. ebd., S. 306–309.

Durch NS-Praxis motivierter politischer Widerstand

1 Hierzu und zum Folgenden s. U. Hochmuth/G. Meyer, S. 292–301.
2 Vgl. ebd., S. 611f. (Dokumentenanhang Nr. 98).
3 Hierzu und zum Folgenden s. K.-P. Werle, S. 58–62.
4 Hierzu und zum Folgenden s. ebd., S. 62–77.
5 G. Bittner S. 1533, rechte Spalte (Mitte) meint »ob und wieweit... Kriegserlebnisse sie [u. a. H. Scholl] in ihrer Auflehnung gegen den Nationalsozialismus noch bestärkten, kann nicht sicher gesagt werden«.
6 Dazu vgl. U. Hochmuth/G. Meyer, S. 402f.
7 Vgl. ebd., S. 387f.
8 Vgl. zu diesem ebd., S. 398f. mit Anm. 17.
9 Zu diesem s. J. Mader, Ärzte in der Roten Kapelle, in: der artikulator (Informationsblatt d. Vereinigg. Demokr. Zahnmedizin) 7. Jgg. 1983 (Sondernummer), S. 74f.
10 Zum Folgenden s. K.-P. Werle, S. 53–58.

Weltanschauliche Vorprägung zum politischen Widerstand von Anfang an

1 Zum sozialdemokratischen Widerstand im Dritten Reich s. generell die Überblicke bei G. van Roon, Widerstand im Dritten Reich, München 1979 (Beck's Schwarze Reihe 191), Kap. 5 und von P. von zur Mühlen, Sozialdemokraten gegen Hitler, in: R. Löwenthal/P. v. z. Mühlen, S. 57–75; zum kommunistischen Widerstand: Roon a. a. O., Kap. 4 sowie H. Weber, Die KPD in der Illegalität, in: R. Löwenthal/P. v. z. Mühlen, S. 83–101.
2 Vgl. dazu H. Weber (Anm. 1), S. 95.
3 Vgl. zum Folgenden W. Kirchhoff, Prof. Kantorowicz als Moorsoldat im KZ Börgermoor, In: der artikulator (s. Abschn. 5, Anm. 9) S. 35–38.
4 Frau Prof. Dr. med. A. Leibbrand-Wettley, Witwe Leibbrands, hat mir den die Auseinandersetzung mit dem Nationalsozialismus betreffenden Teil der Autobiographie entgegenkommenderweise zur Verfügung gestellt.
5 Vgl. H. Benjamin, S. 229.
6 Ebd., S. 237f.

7 Ebd., S. 229.
8 Für diese Ärztin vgl. ebd., S. 224.
9 Dazu s. G. Wagners Rede auf dem Reichsparteitag 1936, in: Deutsches Ärzteblatt 66, 1936, S. 945.
10 Zum Folgenden s. K.-P. Werle, S. 35-39.
11 Ebd., S. 31–35 zum Folgenden.
12 Für ihn s. ebd., S. 40 f.

Verzeichnis abgekürzt zitierter Literatur

Ackermann, W., Der ärzliche Nachwuchs zwischen Weltkrieg und nationalsozialistischer Erhebung, Greifswald 1940 (Arb. d. dtsch.-nord. Ges. f. Gesch. d. Med, Zahnhlk. u. Nat.Wiss.25)

Amende, D., Arzt und Nationalsozialismus, Idealismus und Glaube, in: Ziel und Weg 7, 1937, S. 56–61

Andreas-Friedrich, R., Der Schattenmann. Tagebuchaufzeichnungen 1938–1945, Ausg. 1983 (Suhrkamp)

BA -Bundesarchiv Koblenz

Baader, G./Schultz, U. (Hrsg.), Medizin und Nationalsozialismus: Tabuisierte Vergangenheit – Ungebrochene Tradition? Dokumentation des Gesundheitstages Berlin 1980, Bd. 1 (2. verb. Aufl. 1983)

Benjamin, H., Georg Benjamin. Eine Biographie, Leipzig 1977

Bittner, G., Der deutsche Widerstand gegen Hitler – Ärzte in der Opposition. Die sozial- und gesundheitspolitischen Vorstellungen des deutschen Widerstandes, Ärztl. Mitt. 46, 1961, S. 1529–1535 u. 2025f.

Ev. Ak. Bad Boll, Medizin im Nationalsozialismus. Tagung vom 30. April bis 2. Mai 1982 in Bad Boll, Protokolldienst Evangelische Akademie Bad Boll 23/82

Frankenthal, K., Der dreifache Fluch: Jüdin, Intellektuelle, Sozialistin. Lebenserinnerungen einer Ärztin in Deutschland und im Exil, Frankfurt a. M. – New York 1981

Haug, A., Die Reichsarbeitsgemeinschaft für eine Neue Deutsche Heilkunde (1935/6). Ein Beitrag zum Verhältnis von Schulmedizin, Naturheilkunde und Nationalsozialismus, Diss. med. Marburg 1984

Hochmuth, U./Meyer, G., Streiflichter aus dem Hamburger Widerstand 1933 bis 1945, Frankfurt a. M. 1969

Kaul, F. K., Ärzte in Auschwitz, Berlin (Ost) 1968

Klee, E., ›Euthanasie‹ im NS-Staat. Die ›Vernichtung lebensunwerten Lebens‹, Frankfurt a. M. 1983

Kötschau, K., Zum nationalsozialistischen Umbruch in der Medizin, Stuttgart u. Leipzig 1936

Kudlien, F., Widerstand deutscher Ärzte gegen das Dritte Reich, in: Baader/Schultz S. 212–218

Kudlien, F., Ärzte in der Bewegung, in: Ev. Akad. Bad Boll, S. 20–61

Kudlien, F./Andree, Chr., Sauerbruch und der Nationalsozialismus, in: Med. hist. Journ. 15, 1980, S. 201–222

Leibfried, St./Tennstedt, F., Berufsverbote und Sozialpolitik 1933. Die Auswirkungen der nationalsozialistischen Machtergreifung auf die Krankenkassenverwaltung und die Kassenärzte, Bremen 1979

Leuner, H.D., Gerettet vor dem Holocaust: Menschen, die halfen (Als Mitleid ein Verbrechen war), Ausgabe 1979 (Heyne-Tb.)

Löwenthal, R./v. z. Mühlen, P. (Hrsg.), Widerstand und Verweigerung in Deutschland 1933–1945, Berlin-Bonn 1982

Mausbach, H./Mausbach-Bromberger, B., Anmerkungen zu den Formen, dem Spektrum und dem Wesen des antifaschistischen Widerstands unter den Ärzten, in: Baader-Schultz S. 219–227

Medizin im Nationalsozialismus s. Ev. Akad. Bad Boll

Mitscherlich, A./Mielke, F., Medizin ohne Menschlichkeit, Ausg. 1962 (Fischer-Tb.)

Rothfels, H., Die deutsche Opposition gegen Hitler, Ausg. 1964 (Fischer Tb.)

Sondermann, G., Der Sinn der völkischen Sendung, München 1924

Sontheimer, K., Antidemokratisches Denken in der Weimarer Republik, Ausg. 1978 (dtv)

Tyrell, A., Vom ›Trommler‹ zum ›Führer‹. Der Wandel von Hitlers Selbstverständnis zwischen 1919 und 1924 und die Entwicklung der NSDAP, München 1975

Vieten, B., Medizinstudenten in Münster. Universität, Studentenschaft und Medizin 1905 bis 1945, Köln 1982

Werle, K.-P., Formen des Widerstandes deutscher Ärzte 1933–1945, Diss. med. Kiel 1974

Winkler, H.A., Die deutsche Gesellschaft der Weimarer Republik und der Antisemitismus, in: B. Martin/E. Schulin (Hrsg.), Die Juden als Minderheit in der Geschichte, München 1981 (dtv-Ausg.), S. 271–289

Wuttke-Groneberg, W., Medizin im Nationalsozialismus. Ein Arbeitsbuch, Tübingen 1980

Zapp, A., Untersuchungen zum Nationalsozialistischen Deutschen Ärztebund (NSDAB), Diss. med. Kiel 1979

Anhang
(zu: Teil II Abschn. 3 a)

Gliederung des »Nationalsozialistischen Deutschen Ärztebundes e. V.«, München, Stand 1934/35
Leiter: Dr. Gerhard Wagner
Stellvertreter: Dr. Hans Deuschl

	Gau	Gauobmann	Mitglieder
1.	Baden	Dr. Theodor Pakheiser	1098
2.	Bayerische Ostmark	Dr. Eugen Hessler	419
3.	Danzig	Dr. Hellmuth Kluck	174
4.	Düsseldorf	Dr. med. dent. Hans Schultz	551
5.	Essen	Dr. Fritz Sachweh	409
6.	Franken	Dr. Leonhard Hummel	129
7.	Groß-Berlin	Dr. Leonardo Conti	59
8.	Halle-Merseburg	Dr. Erhard Hamann	279
9.	Hamburg	Prof. Dr. Wilhelm Holzmann	455
10.	Hannover-Süd-Braunschweig	Dr. Erich Bruns	487
11.	Hessen-Nassau	Dr. Karl Heinz Behrens	1047
12.	Koblenz-Trier	Dr. Gustav Kreglinger	181
13.	Köln-Aachen	Dr. Rudolf Hartung	705
14.	Kurhessen	Dr. Hans Heinrich Harrfeldt	251
15.	Kurmark	Dr. Max Fink	316
16.	Magdeburg-Anhalt	Dr. Gustav Schmischke	340
17.	Mainfranken	Dr. Herbert Müller	167
18.	Mecklenburg	Dr. Kurt Blome	98
19.	München-Oberbayern	Dr. Ernst Bach	671
20.	Ost-Hannover	Dr. Wilhelm Gittermann	222
21.	Ostpreußen	Dr. Erwin Sett	277
22.	Pommern	Dr. Robert Spanuth	191
23.	Rheinpfalz	Dr. Rudolf Ramm	100
24.	Sachsen	Dr. Ernst Wegner	1314
25.	Schlesien	Dr. Karl Peschke	547
26.	Schleswig-Holstein	Dr. Hans Rinne	414
27.	Schwaben	Dr. Hans Luther	173
28.	Thüringen	Dr. Carl Oskar Klipp	674
29.	Weser-Ems	Dr. Hermann Brauneck	391
30.	Westfalen-Nord	Dr. Franz Vonnegut	919
31.	Westfalen-Süd	Dr. Karl Lotz	496
32.	Württemberg	Dr. Eugen Stähle	946
Gesamt			14500

Quellen: Partei-Statistik, Bd. 3, München 1935, S. 59 und Reichs-Medizinal-Kalender für Deutschland, Teil II: Ärztliches Handbuch und Ärzteverzeichnis, 56. Jg., hrsg. von Julius Hadrich u. Hans Dornedden, Leipzig 1935, S. 16*.

Ärzte-Verzeichnis

Umfaßt deutsche/österreichische Ärzte/Medizinstudenten, die wegen deutlicher Kontakte (positiver oder kritisch-negativer) zum NS im Text erwähnt sind (die Vornamen waren nicht immer zu eruieren).

Angaben zu den Autoren

Fridolf Kudlien, geb. 1928, Dr. phil., Univ.-Professor (Med. hist. Institut Kiel); Veröffentlichungen über alte (griechisch-römische, primitive) Medizin sowie über Medizin und Nationalsozialismus.

Gerhard Baader, geb. 1928, Dr. phil., Univ.-Professor (Med. hist. Institut Berlin FU); Veröffentlichungen über alte und mittelalterliche Medizin sowie über Sozialdarwinismus und Psychiatrie im Faschismus.

Manfred Gaspar, geb. 1948, M. A., wiss. Mitarbeiter mit rechtsmedizinischen und medizinsoziologischen Aufgaben (Inst. f. Rechtsmedizin, Univ. Kiel); Veröffentlichungen über rechtsmedizinische Probleme, arbeitet über frühe NS-Ärzte.

Alfred Haug, geb. 1955, Dr. med., Arzt; Veröffentlichungen über die »Neue Deutsche Heilkunde« des NS und über das Verhältnis von Naturheilkunde und Schulmedizin.

Michael H. Kater, geb. 1937, Dr. phil., Univ.-Professor (York University, Toronto, Kanada); Zeithistoriker, zahlreiche Veröffentlichungen zum Nationalsozialismus (z. B. zur sozialen Struktur der NS-Bewegung, zum politischen Verhalten der Studentenschaft in der Weimarer Republik und im Dritten Reich, zur Rolle der Frauen in der NS-Bewegung).

Werner F. Kümmel, geb. 1936, Univ.-Professor (Med. hist. Institut Mainz); Veröffentlichungen über Musik und Medizin, Medizin der Renaissance, Antisemitismus und Medizin.

Georg Lilienthal, geb. 1948, Dr. phil., Hochschulassistent (Med. hist. Institut Mainz); Veröffentlichungen über Sozialdarwinismus, Geschichte der Rassenlehre, »Lebensborn« der SS.

Karl-Heinz Roth, geb. 1942, Arzt; Veröffentlichungen über Arbeitsmedizin im NS, Bevölkerungspolitik in der Weimarer Republik und im Dritten Reich; arbeitet über NS-Mediziner.

Rolf Winau, geb. 1937, Dr. phil. Dr. med., Univ.-Professor (Med. hist. Institut Berlin FU); Veröffentlichungen zur Geschichte der Euthanasie und zur NS-Bauernpolitik (Darré).